Mimoun Azizi
Repetitorium Psychiatrie

Mimoun Azizi

Repetitorium Psychiatrie

3. Auflage

Re Di Roma-Verlag

Bibliografische Information der Deutschen Nationalbibliothek:
Die Deutsche Nationalbibliothek verzeichnet diese Publikation in der Deutschen Nationalbibliografie; detaillierte bibliografische Daten sind im Internet über http://dnb.ddb.de abrufbar.

ISBN 978-3-98527-625-7

www.rediroma-verlag.de
28,95 Euro (D)

Inhaltsverzeichnis

1 Klassifikation psychischer Erkrankungen

Hierbei werden psychische Erkrankungen nach angenommener Ätiologie eingeteilt. In ICD-10 (2014) und DSM-IV (2003) ist man von dieser ätiologisch orientierten Klassifikation abgewandt. Die Einteilung erfolgt hier nach phänomenologischen Kriterien (Symptomatik, Verlauf und Schweregrad).

ICD-10: International Statistical Classification of Deseases and Related Health Problems. Weltweit anerkanntes Diagnoseklassifikationssystem der Medizin. Herausgeber ist die WHO. Aktuelle Ausgabe ICD-10 von 2014.

DSM-IV: Diagnostic and Statistical Manual of Mental Disorders (Diagnostischer und statistischer Leitfaden psychischer Störungen). Klassifikationssystem der American Psychiatric Association. Der Inhalt wird von Experten festgelegt, um Diagnosen reproduzierbar zu gestallten. In Deutschland ist die aktuelle Ausgabe des DSM-IV von 2003.

1.1 Das triadische System (Kurt Schneider)

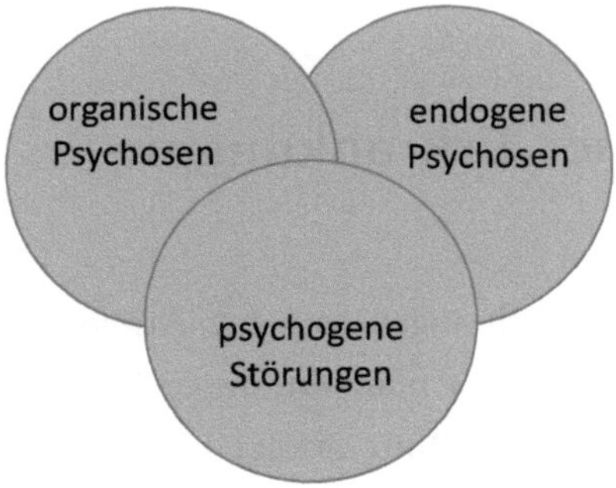

- Psychogene Störungen: abnorme Erlebnisreaktionen, Neurosen, Persönlichkeitsstörungen.
- Organische Psychosen: körperlich begründbare Psychosen.
- Endogene Psychosen: noch nicht begründbare Psychosen (Schizophrenie/affektive Störungen).

Organische oder körperlich begründbare Psychosen: es liegt eine definierte körperliche Erkrankung vor, die das Gehirn primär oder sekundär schädigen kann. Hierbei werden 2 Gruppen unterschieden:

1. Akute körperlich begründbare Psychosen:
   - Körperliche Allgemeinerkrankungen: sind reversibel, Leitsymptom ist die Bewusstseinsstörung.
   - Chronische körperlich begründbare Psychosen: sind irreversibel, z.B. primäre Hirnerkrankungen, Leitsymptome sind Wesensveränderungen und Demenz.
2. Endogene Psychosen:
   - Schizophrenie,
   - affektive Störungen,
   - manisch-depressive Störungen.

1.2 Diagnosestellung nach der Schichtenregel

Die Diagnosestellung erfolgt im triadischen System nach der Schichtenregel in folgender Reihenfolge:

- neurotisch-psychopathisch,
- manisch-depressiv,
- schizophren.

Die Schichtenregel wurde durch das Komorbiditätsprinzip ersetzt.

1.3 Psychogene Störungen

Subsumierte Krankheitsbilder rein psychogenen Ursprungs:

- abnorme Erlebnisreaktionen (z.B. akute Belastungsreaktion nach einem traumatischen Erlebnis),
- Neurosen (z.B. Angst-, Zwangs- und Konversionsneurosen oder neurotische/reaktive Depression),
- Psychopathien (alter Begriff für Persönlichkeitsstörungen).

Heute weiß man, dass auch bei diesen psychogenen Störungen somatische und soziale Faktoren eine entscheidende Rolle spielen.
ICD-10 verzichtet auf den Begriff „psychogene Störung“. Psychogene Störungen werden in der ICD-10 eingeteilt in:

- Belastungs- und Anpassungsstörungen,
- Angst- und Zwangsstörungen,
- Konversions- und dissoziative Störungen,
- somatoforme Störungen,
- Persönlichkeitsstörungen.

Wegen seiner Unschärfe, der uneinheitlichen Verwendung und der stark divergierenden Therapiekonzepte, wird auf den Begriff der „Neurose“ verzichtet.

1.4 Diagnostik nach ICD-10 und DSM-IV

Klassifikation psychischer Erkrankungen nach phänomenologischen Gesichtspunkten (Symptomatik, Schweregrad, Verlauf).

Beispiel: Depressionen
Früher: Einteilung in endogene und reaktive Depression.
Heute: Einteilung nach Symptomatik, Schweregrad, Krankheitsdauer, Rückfallrisiko. Heute wird die Depression als depressive Episode bezeichnet.
Die Unterscheidung zwischen einer organisch psychischen Störungen (organische Depression) und einer depressiven Episode wurde in der ICD-10 beibehalten.

Belastung- und Anpassungsstörung:
Psychische Reaktion auf akute oder chronische Stressoren, die über das normal zu erwartende Maß hinausgehen.

Angststörungen werden unterteilt in:

- Phobien (F40.0),
- Panikstörungen (F41.0),
- generalisierte Angststörungen (F41.2).

Dissoziative Störungen:
Desintegration der normalerweise intakten Funktion des Bewusstseins, des Gedächtnisses, des Identitätserlebens oder der Wahrnehmung der Umwelt (Lähmung, Bewusstseinsstörungen etc.).

1.5 ICD-10

F00-09	Organische, einschließlich symptomatischer psychischer Störungen.
F10-19	Psychische- und Verhaltensstörungen durch psychotrope Substanzen (Suchterkrankungen).
F20-29	Schizophrenie, schizotype und wahnhafte Störungen.
F30-39	Affektive Störungen (Depression, Manie, bipolare Störungen).
F40-49	Neurotische-, Belastungs- und somatoforme Störungen: - Angststörungen, - Anpassungsstörungen, - somatoforme Störungen, - dissoziative Störungen.
F50-59	Verhaltensauffälligkeiten in Verbindung mit körperlichen Störungen oder Faktoren: - Essstörungen (Anorexie und Bulimie), - Schlafstörungen.
F60-69	Persönlichkeits- und Verhaltensstörungen.
F70-79	Intelligenzminderung.
F80-89	Entwicklungsstörungen.
F90-98	Verhaltens- und emotionale Störungen mit Beginn in der Kindheit und Jugend.
F99	Nicht näher bezeichnete psychische Störungen.

Somatoforme Störungen:
Körperliche Beschwerden ohne nennbare organische Ursache. Diese werden unterteilt in:

- Somatisierungsstörung,
- Hypochondrie,
- somatoforme Schmerzstörung.

Persönlichkeitsstörungen:

- Tief verwurzelte, anhaltende, weitgehend zeitübergreifende Verhaltens- und Erlebensmuster, die sich in starren Reaktionen in unterschiedlichen persönlichen und sozialen Lebenslagen manifestieren.
- Gehen häufig einher mit:
  a. persönlichen Leiden,
  b. gestörter sozialer Funktionsfähigkeit.

Nach Angaben der WHO sind unter den 10 Erkrankungen, die eine Einschränkung der Lebensqualität mit sich führen, 4 psychische Erkrankungen:

- unipolare Depressionen,
- Alkoholerkrankungen,
- Schizophrenien,
- bipolare Erkrankungen.

Diese Erkrankungen machen 1/4 aller Erkrankungen aus, die zu Behinderungen führen!

2 Psychiatrisch-psychotherapeutische und apparative Diagnostik

Ausschluss körperlicher Ursachen:

- Erstgespräch,
- Diagnostik (Labor, körperliche Untersuchung, Bildgebung etc.).

Über die Beschreibung der Symptome erfolgt eine erste syndromale Zuordnung und eine diagnostische Einschätzung.

Das psychiatrisch-psychotherapeutische Erstgespräch beinhaltet die:

- Erhebung der Anamnese,
- Erhebung des psychischen (psychopathologischen) Befundes,
- Herstellung einer vertrauensvollen Beziehung.

Aufbau/Ziel des Erstgespräches:

- unstrukturierter Teil: der Patient berichtet über seine aktuellen Beschwerden,
- mehr strukturierter Teil: der Arzt erfragt gezielt psychopathologische Phänomene,
- offener dritter Teil: der Patient kann Fehlendes ergänzen.

Das Gesamtbild wird komplettiert durch eine Fremdanamnese, das äußere Erscheinungsbild, die Gestik, die Mimik, die Sprache etc.

Cave:

- Patient verschweigt Erlebnisse (Dissimulation),
- bewusste Vortäuschung (Simulation).

Inhalt der psychiatrischen Anamnese:

- Soziodemographische Daten:
  Name, Geschlecht, Geburtsdatum, Telefonnummer, Familienstand, schulischer Werdegang, Ausbildung,
- weitere Vorgeschichte:
  - alle beobachtbaren Phänomene,
  - Beginn und Verlauf detailliert beschrieben,
  - Grad der Beeinträchtigung,
  - subjektive Krankheitstheorie,
  - frühere psychische/somatische Erkrankungen,
- aktuelle Krankheitsanamnese,
- körperliche Anamnese,
- Drogen-, Medikamentenanamnese,
- Familienanamnese:
  - Eltern,
  - Anzahl der Geschwister,
  - Familienatmosphäre,
  - familiäre Belastungen,
- biographische und aktuelle soziale Situation:
  - Heirat,
  - Studienbeginn,
  - Beruf,
  - Beginn des freiwilligen sozialen Jahres etc.

Hilfsmittel:
AMDP (Arbeitsgemeinschaft für Methodik und Dokumentation in der Psychiatrie): semistrukturiertes Interview.
(Zu finden unter: www.ifrg.uzh.ch/PDF/amdp.pdf)

3 Beschreibung psychopathologischer Befunde

3.1 Syndromale Diagnostik

Definition Symptome:

- kleinste Einheiten zur Beschreibung psychopathologischer Phänomene,
- überzufällig häufig auftretende Komplexe von Symptomen bezeichnet man als Syndrome,
- Syndrome sind ätiologisch unspezifisch,
- das Syndrom darf deshalb nicht mit einer Diagnose verwechselt werden.

Beispiele:

- depressives Syndrom: wenn traurige Verstimmung im Vordergrund des klinischen Bildes steht,
- ängstliches Syndrom: wenn Angst das Hauptmerkmal des Zustandes ist.

3.2 Bewusstsein

Nach Scharfetter umfasst das Bewusstsein:

- Vigilanz (Wachheit),
- Bewusstseinsklarheit (Intaktheit perzeptiver und kognitiver Funktionen),
- das Selbst-Ich-Bewusstsein.

Bewusstseinsstörungen werden unterteilt in:

- quantitative Bewusstseinsstörungen und
- qualitative Bewusstseinsstörungen.

3.2.1 Quantitative Bewusstseinsstörungen

Unterscheidung nach zunehmendem Grad der Bewusstseinsstörung:

1. Benommenheit:
   - leichte Beeinträchtigung von Vigilanz und Bewusstseinsklarheit,
   - schläfrig,
   - leicht erweckbar,
   - meist gut orientiert.
2. Somnolenz:
   - sehr apathisch, sehr schläfrig,
   - durch lautes Ansprechen erweckbar,
   - noch einigermaßen orientiert,
   - sprachliches Murmeln,
   - gezielte Reaktion auf Schmerzreize.
3. Sopor:
   - nur durch starke Weckreize erweckbar,
   - nicht orientiert,
   - keine sprachlichen Äußerungen,
   - ungezielte Abwehrbewegungen auf Schmerzreize,
   - Reflexe erhalten.
4. Präkoma/Koma:
   - der Patient ist auch durch stärkste Schmerzreize nicht erweckbar,
   - keine Abwehrbewegungen,
   - physiologische Reflexe sind erloschen,
   - Störung zentral vegetativer Funktionen.

Sonderformen:

Coma vigile oder apallisches Syndrom (vegetativer Status):

- nach schwerem Schädelhirntrauma: Funktionsausfall der Großhirnrinde,
- stumm, reglos, scheint wach zu sein, Blick starr geradeaus, wandert umher, fixiert nicht,
- Elementarfunktionen sind erhalten: Herzrhythmus, Atmung, Schlaf-Wach-Rhythmus.

3.2.2 Qualitative Bewusstseinsstörungen

Neben einer gering quantitativen Bewusstseinsstörung liegen auch produktiv-psychotische (wahnhafte oder halluzinatorische) Symptome vor.

Delir:

- organisch, psychotische Störung mit Verwirrtheit und häufig mit vegetativen Symptomen,
- tritt akut auf, fluktuierender Verlauf,
- Störung des Bewusstseins, der Konzentration, der Auffassung und des Gedächtnisses,
- psychomotorische Störungen z.B. Agitiertheit,
- Wahrnehmungsstörungen z.B. optische Halluzinationen,
- Wahnerleben,
- Störung des Schlaf-Wach-Rhythmus,
- Angst, Reizbarkeit,
- vegetative Störungen (Blutdruck-Anstieg, Tachykardie, Hyperhidrosis),
- Suggestibilität.

Risikofaktoren:

- zerebrale Schädigung (z.B. Demenz),
- höheres Lebensalter.

Ursachen:

- vielfältig,
- alkoholinduziert (Alkoholentzugsdelir, Kontinuitätsdelir),
- Entzugsdelir,
- Medikamentenintoxikation,
- Infektionen,
- metabolische Erkrankungen (Elektrolytentgleisung etc.),
- Tumore,
- kardiovaskuläre Erkrankungen.

Dämmerzustand:

- selten,
- bei Schädelhirntrauma,
- kann nach einem epileptischen Anfall oder nach einem pathologischen Rausch als dissoziativer Dämmerzustand auftreten,
- verminderte Wahrnehmung der Vorgänge in der Umwelt,
- illusionäre Verkennung, Halluzinationen.

3 Merkmale:

- eingeengte Aufmerksamkeit,
- „verschobene" Bewusstseinslage,
- Amnesie.

3.3 Orientierungsstörungen

Definition Orientierung:

- Bescheid wissen,
- sich zurecht finden in der jeweiligen zeitlichen, örtlichen, situativen und persönlichen Gegebenheit.

Orientierungsstörungen werden in 4 Qualitäten unterteilt:

1. Desorientiertheit zur Zeit:
   - Datum, Wochentag, Monat oder Jahr fehlen,
   - gut vorhanden: Tages-, Jahreszeit.
2. Desorientiertheit zur Situation:
   Der Patient kann augenblickliche Situation in ihrem Sinn- und Bedeutungszusammenhang für seine eigene Person nicht erfassen.
   Beispiel: Der Patient denkt, er sei zu Hause und nicht in der Klinik.
3. Desorientiertheit zum Ort:
   Der Patient weiß nicht wo er ist.
4. Desorientiertheit zur eigenen Person:
   Der Patient weiß nicht wer und was er ist.

3.4 Störungen von Aufmerksamkeit und Gedächtnis

Es erfolgt eine Einteilung in:

1. Aufmerksamkeits-, Konzentrations- und Auffassungsstörungen:
Voraussetzung: fehlende Wachheit und Bewusstseinsklarheit (können unter Müdigkeit/Drogen auftreten, nicht typische Symptome einer psychischen Störung).
Prüfung der Konzentration und Aufmerksamkeit:

- von 100 jeweils um 3 zurück zählen lassen,
- Wochentage/Monatsnamen rückwärts aufsagen lassen,
- längere Worte buchstabieren lassen.

Prüfung der Auffassung:

- Sinn von Sprichwörtern erklären lassen,
- Fabel erzählen und reproduzieren lassen.

2. **Gedächtnisstörungen:**

- Gedächtnis/Erinnerung: mnestische Funktionen,
- Merkstörung: mangelhafte oder gar nicht stattfindende Speicherung von Wahrnehmungsinhalten,
- Erinnerungsstörungen basieren auf einer Störung der Mobilisierung von im Gedächtnis bereits gespeicherten Inhalten.

3. **Kurzzeit-, Langzeitgedächtnis:**

- Ultrakurzzeitgedächtnis (Speicherung und Reproduktionsmöglichkeiten von Gedächtnisinhalten für 10-30 Sekunden),
- Kurzzeitgedächtnis (ungefähr 20 Minuten),
- Langzeitgedächtnis (stabil),
- Prüfung: 3 Begriffe benennen, sofort und später reproduzieren lassen, Abfragen biographischer Inhalte.

3.5 Korsakow-Syndrom (amnestisches Syndrom)

Folgende Trias muss vorliegen:

1. Desorientiertheit,
2. Merkfähigkeitsstörung (schwere Störung des Kurzzeitgedächtnisses),
3. Konfabulation (Lückenfüller).

Ursache:
schwere Hirnschädigung multifaktorieller Genese.

Das Korsakow-Syndrom wird unterteilt in:

- chronisch,
- akut, im Sinne eines amnestischen Durchgangssyndroms.

3.6 Paramnesien

Als Paramnesien bezeichnet man Gedächtnisstörung mit verfälschter Erinnerung bei wechselnder Bewusstseinsklarheit:

- Déjà-vu,
- Ekmnesie (Störung des Zeiterlebens, die Vergangenheit wird als Gegenwart erlebt),
- Hypermnesie (gesteigerte Erinnerungsfähigkeit).

3.7 Amnesien

Definition:
Zeitlich oder inhaltlich begrenzte Erinnerungslücke, die total oder partiell sein kann.

Ursachen:

- Schädelhirntrauma, Ischämien, Wernicke-Korsakow-Syndrom, hypoxischer Hirnschaden,
- dissoziative Amnesien (posttraumatische Belastungsstörungen).

Unterteilung der Amnesie:

1. Retrograde Amnesien:
   Erinnerungslücke, die meist Minuten oder Stunden, längstens Tage oder Wochen der Zeit vor dem Hirnschaden beinhaltet.
2. Anterograde Amnesie:
   Erinnerungslücke für die Zeit nach dem Hirnschaden.
3. Kongrade Amnesie:
   Erinnerungslücke für die Dauer der Bewusstlosigkeit.
4. Transiente globale Amnesie:
   - episodischer Dämmerzustände,
   - Patienten wirken ratlos,
   - TIA der Arteria basilaris?

3.8 Denkstörungen

Definition Denken:

- Vorgang, in dessen Verlauf ein Gegenstand, eine Situation, ein Problem erfasst und verarbeitet wird.
- Prozesse des Denkens: Vorstellen, Überlegen, Abstrahieren, in Begriffe fassen, beurteilen, Schlussfolgerungen ziehen.
- Art und Weise des Denkens.
- Sprache ist das Medium und der Ausdruck des Denkens.

Denkstörungen werden unterteilt in inhaltliche und formale Denkstörungen.

3.8.1 Formale Denkstörungen

Störungen des Denkablaufes z.B.

- Denkverlangsamung,
- Gedankensperrung,
- Umständlichkeit, Weitschweifigkeit,
- Perseveration, Neologismen,
- Gedankendrängen,
- Ideenflucht,
- Vorbeireden, Zerfahren.

Gehemmtes Denken:

- Denkvorgang ist unregelmäßig, gebremst, mühsam, schleppend,
- der Patient empfindet dies als störend.

Klinik:

- Haben Sie den Eindruck, dass ihr Denken langsamer geworden ist?
  Ja: Denkverlangsamung.
- Müssen Sie sich zwingen, einem Gedankengang zu folgen?
  Ja: Denkhemmung.
- Eingeengtes Denken: auf wenige Denkinhalte fixiert, entspricht inhaltlicher Perseveration.
  Vorkommen: Depression.
- Grübeln: Beschäftigt sein mit meist unangenehmen Gedankengängen aus der aktuellen Lebenssituation.
- Gedankensperrung/Gedankenabreißen/Gedankenabbrechen.
  Vorkommen: Schizophrenie.
- Gedankendrängen: Dem Patienten drängen sich Gedanken auf.
- Ideenflucht (typisch für Manie): Zusammenhang der sprachlichen Äußerungen jedoch nur gelockert. Der Untersucher kann dem noch folgen.
- Zerfahrenes oder inkohärentes Denken:
  Das Denken ist hier zerrissen, bis ins einzelne zufällig durcheinander gewürfelte Sätze ohne nachvollziehbaren Sinnzusammenhang.
  Leichte Form: Satzbau intakt (Paralogik),
  Schwere Form: Paragrammatismus,
  Sehr schwere Form: Schizophrasie.
- Vorbeireden:
  Intentionaler Bogen zwischen Fragen und Antworten geht vorbei.
  Vorkommen: Schizophrenie (Destabilisierung der Ich-Strukturen).

3.8.2 Inhaltliche Denkstörungen

Inhaltliche Denkstörungen:

- das inhaltliche Ergebnis des Denkprozesses ist abnorm verändert,
- sie werden zum Wahn, zu den Zwänge und zu den überwertige Ideen gerechnet,
- verlangsamtes Denken z.B. bei
  - organischen Psychosen,
  - gehemmt depressivem Syndrom,
- der Patient merkt es nicht.

Wahn:

- inhaltlich falsche, krankhaft entstandene und die Lebenserfahrung behindernde Überzeugung,
- unkorrigierbar falsche Beurteilung der Realität.
- Vorkommen:
  - schizophrene Psychosen,
  - wahnhaften Depressionen,
  - organischen Psychosen.

Formen des Wahns:

1. Wahnhafte Personenverkennung:
   Beispiel: Der Vater wird als Horrorfigur verkannt.
2. Wahnarbeit:
   Gesamter Prozess der Ausgestaltung. Der Patient findet eine Erklärung für die Wahninhalte. Daraus entwickelt sich ein ganzes Wahnsystem. Hierzu zählt auch der Erklärungswahn (rationaler Erklärungsversuch z.B. von Halluzinationen).
3. Wahnstimmung:
   - geht dem manifesten Wahn voraus,
   - die Welt erscheint unheimlich verändert und bedrohend,
   - der Patient glaubt, etwas Unheilvolles liege in der Luft.

4. Wahnerinnerung:
   Ein Ereignis aus früheren gesunden Zeiten wird wahnhaft umgedeutet.
5. Wahnwahrnehmung:
   Einer objektiv richtigen Wahrnehmung wird eine abnorme, wahnhafte Bedeutung zugemessen.
6. Wahneinfall (= Wahngedanke, Wahnidee):
   Wahneinfälle entstehen plötzlich in der Vorstellung des Patienten ohne vorausgehende objektiv richtige Sinneswahrnehmung.
   Beispiel für einen Wahneinfall: Der Patient glaubt, er werde von einer Geheimdienstorganisation verfolgt.
7. Symbiotischer Wahn:
   Induzierter Wahn bei nahen Bezugspersonen von Wahnkranken.

3.9 Überwertige Ideen

Emotional stark besetzte Erlebnisse oder Gedanken meist negativer Art, welche die Person in unangemessener Weise beherrschen.
Im Vergleich zu wahnhaften Ideen besteht hier eine intakte Realitätskontrolle (Patient kann sich zeitweise distanzieren).
Vorkommen: schwere depressive Episode.

3.10 Wahnthemen

Ein Wahnthema ist nicht beweisend für eine bestimmte Diagnose.

Unterteilung der Wahnthemen:

1. Beziehungswahn:
    - am häufigsten,
    - dieses und jenes was geschieht, geschieht nur seinetwegen.
    - Vorkommen: Schizophrenie.
2. Hypochondrialer Wahn:
    - der Patient ist davon überzeugt, an einer Krankheit zu leiden.
    - Vorkommen: vor allem bei wahnhaften Depressionen.
3. Beeinträchtigungswahn:
    - der Patient bezieht alles auf sich,
    - er glaubt, man wolle ihn schädigen, demütigen, ruinieren.
    - Vorkommen: häufig bei der Schizophrenie.
4. Größenwahn:
    - der Patient überschätzt wahnhaft die Bedeutung, Fähigkeit, Leistung seiner Person.
    - Unterteilung in:
        - Abstammungswahn,
        - Reichtumswahn,
        - Berufungswahn (genialer Erfinder, Gott).
    - Vorkommen: Schizophrenie, psychotische Manie.
5. Kleinheitswahn, Nichtigkeitswahn:
    - Gegenstück zum Größenwahn.
    - Vorkommen: wahnhafte Depressionen.

6. Liebeswahn (erotischer Beziehungswahn):
   - der Patient ist sich der Liebe einer bestimmten anderen Person sicher, auch wenn man sich nur gelegentlich sieht oder sich nur einmalig gesehen hat.
7. Eifersuchtswahn (Othello-Syndrom):
   - unkorrigierbare Überzeugung von der Untreue des Ehepartners.
   - Vorkommen: Schizophrenie, chronischer Alkoholismus.
8. Schuld- und Versündigungswahn:
   - der Patient ist überzeugt, nichts geleistet, alles versäumt, die Familie im Stich gelassen zu haben,
   - er glaubt, er lade eine unermessliche Schuld auf sich.
   - Vorkommen: wahnhafte Depression.
9. Verfolgungswahn:
   - der Patient fühlt sich ständig von Verfolgern, Drahtziehern und deren Helfershelfern umgeben.
   - Sonderformen: Vergiftungswahn.
   - Vorkommen: Schizophrenie.
10. Dermatozoenwahn:
    - Hauterkrankung durch in die Haut eingedrungene tierische Erreger.
    - Vorkommen: organische Psychosen, Schizophrenie.
11. Verarmungswahn:
    - der Patient glaubt zu verarmen, seine Familie in die Armut zu stürzen.
    - Vorkommen: vor allem bei wahnhaften Depressionen.

3.11 Zwänge

Definition:

- Ich-fremde Gedanken oder Handlungsimpulse drängen sich immer wieder auf,
- diese können nicht unterdrückt oder verdrängt werden, obwohl der Patient sie als unsinnig und unangenehm erlebt,
- wird den Gedanken oder Handlungsimpulsen nicht nachgegeben führt dies zu Angst oder Unbehagen.

Der Zwang geht vom Patienten selbst aus. Er spielt sich innerhalb des eigenen Ichs ab.

Einteilung der Zwänge:

1. Zwangsgedanken, Zwangsvorstellungen oder Zwangseinfälle:
    - zwanghaftes Auftreten von Gedanken und Vorstellungen (z.B. gotteslästerliche Worte in der Kirche),
    - manchmal auch: Zwangsgrübeln, Zwangsbefürchtungen.
2. Zwangsimpulse:
    - Impulse zu bestimmtem, oft aggressivem Tun. Diese werden aber nicht ausgeführt,
    - der Patient lebt mit der Angst, andere oder sich impulsiv zu verletzen.
3. Zwangshandlungen:
    - aufgrund von Zwangsimpulsen oder Zwangsbefürchtungen vorgenommene Handlungen mit Zwangscharakter (Kontroll-, Ordnungs-, Putzzwang und/oder Waschzwang),
    - Ausführung in Form eines Rituals oder Zwangszeremoniells,
    - wird in bestimmter Form/Häufigkeit ausgeführt,
    - nach Verrichtung: Zweifel, ob es auch in der richtigen Art und Weise durchgeführt wurde.

Klinik:
Zwangsphänomene sind unspezifisch und können im Rahmen verschiedener Erkrankungen auftreten:

- Zwangsstörungen,
- zwanghafte Persönlichkeitsstörungen,
- depressive Erkrankungen (z.B. als Zwangsgrübeln),
- Schizophrenien (bizarre Zwänge),
- neurologische Erkrankungen.

Differentialdiagnose:
Fremdeinflusserleben bei Schizophrenie.

3.12 Wahrnehmungsstörungen

Definition Wahrnehmung (Scharfetter):
Kenntnisnahme von sinnlichen Gegebenheiten unserer Welt.

Setzt sich zusammen aus:

- Sinnesreiz,
- dessen Wahrnehmung durch die Sinnesorgane,
- der kognitiven Verarbeitung dieses Reizes.

Folge:
Wahrnehmungsstörungen durch Störungen auf zwei Ebenen:

1. Störung auf der Ebene der Sinnesorgane.
   Ausfall des Sinnesorgans, des afferenten Nervs oder von Teilen des Großhirns aus organischen oder psychischen Gründen.
2. Störung auf der Ebene der Auffassung oder Interpretation der Sinneswahrnehmung.

Bei beiden hängt die Wahrnehmung vom Gesamtzustand des Wahrnehmenden ab (Kultur, Lebenserfahrung etc.).

Formen von Wahrnehmungsstörungen:

1. Halluzinationen:
    - akustische,
    - optische,
    - olfaktorische,
    - gustatorische,
    - taktile oder haptische,
    - Zönästhesien,
    - leibliche Beeinfussungserlebnisse.
2. Den Halluzinationen nahestehenden Phänomene:
    - Pseudohalluzinationen,
    - Illusionen,
    - illusionäre Verkennung.
3. Einfache Wahrnehmungsveränderungen oder sensorische Störungen:
    - Intensitätsminderung oder Intensitätssteigerung der Wahrnehmung,
    - Verschwommen sehen,
    - farbig sehen,
    - Mikropsie/Makropsie,
    - Metamorphopsie.

Vorkommen:

- Schizophrenien,
- organische Psychosen,
- Illusionen bei ängstlicher Erregung,
- Halluzinationen beim Einschlafen (hypnagoge Halluzination).

3.12.1 Halluzinationen (Scharfetter)

Definition Halluzinationen:

- Wahrnehmung ohne entsprechende Sinnesreize von außen,
- Urteil des Patienten wird unterteilt in: „real“, „zweifelhaft“, „nicht wirklich“.

Definition der funktionellen Halluzinationen:

- Halluzinationen nur, wenn gleichzeitig eine wirkliche Wahrnehmung erfolgt.
- Patienten hören Zwitschern der Vögel und Stimmen synchron. Die reale Wahrnehmung besteht neben der Halluzination. Hört das Zwitschern auf, verschwinden auch die Halluzinationen.

Einteilung der Halluzinationen:

1. Akustische Halluzinationen:
    - Knallen, Zischen, Heulen (Akoasmen),
    - Wörter, Sätze (Phoneme),
    - Stimmen hören in Form von Rede und Gegenrede (dialogisch),
    - kommentierende Stimmen,
    - imperative Stimmen,
    - Gedankenlautwerden.
2. Optische Halluzinationen:
    - optische Erlebnisse (Blitze, Lichter, Farben, Gestallten, Figuren, Szenen).
3. Olfaktorische und gustatorische Halluzinationen:
    - Leichen-, Fäulnis-, Giftgeruch bei Tumoren in der Area olfaktoria, bei epileptischen Anfällen mit Aura, bei Schizophrenien, bei depressiven Erkrankungen.

4. Taktile oder haptische Halluzinationen:
   - der Patient fühlt sich festgehalten, angeblasen, durchstochen, gewürgt oder er hat das Gefühl, auf seiner Haut krabbelten viele Tiere (Dermatozoenwahn oder chronisch taktile Halluzinose),
   - häufig bei älteren Patienten mit organischen Psychosen.
5. Leibhalluzinationen:
   - Leibgefühlsstörung von außen gemacht (Gefühl, von außen durch Suggestion oder Hypnose gemacht).
6. Zönästhesien:
   - bizarre Störungen des Leibempfindens (der Patient hat das Gefühl verfault, leer oder vertrocknet zu sein),
   - er hat das Gefühl, der Körper wächst oder schrumpft,
   - er hat das Gefühl, dass einzelne Körperteile ihre Position wechseln.

3.12.2 Den Halluzinationen nahestehende Phänomene

Unterteilung:

1. Pseudohalluzinationen:
   - bildhafte, mehr im subjektiven Raum wahrgenommene Sinnestäuschungen,
   - der Trugcharakter wird erkannt und das Urteil „nicht wirklich" gefällt,
   - häufig Vorstufen von echten Halluzinationen.
2. Illusionen oder illusionäre Verkennung:
   - etwas tatsächlich gegenständliches wird für etwas anderes gehalten, als es wirklich ist. Es wird verkannt.
   - Vorkommen: können im normalpsychischen Bereich auftreten.
   - Bei Schizophrenie: auf akustischem Gebiet. Der Patient hört z.B. aus Äußerungen fremder Menschen negative Bewertungen über sich.
   - Bei organischen Psychosen bestehen sie eher auf optischem Gebiet.

3. Pareidolien:

   - hier wird in wirklich Vorhandenem nicht Vorhandenes hineingesehen (Gesichter in Wolken etc.),
   - Gegenstand und Phantasiegebilde bestehen nebeneinander.

3.12.3 Einfache Wahrnehmungsveränderungen

Die Realität wird richtig erkannt, jedoch hinsichtlich Intensität und Qualität in gewisser Weise verändert, entstellt oder verzerrt wahrgenommen.

Einteilung in:

- Intensitätsminderung (alles farblos, fade),
- Intensitätssteigerung (bei Manie, Drogeneinfluss),
- Metamorphopsie,
- verschwommen sehen,
- farbig sehen,
- Mikropsie/Makropsie.

Vorkommen:

- können bei allen psychischen Erkrankungen auftreten,
- können bei allen anderen Erkrankungen vorkommen.

3.13 Ich-Störungen

Definition:
Das Ich-Bewusstsein ist die Gewissheit des bewusstseinsklaren Menschen: „Ich bin ich selbst“. Abweichungen von diesem „Selbstverständnis“ werden als „Ich-Störungen“ bezeichnet.

Nach Kurt Schneider gehören die Ich-Störungen (Störung der Mannhaftigkeit) zu den Erstrangsymptomen der Schizophrenie.

Ich-Störungen werden unterteilt in:

1. Psychotische Ich-Störungen:
   a. Eigene seelische Vorgänge und Zustände werden als nicht mehr zum eigenen Ich zugehörig angesehen, sondern als von Außen und von anderen gemacht, gedeutet und beeinflusst erlebt. Betreffen sie das Denken:
      - Gedankeneingebung,
      - Gedankenentzug,
      - Gedankenlautwerden,
      - Gedankenausbreitung.

      Von außen gelenkt/gemacht führen sie zur Willensbeeinflussung.
   b. Durchlässigkeit der „Ich-Umwelt-Schranke",
      - dass heißt der Abgrenzung der Realität von dem, was den eigenen Gedanken und dem eigenen Willen entspricht,
      - die Ich-Abgrenzung steht im Zusammenhang mit der Realitätskontrolle,
      - schizophrene Patienten versuchen die Ich-Störung für sich zu erklären (Erklärungswahn).
2. Entfremdungserleben:
   - Depersonalisationserleben,
   - Derealisationserleben,
   - Fremdheit/Unwirklichkeit:
     - der Patient kommt sich fremd, schattenhaft, unvertraut vor (Depersonalisationserleben),
     - die Umwelt kommt ihm fremd vor (Derealisation).

3.14 Störungen der Affektivität und Angst

Definition Affektivität:
Gesamtheit des Gefühlserlebens eines Menschen nach dessen Grundstimmung, Intensität, Ansprechbarkeit und Dauer.

Affekt:
Bezeichnet die Gestimmtheit eines Augenblickes.

3.14.1 Störung der Affektivität

1. Affektverarmung, affektive Verflachung:
   - Affektarmut: Mangel oder Verlust an emotionaler Schwingungsfähigkeit und affektiver Ansprechbarkeit.
   - Anhedonie: Verlust der Fähigkeit Freude zu empfinden (Gefühl der Gefühllosigkeit). Der Patient leidet selbst darunter.
   - Vorkommen: affektive und organische Psychosen, Depressionen.
   - Affektverarmung bei schizophrenen Psychosen bezeichnet man als Affektverflachung.
2. Affektstarre:
   - In diesen Affekten verharren, unabhängig von der äußeren Situation. Dies führt zum Verlust der affektiven Modulationsfähigkeit.
   - Vorkommen: organische Psychose, Schizophrenien, Depressionen.
3. Ambivalenz:
   - Negative und positive Gefühle/Stimmungen bestehen nebeneinander (gleichzeitig) z.B. gleichzeitige Liebes- und Hassempfindungen.
   - Vorkommen: im normalpsychischen Bereich, Depression, Zwangsstörung, Schizophrenie.
4. Inadäquater Affekt oder Parathymie:
   - Gefühlsausdrücke und Erlebnisinhalte stimmen nicht überein.
   - Vorkommen: häufig bei Schizophrenen.

5. Störung der Vitalgefühle:

   Vorkommen:

   - Depression (Traurigkeit, Druck, Schwere, Schmerz in Brust, Herz oder im Hals, „Globusgefühl").
   - Manie (Vitalgefühle sind gehoben).

6. Affektinkontinenz:

   - mangelnde Affektsteuerung,
   - Affekte springen übermäßig schnell,
   - sie haben eine übermäßige Stärke.
   - Vorkommen: organische Psychose.

7. Affektlabilität:

   - Stimmungen des Patienten wechseln während des Gespräches schnell,
   - Affekte haben meist eine kurze Dauer.
   - Vorkommen: vor allem bei organischen Psychosen.

Larvierte oder maskierte Depression:
Nicht die depressive Verstimmung, sondern eine Störung der Vitalgefühle stehen im Vordergrund. Hinzu kommen vegetative Störungen.

3.14.2 Angst

Definition:

Gegenstandsloses, qualvolles, unbestimmtes, individuell ausgeprägtes Gefühl der Beengung, Bedrohung und des Ausgeliefertseins. Geht mit vegetativen Symptomen einher (Herzrasen, Schweißausbrüche, Zittern).

Vorkommen:

- im normalpsychischen Bereich: Realangst (Examen, unbekannte Situation),
- vor bestimmten Situationen/Gegenständen als Phobie:
  - Gemeinsamkeiten mit den Zwängen,
  - zwanghafte Befürchtungen, die sich angesichts bestimmter Situationen oder Objekte aufdrängen,
  - an bestimmte Situationen und Objekte gebunden,
  - die Betroffenen können intellektuell die Unbegründbarkeit ihrer Angst einsehen, aber dennoch gegen ihren inneren Widerstand zwangartig von der Angst übermannt werden. Es kann zu einem Vermeidungsverhalten kommen.
- Isolierte Panikattacken:
  - abgrenzbare Perioden intensiver Angst oder intensiven Unbehagens, welche meist schlagartig auftreten,
  - treten unerwartet, d.h. unabhängig von einer angstauslösenden Situation auf,
  - nicht durch Situationen ausgelöst, in denen die Person im Mittelpunkt der Aufmerksamkeit anderer steht,
  - während einer Panikattacke müssen mindestens 4 der folgenden Symptome auftreten:
    - Atemnot,
    - Benommenheit,
    - Tachykardie,
    - Zittern,

    - Schwitzen, Hitzewellen,
    - Erstickungsgefühl,
    - Übelkeit,
    - Entfremdungserleben,
    - Schmerzen,
    - Unwohlsein in der Brust,
    - Furcht zu sterben,
    - Furcht verrückt zu werden,
    - Angst vor Kontrollverlust,
- generalisierte Angststörung,
- bei affektiven Störungen und schizophrenen Psychosen (z.B. ängstlich-agitiertes depressives Syndrom),
- bei organischen Erkrankungen (z.B. Angina pectoris, Asthma bronchiale).

3.15 Antriebsstörungen und psychomotorische Störungen

Definition Antrieb:
Grundaktivität des Menschen, eine hypothetisch angenommene Kraft für alle psychischen und physischen Leistungen.

Antrieb unterhält:

- Lebendigkeit, Schwung,
- Initiative,
- Tatkraft,
- Aufmerksamkeit.

Der Antrieb ist zunächst nicht zielgerichtet.

- Wird durch Motivation/Bedürfnisse/Willen auf ein Ziel ausgerichtet.
- Individuell verschieden und stark umweltabhängig.
- Antrieb zeigt sich am Ausdrucksverhalten des Patienten, an der Psychomotorik.

Der Antrieb kann:

1. herabgesetzt sein

   - bis hin zur Antriebsarmut/zum Antriebsmangel,
   - Mangel an Energie, Initiative wird subjektiv vom Patienten erlebt:
     - verlangsamte Motorik,
     - mangelnde Initiative,
     - mangelnde Spontanaktivität im Gespräch.

   Vorkommen: z.B. bei organischen Psychosen, bei affektiven Störungen, bei Schizophrenien.

2. Antriebshemmung, Antriebsschwäche:

   Antriebshemmung:

   - Energie ist vorhanden, der Patient fühlt sich gebremst (innerer Widerstand gegen die Verrichtung des Gewollten),
   - er möchte etwas erreichen, schafft es nicht, bricht ab, rafft sich wieder auf.

   Antriebsschwäche:

   - Vorhandener Antrieb erlahmt rasch.

   Vorkommen: Antriebshemmung, Antriebsschwäche bis hin zum Stupor bei Depressionen.

3. gesteigert, enthemmt sein:

   - Der Patient ist lebhafter als sonst.
   - Mehr Schwung und Initiative.
   - Der Patient steckt voller Ideen.
   - Der Patient spricht mehr und rascher.
   - Antriebssteigerung im Rahmen einer geordneten, zielgerichteten Tätigkeit. Bei schwerer Ausprägung chaotisch, ungeordnet.
   - Vorkommen: Manien, organische Psychosen, unter Drogeneinfluss.

3.16 Katatone Symptome

Siehe auch Kapitel 24.2.7 (Seite 659), Kapitel 24.2.8 (Seite 660) und Kapitel 11 (Seite 221).

Bei den Schizophrenien bezeichnet man Störungen von Antrieb und Psychomotorik auch als katatone Symptome.

Katatone Symptome werden unterteilt in:

1. Hypokinesien:
   - Stupor/Mutismus:
     Fehlen von Bewegungen und Sprechen bei klarem Bewusstsein.
   - Negativismus:
     Sperren gegen jede Handlung, zu der man aufgefordert wird.
   - Katalepsie:
     Passiv vorgegebene und auch noch so unbequeme Körperstellungen werden abnorm lange beibehalten.
   - Haltungsstereotypien:
     Verharren in bestimmten Haltungen über lange Zeit, im Gegensatz zur Katalepsie auch bei äußeren Versuchen der Veränderungen.
2. Hyperkinesien:
   - Psychomotorische Erregungen.
   - Bewegungs- und Sprachstereotypien (fortgesetztes leeres und zielloses Wiederholen von Bewegungen, Sätzen und Wörtern oder Silben).
   - Echopraxie (Nachgemacht)/Echolalie (Nachgesprochen):
     Ständiges sinnloses Nachahmen von Bewegungen bzw. Nachahmnungen.
   - Manierismen:
     Sonderbare, bizarre Abwandlungen alltäglicher Bewegungen und Handlungen (Grimmassieren, wenn die Mimik betroffen ist).

3.17 Kontaktstörungen

Definition Kontakt:
Die Fähigkeit Isolation zu überwinden und die soziale Distanz zum Mitmenschen zu verringern.

Kontaktstörung:

- beim stuporösen, depressiven Patienten handelt es sich um eine völlige Kontaktunfähigkeit,
- beim Maniker äußert sie sich in Form einer völligen Distanzlosigkeit,
- sie kann sich auch auf eine qualitativer Art äußern: aggressiv, oberflächlich, misstrauisch, ängstlich.

Vorkommen:

- normalpsychischer Bereich (durch Sitten, Normen etc.),
- bei Erkrankungen jeglicher Art.

4 Objektivierung und Quantifizierung psychopathologischer Befunde

Psychopathologische Symptome werden im Rahmen der psychiatrisch-psychotherapeutischen Befunderhebung durch ein klinisches Interview erhoben. Es ist sinnvoll, die Befunderhebung durch den Einsatz standardisierter Erhebungs- und Untersuchungsverfahren zu ergänzen:

1. Mehrdimensionale Selbst- und Fremdbeurteilungsskalen:
   - Symptom-Checkliste (90 Items; 9 Skalen; 3 Globalskalen),
   - Brief Psychiatrie Rating Scale (18 Symptomenkomplexe, Gesamtwertung, 5 Subskalen),
   - AMDP-System (140 Items, 9 Subskalen, 3 übergeordnete Skalen), (AMDP = Arbeitsgemeinschaft für Methodik und Dokumentation in der Psychiatrie),
   - Present State Examination.
2. Störungsgruppenübergreifende Verfahren zur Erfassung von Befindlichkeiten/Stimmungen:
   - Befindlichkeitsskala (28 Items, Gesamtwert, 2 Parallelformen),
   - visuelle Analogenskala (100 mm-Skala mit 2 Ankerpunkten).
3. Störungsübergreifende Verfahren zur Erfassung von Beschwerden:
   - Beschwerdenliste (24 Items, Gesamtwert, 2 Parallelformen),
   - Freiburger Beschwerdenliste (71 Items, 9 Subskalen, Gesamtwert, Kurz- und Langform).

Fazit: Die Skalen und Listen helfen dabei,

- den Verdacht des Vorliegens einer psychischen Störung zu objektivieren,
- den Schweregrad von Störungen zu quantifizieren,
- eine differenzierte Beschreibung von Beeinträchtigungen zu erreichen.

4.1 Beispiele für störungsbezogene Selbst- und Fremdbeurteilungsverfahren (geordnet nach ICD-10)

1. Psychische Verhaltensstörungen durch psychotrope Substanzen (F10-19):

    - CAGE: Selbstbeurteilung Münchener Alkoholismustest (Selbst- und Fremdbeurteilung) 29 Items.

2. Schizophrene und andere psychotische Störungen (F20-29):

    - Scale for the Assessment of Positive and negative Symptoms (SAPS) (Fremdbeurteilung).

3. Affektive Störungen (F30-39):

    - Hamilton-Depressionsskala (Fremdbeurteilung) 21 Items,
    - Beck-Depressions-Inventat (BDI) (Selbstbeurteilung) 21 Items.

4. Neurotische Belastung und somatoforme Störungen (F40-49):

    - Yale-Brown Obsessive Compulsive Scale (Fremdbeurteilung),
    - Fragebogen zu dissoziativen Symptomen (Selbstbeurteilung),
    - Posttraumatik Diagnostic Scale (Selbstbeurteilung) 17 Items.

Fazit:

- Obwohl für die meisten Skalen Normwerte vorliegen, dienen diese Skalen nicht der Diagnosestellung, sondern lediglich einer Quantifizierung des Beschwerdebildes.
- Für die Anwendung von Fremdbeurteilungsverfahren müssen die Anwender geschult werden.

Hamilton-Depressionsskala

1. Depressive Störung:

   0 Fehlend

   1 Wird nur auf Nachfrage berichtet

   2 Spontan verbal berichtet

   3 Nicht-verbaler Ausdruck (Gesichtsausdruck, Stimme)

   4 Patient berichtet verbal und non-verbal

2. Schuldgefühle:

   0 Fehlend

   1 Selbstvorwürfe

   2 Schuldgefühle, Grübeln über Fehler der Vergangenheit

   3 Gegenwärtige Krankheit wird als Strafe empfunden, wahnhafte Schuld

   4 Halluzinationen (optisch/akustisch)

3. Suizidalität:

   0 Keine

   1 Empfindet sein Leben nicht als lebenswert

   2 Wünscht sich zu sterben

   3 Suizidgedanken

   4 Suizidversuch (für jeden Suizidversuch 4 Punkte)

4. Antrieb:

   0 Keine Probleme

   1 Erschöpfung

   2 Interessenverlust

   3 Verminderte Leistungsfähigkeit

   4 Nicht in der Lage zu arbeiten

5. Anspannung:

   0 Keine Schwierigkeiten
   1 Subjektive Anspannung, Reizbarkeit
   2 Sich Sorgen machen über Kleinigkeiten
   3 Ängstlicher Gesichtsausdruck
   4 Angst wird ohne Nachfragen berichtet

6. Somatisierung:

   0 Keine
   1 Leicht
   2 Mäßig
   3 Schwer
   4 Stark behindert

Auswertung:

0-9	Keine Depression
10-20	Leichte Depression
21-30	Mittelschwere Depression
> 31	Schwere Depression

Beck-Depressions-Inventar (BDI)

- 21 Fragen,
- zu jeder Frage gibt es jeweils 4 Antwortmöglichkeiten (Bsp.: 0 = Ich bin nicht traurig, 1 = Ich bin traurig, 2 = Ich bin die ganze Zeit traurig, 3 = Ich bin so traurig, dass ich es kaum ertrage).

Auswertung:

0-8	Keine Depression
9-13	Minimale Depression
14-19	Leichte Depression
20-28	Mittelschwere Depression
29-63	Schwere Depression

4.2 Testpsychologische Diagnostik

Die Reaktionen des Patienten gegenüber einem vorgegebenen Reizmaterial wird untersucht.

- Dieser Test ist, abgesehen vom Mangel an Kooperativität, schwerer verfälschbar als die bereits beschriebenen Selbst- und Fremdbeurteilungsverfahren.
- Sie dienen meist der Analyse bestimmter Leistungsaspekte psychischer Funktionen (wie Wahrnehmung, Konzentration, Merkfähigkeit oder Motorik).
- Die Messung der Gedächtnisleistungen und Leistungen anderer „höherer kognitiver Funktionen“ dient vor allem der Intelligenzmessung und der Beurteilung organisch bedingter Hirnfunktionsstörungen (Intelligenz, Beurteilung von Konzentration und Aufmerksamkeit).

4.3 Messung von Konzentrationsleistungen

1. Pauli-Test,
2. Konzentrations-Leistungs-Test,
3. d 2-Aufmerksamkeitsbelastungstest.

4.4 Beurteilung der visuellen Merkfähigkeit

Benton-Test:

- erkennen von organisch bedingten Hirnfunktionsstörungen,
- der Test ist ab dem 7. Lebensjahr anwendbar.

4.5 Klassifikatorische Diagnostik

Definition Klassifikation:
Einordnung klinisch bedeutsamer Phänomene (z.B. Symptome) in ein nach Klassen eingeteiltes System (Klassifikationssystem). Hier wird versucht Störungen nach bestimmten Prinzipien einzuteilen:

1. Erscheinungsbild (z.B. affektive Störungen),
2. Ätiologie (z.B. organisch-bedingte psychische Störungen),
3. Verlauf der Erkrankung (z.B. rezidivierende depressive Störungen),
4. psychosoziale Faktoren (z.B. Schichtzugehörigkeit, Bildungsstand).

4.5.1 Aktuelle Klassifikationssysteme (ICD-10 und DSM-IV)

- „International Statistical Classification of Disease, Injuries and Causes of Death" (ICD)
- „Diagnostic and Statistical Manual of Mental Disorders" (DSM)

4.5.2 Kennzeichen der Klassifikationssysteme

Beide Klassifikationssysteme sind durch drei wesentliche Kennzeichen zu beschreiben:

1. Operationalisierte Diagnostik:
Für jede psychische Erkrankung sind diagnostische Kriterien explizit vorgegeben z.B. Kriterien für eine depressive Episode oder eine Schizophrenie.
ICD-10-Diagnosekriterien einer depressiven Episode:
Es müssen über 2 Wochen mindestens 2 Hauptsymptomen und mindestens 2 Nebensymptomen bestehen.
Die Einstufung des Schweregrades ist nach ICD-10 abhängig von der Anzahl der Nebengruppen:
2 Nebensymptome = leichte depressive Episode,
3 Nebensymptome = mittelschwere depressive Episode,
4 Nebensymptome = schwere depressive Episode.

Hauptsymptome:

- depressive Verstimmung,
- Verlust von Freude und Interesse,
- erhöhte Ermüdbarkeit.

Nebensymptome:

- verminderte Konzentration und Aufmerksamkeit,
- vermindertes Selbstwertgefühl und Selbstvertrauen,
- Schuldgefühle und Gefühl der Wertlosigkeit,
- negative und pessimistische Zukunftsperspektiven,
- Suizidgedanken oder erfolgte Selbstverletzung/Suizidhandlung,
- Schlafstörungen,
- verminderter Appetit.

2. Komorbiditätsprinzip:

- Das gleichzeitige Auftreten verschiedener psychischer Erkrankungen bei einer Person (z.B. Depression und Persönlichkeitsstörungen).
- Neben psychischen Erkrankungen liegen auch noch zusätzliche körperliche Erkrankungen vor (Multimorbidität).

3. Multiaxiale Diagnostik:
Der Komplexität klinischer Bedingungen eines Patienten ist, im Sinne eines biopsychosozialen Ansatzes, Rechnung zu tragen (3 Achsen bei ICD-10, 5 Achsen bei DSM-IV).

ICD-10:

Achsen	Operationalisierung der Achsen
1. Klinische Diagnosen	- psychiatrische Diagnosen, - somatische Diagnosen.
2. Soziale Funktions-einschränkung	Disatrility Assessment Scale: - individuelle soziale Kompetenzen, - berufliche Funktionsfähigkeiten, - familiäre Funktionsfähigkeiten, - soziales Verhalten.
3. Abnorme psychosoziale Situationen	- Entwicklung in der Kindheit, - Erziehungsprobleme, - Schwierigkeiten in der sozialen Umgebung, - besondere berufliche Probleme, - juristische und andere psychosoziale Schwierigkeiten, - Familienanamnese psychiatrischer Störungen.

DSM-IV (multiaxialer Ansatz):

Achsen	Operationalisierung der Achsen
1. Klinische Störungen und andere klinisch relevante Probleme	Psychiatrische Diagnosen nach DSM-IV
2. Persönlichkeitsstörungen und geistige Behinderungen	Persönlichkeitsstörungen und geistige Behinderung nach DSM-IV
3. Medizinische Krankheitsfaktoren	Ohne Operationalisierung
4. Psychosoziale oder umgebungsbedingte Probleme	9-Stufen-Skala
5. Globale Beurteilung des Funktionsniveaus	Globale Assessements of Functioning Scale

Änderungen in der ICD-10 gegenüber der ICD-9

ICD-10:

- Verpflichtung zum deskriptiven, atheoretischen Ansatz.
    - Störung mehr nach phänomenologischen Kriterien wie Symptomatik, Verlauf etc. als nach ätiologischen Kriterien.
    - Begriffe endogene und psychogene/reaktive Depression der ICD-9 wurden in der ICD-10 völlig fallen gelassen.
- Genaue operationalisierte Diagnosekriterien und Algorithmen zur Diagnosestellung.
- Verlassen uneinheitlicher Begriffe wie „Neurose", „Psychose", „endogen" oder „psychogen".
- In ICD-10 wurde für den Begriff „Krankheit" der Begriff „Störung" verwendet.
- Bietet und verwendet ein offenes alphanumerisches System. Dies kann jederzeit ergänzt werden, ohne das ganze Klassifikationssystem verändern zu müssen.
- Operationalisierte Psychodynamische Diagnostik (OPD):
  Ergänzt und erweitert die oben genannten Klassifikationssysteme um 5 Achsen und versucht dabei zwischen rein deskriptiver und psychodynamischer Diagnostik zu vermitteln. Die Grundidee hierbei ist, dass eine rein deskriptive Betrachtung und Klassifikation psychischer Symptome oft nicht ausreichend ist, um einen Patienten mit seinem vielfältigen Beschwerdebild zu erfassen. Ein Diagnosegespräch dauert ein bis zwei Stunden.

Multiaxiales System der Operationalisierten Psychodynamischen Diagnostik (OPD):

Achse	Merkmale
1. Krankheitserleben und Behandlungs-voraussetzungen	- Objektivierende Bewertung der Erkrankung (Dauer/Schweregrad), - Krankheitserleben und Krankheitskonzepte, - Veränderungsressourcen.
2. Beziehung	Maladaptives habituelles Beziehungsverhalten. (Fremd- und Eigenerleben in Beziehung)
3. Konflikt	Erfasst werden 7 repetitive dysfunktionale Konfliktmuster (Individuation, Abhängigkeit, Unterwerfung, Kontrolle, Versorgung-Autonomie, Selbstwert, Schuld, ödipaler Konflikt).
4. Struktur	Erfasst werden 4 Strukturmerkmale (Selbst-, Objektwahrnehmung, Selbstregulierung des objektbezogenen Kommunikation-Bindungsverhaltens und Ausprägungsgrad (gut, mäßig, gering, desintegriert)).
5. Psychische und psychosomatische Störungen	Erfasst werden psychische Störungen (FO-9) sowie körperliche Erkrankungen.

4.5.3 Erhebungsinstrumente der klassifikatorischen Diagnostik

Diagnosestellung:

Psychiatrisch-psychotherapeutisches Gespräch plus erweiterte organische Diagnostik plus OPD.

- Besserung, insbesondere für Forschungszwecke möglich (Verbesserung der Reliabilität).
- Reliabilität: Genauigkeit mit der ein Verfahren genau das misst, was es vorgibt zu messen.

Weitere Erhebungsinstrumente bei der Diagnosestellung:

1. Checklisten:
   Enthalten nur die für die einzelnen diagnostischen Kategorien enthaltenen Kriterien:
   - ICD-10-Checklisten,
   - internationale Diagnosen-Checklisten für Persönlichkeitsstörungen nach ICD-10,
   - es ist dem Untersucher überlassen, wie er die Fragen stellt.
2. Strukturierte Interviews:
   Fragen sind genau vorgegeben, Untersucher wertet aus:
   - Diagnostisches Interview bei psychischen Störungen (DIPS),
   - strukturiertes klinisches Interview für DSM-IV Achse I (SKID),
   - strukturiertes Interview für die Diagnose von Demenzen (SIDAM).
3. Standardisierte Interviews:
   z.B. Composite International Diagnostic Interview (CIDI):
   - hier sind alle Ebenen des diagnostischen Prozesses inklusive der Kodierung der Antwort genau festgelegt,
   - die Diagnosestellung erfolgt meist computerisiert.

Befunddokumentation:

- Krankenakte (Anamnese und Befunde),
- Verlauf,
- Diagnostik,
- bei Entlassung: endgültige Diagnose und Epikrise in den Arztbrief.

4.6 Apparative Zusatzdiagnostik

EKG

- Vor Beginn der Therapie,
- Kontrollen im Verlauf.
- Trizyklische Antidepressiva:
    - Erregungsrückbildungsstörungen: RR-Verlängerung,
    - Verlängerung der QT-Zeit.
- Neuroleptika:
    - Erregungsbildungs-, Erregungsleitungsstörungen,
    - Verlängerung der QT-Zeit.
- Lithium, Carbamazepin:
    - Erregungsbildungs-, Erregungsleitungsstörungen.

EEG

Die Elektroenzephalografie (EEG) wurde 1929 von Berger entwickelt. Sie zeichnet an der Oberfläche der Hirnrinde abgeleitete Potentialschwankungen auf, die Feldpotentialänderungen von Nervenzellverbänden der oberflächlichen Schichten der Hirnrinde reflektieren.
Provokationsmethoden:

- Hyperventilation,
- Fotostimmulation,
- Schlafentzugs-EEG.

EEG in der Psychiatrie:

- Epilepsien,
- Entgiftung (Alkohol, Benzodiazepine),
- Diagnostik organischer Hirnerkrankungen,
- Creutzfeldt-Jakob: δ-Aktivität, repetitive triphasische Wellen,
- Encephalitis: Grundrhythmus über der betroffenen Region ist verlangsamt,
- EEG unter Therapie mit Psychopharmaka:
  Veränderungen vor Beginn der Therapie: Verlangsamung,
- β-Aktivität unter Gabe von Benzodiazepinen.

Polysomnographie

Die Polysomnographie wird zur Diagnostik von Schlafstörungen eingesetzt. Während des Schlafens werden folgende Untersuchungen gleichzeitig aufgezeichnet:

- EEG,
- Elektrookulogramm (EOG),
- Elektromyogramm (EMG) der Kinnregion.

	EEG	EOG	EMG
Wach	α-EEG	Lidschläge	hoher Tonus
Non-REM 1	Theta-Wellen (Vertex)	langsame Augenbewegungen	Tonus ↓
Non-REM 2	Theta-Wellen (Vertex), K-Komplex	keine	Tonus ↓
Non-REM 3	hohe δ-Wellen	keine	Tonus ↓
Non-REM 4	hohe δ-Wellen	keine	Tonus ↓
REM	Theta-Wellen	konjugierte, schnelle Augenbewegungen	Tonus ↓

Labordiagnostik

- Labor (Basislabor, ggf. spezielle Labordiagnostik),
- Lumbalpunktion.

Diagnostik mittels bildgebender Verfahren

Abhängig von der Fragestellung (Wonach suche ich?). Welche Untersuchungsmethode ist für diesen Fall am besten geeignet?

Strukturelle Verfahren:

- CT,
- MRT.

Funktionelle Verfahren:

- SPECT,
- PET,
- funktionelles MRT.

5 Psychopharmakatherapie psychischer Erkrankungen

Therapien werden eingeteilt in:

- Psychopharmakatherapie,
- nicht-pharmakologische biologische Verfahren (Kapitel 6),
- psychotherapeutische Verfahren (Kapitel 7),
- Soziotherapie (Kapitel 8),
- Psychoedukation (Kapitel 9).

Einteilung der Psychopharmaka:

- Antidepressiva,
- Phasenprophylaktika,
- Antipsychotika (Neuroleptika),
- Anxiolytika und Hypnotika,
- Antidementiva,
- Psychopharmaka bei Alkoholabhängigkeit,
- Psychostimmulanzien.

5.1 Antidepressiva

Definition:

Früher auch Thymoleptika genannt, sind Psychopharmaka, die stimmungsaufhellend, antriebssteigernd oder psychomotorisch dämpfend wirken.

Eigenschaften:

- verursachen keine Toleranzentwicklung,
- verursachen keine Abhängigkeit.

Indikation:

- Depressionen,
- Angsterkrankungen (SSRI und MAO-Hemmer),
- posttraumatische Belastungsstörungen (vor allem SSRI),
- Schlafstörungen (trizyklische Antidepressiva: Amitriptylin, Doxepin, Trimipramin),
- Entzugssyndrome (Doxepin),
- chronische Schmerzzustände (vor allem Amitriptylin, Duloxetin).

Geschichte:

- Die erste antidepressiv wirksame Substanz war das trizyklische Antidepressivum Imipramin (schweizer Psychiater Kuhn, 1957).
- Antidepressive Wirkung bei MAO-Hemmer Iproniazid (Basis für Entwicklung von weiteren tri- und tetrazyklischen Antidepressiva).
- Wirkmechanismus der trizyklischen Antidepressiva: Hemmung der präsynaptischen Wiederaufnahme von Serotonin (nicht-selektive Serotonin-Wiederaufnahme-Hemmer).
- 1980er: selektive Serotonin-Wiederaufnahme-Hemmer.
- Später kamen duale Serotonin- und Noradrenalin-Wiederaufnahme-Hemmer, α-2-Antagonisten und selektive Noradrenalin-Wiederaufnahme-Hemmer hinzu.

5.1.1 Klassifikation der Antidepressiva

1. Trizyklische Antidepressiva:
   - Imipramin (Tofranil),
   - Amitriptylin (Saroten),
   - Nortriptylin (Mertrilea),
   - Doxepin (Aponal),
   - Desipramin (Pertofran),
   - Tianeptin (Tianeurax).
2. Tetrazyklische Antidepressiva:
   - Maprotilin (Ludiomil).
3. Monoaminooxidase-Hemmer (MAO-Hemmer):
   - Tranylcypromin (Jatrosom),
   - Moclobemid (Aurorix).
4. Selektive Serotonin-Wiederaufnahme-Hemmer (SSRI):
   - Fluoxetin (Fluctin),
   - Paroxetin (Seroxat),
   - Fluvoxamin (Fevarin),
   - Citalopram (Cipramil),
   - Sertralin (Zoloft),
   - Escitalopram (Cipralex).
5. Selektive Noradrenalin-Wiederaufnahme-Hemmer:
   - Reboxetin (Edronax),
   - Atomoxetin (Strattera).
6. Duale Serotonin- und Noradrenalin-Wiederaufnahme-Hemmer (SSNRI):
   - Venlafaxin (Trevilor),
   - Duloxetin (Cymbalta).

7. α-2-Antagonisten:

    - Mianserin (Tolvin),
    - Mirtazapin (Remergil).

8. Dualer 5-HT2-Antagonist und Serotonin-Wiederaufnahme-Hemmer:

    - Nefazodon (Nefadar).

9. Duale Serotonin-α-2-Antagonisten und Serotonin-Wiederaufnahme-Hemmer:

    - Trazodon (Thombran).

10. Serotonin-5-HT-Wiederaufnahmehemmer, 5-HT1A-Rezeptor-Agonist, 5-HT1B-Rezeptor-Agonist, 5-HT3-Antagonist, 5-HT7- und 5-HT1D-Rezeptor-Antagonist:

    - Vortioxetin (Brintellix).

11. Substanzen mit anderen Wirkmechanismen:

    - Trimipramin (Stangyl),
    - Bupropion (Elontril).

12. Melatonerger MT1- und MT2-Rezeptor-Agonist, serotonerger 5HT2C-Rezeptor-Antagonist:

    - Agomelatin (Valdoxan).

13. Pflanzliche Präparate:

    - Johanneskraut-Extrakt (z.B. Jarsin).

5.1.2 Kielholzschema

Einteilung der tri- und tetrazyklischen Antidepressiva.

1. Sedierend (Amitriptylin-Typ):
   - Amitiptylin,
   - Doxepin,
   - Trimipramin,
   - Mianserin,
   - Mirtazapin.
2. Antriebsneutral (Impramin-Typ):
   - Imipramin.
3. Antriebssteigernd (Desipramin-Typ):
   - Desipramin,
   - Nortriptylin,
   - alle SSRIs,
   - Venlafaxin,
   - MAO-Hemmer.

5.1.3 Wirksamkeit

Vergleichende Wirksamkeit der Antidepressiva:

- Die Erfolgsrate in der Behandlung depressiver Störungen liegt bei 3-6 wöchiger Therapiedauer bei ca. 60%.
- Die verschiedenen Antidepressiva unterscheiden sich in ihrer klinischen Wirksamkeit nicht oder nur gering.
- Ansprechen auf antidepressive Therapie kann bis zu 6 Wochen dauern. Ein Umstellungsversuch ist erst nach ausreichend langer Behandlungsdauer und hoher Dosierung zu erwägen.

Metaanalysen hinsichtlich der Wirksamkeit:

1. Trizyklische Antidepressiva und SSRIs:
   - Bei Depressionen vergleichbar gut.
   - Bei schweren Depressionen ist Amitriptylin überlegen.
2. Mirtazapin (Remergil) und Venlafaxin (Trevilor):
   - Führen zu einer höheren Zahl an Vollremissionen als die anderen Antidepressiva.
3. Nefaxodon und Mirtazapin:
   - Verursachen kaum sexuelle Funktionsstörungen.
4. Melatonin
   - Verursacht kaum sexuelle Funktionsstörungen.

Die neueren Antidepressiva sind nicht immer besser verträglich. In Metaanalysen unterscheiden sich die Abbruchraten nicht signifikant von denen der klassischen Antidepressiva.

5.1.4 Wirkmechanismus der Antidepressiva

Wirkung auf Enzym- bzw. Transporterebene:

- 60er Jahre: basierend auf Beobachtung bei Reserpin (Antihypertensivum) kam es zu einer Zunahme der Depression/Ausbruch einer Depression (Reserpin: entleert noradrenerge Speicher).
- Dies führte zur Aufstellung der Monoaminmangel-Hypothese der Depression.
- Folge: das depressive Syndrom ist das Ergebnis des Mangels an Serotonin und/oder Noradrenalin.
- Wirkung der Antidepressiva durch präsynaptische Wiederaufnahmehemmer von Serotonin und/oder Noradrenalin bzw. Hemmer des Enzyms Monoaminooxidase.
- Der Abbau von Serotonin und Noradrenalin wird inhibiert.

Präsynaptisch:

- Selektive Serotonin-Wiederaufnahme-Hemmer: primär wird die Wiederaufnahme von Serotonin gehemmt.
- Selektive Noradrenalin-Wiederaufnahme-Hemmer: primär wird die Wiederaufnahme von Noradrenalin gehemmt.
- Duale Serotonin- und Noradrenalin-Wiederaufnahme-Hemmer (z.B. Venlafaxin und Duloxetin).

Amitriptylin (trizyklisches Antidepressivum):
Hemmt stark die Wiederaufnahme von Serotonin und Noradrenalin (kann als dualer Serotonin-Noradrenalin-Wiederaufnahme-Hemmer bezeichnet werden).

Gegen die Monoaminasemangel-Hypothese sprechen:

- Nicht alle Antidepressiva sind Serotonin- und/oder Noradrenalin-Wiederaufnahme-Hemmer wie z.B. Mirtazapin und Trimipramin.
- Hemmung der Serotonin-, Noradrenalin-Wiederaufnahme tritt innerhalb von Minuten und Stunden ein. Die Wirklatenz von Antidepressiva beträgt in der Regel mindestens 10 Tage.

Folge:
Heute nimmt man an, dass die initialen Prozesse wie Noradrenalin/Serotonin-Wiederaufnahme-Hemmung zu Veränderungen auf der Ebene der prä- und postsynaptischen Rezeptoren, der Secound-Messenger-Systeme und letztendlich der Genexpression führen, die enger mit der Wirksamkeit der Antidepressiva korrelieren.

Wirkungen auf Rezeptorebene

Bei einer längeren Anwendung von Antidepressiva kommt es zu einer Änderung der Dichte der prä- und postsynaptischen Rezeptoren. Die Runterregulierung der präsynaptischen α-2-Rezeptoren und der postsynaptischen β-Rezeptoren korreliert mit der Wirksamkeit der Antidepressiva.

Hypothese:
Während einer Depression sind durch den Mangel an Monoaminen im synaptischen Spalt die präsynaptischen α-2-Rezeptoren und die postsynaptischen β-Rezeptoren hochreguliert. Daher sollte eine Therapie mit monoaminergen Wiederaufnahme-Hemmern erfolgen.

Folge:

- Erhöhung der Monoamine im synaptischen Spalt.
- Herunterregulierung der α- und β-Rezeptoren.
- Weil präsynaptische α-2-Rezeptoren einen inhibierenden Tonus auf die noradrenerge bzw. serotonerge präsynaptische Aktivität darstellen, wird dadurch der monoaminerge Tonus zusätzlich erhöht.
- Die Theorie korreliert mit der Wirklatenz von Antidepressiva.
- Aber: einige Antidepressiva gehen nicht mit den genannten Rezeptorveränderungen einher.

Direkte Beeinflussung prä- und postsynaptischer Rezeptoren am Beispiel von Mirtazapin:

- Keine Wiederaufnahmehemmung von Serotonin/Noradrenalin.
- Starke Antagonisierung des präsynaptischen α-2-Rezeptors und des postsynaptischen Serotonin-Typ 2-Rezeptors.
- Diese Rezeptorantagonisierung tritt bei den selektiven Serotonin- und/oder Noradrenalin-Wiederaufnahme-Hemmern nicht auf. Sie wird jedoch beim Serotonin-Typ 2-Rezeptor für Amitriptylin beobachtet.
- Präsynaptische α-2-Rezeptoren zeigen einen inhibitorischen Effekt auf die präsynaptischen noradrenergen und serotonergen Neurotransmissionen. Postsynaptische 5-HT2-Rezeptoren inhibieren postsynaptische serotonerge Neurotransmission: Durch Blockade beider Rezeptoren durch Mirtazapin wird die serotonerge und noradrenerge Neurotransmission verstärkt.

Fazit:
Die Wiederaufnahmehemmung von Serotonin und/oder Noradrenalin kann nicht den zentralen Wirkmechanismus der Antidepressiva darstellen.

Wirkung auf der Ebene der secound Messenger und der Genexpression

Aktuelle Hypothese:

- Oben beschriebene initial synaptische Veränderungen führen zu postsynaptischen Änderungen auf der Ebene der Secound Messenger und der Genexpression.
- Postsynaptische Rezeptoren sind an eine Vielzahl von Signaltransduktionswegen gekoppelt.
- Sie führen zu einer Veränderung von Genexpressionsmustern.
- Hierdurch werden Prozesse in Gang gesetzt (genannt: neuronale Plastizität).
- Zerebrale Neuroneogenese: Antidepressiva sind eng an eine intakte Neuroneogenese gebunden (Tierversuche).

5.1.5 Pharmakokinetik und Wechselwirkungen

- Meist orale Gabe.
- Einige, wie verschiedene trizyklische Antidepressiva und Mirtazapin (Remergil), können auch parenteral gegeben werden.
- Die Bioverfügbarkeit ist aufgrund des starken First-Pass-Effektes in der Leber eingeschränkt.
- Maximale Plasmaspiegel wurden nach 1-6 Stunden gemessen.
- Eliminationshalbwertzeit liegt bei ungefähr 10-40 Stunden (Ausnahme: Fluctin: Halbwertzeit 2-7 Tage).
- Ein Steady-State ist bei den meisten Substanzen nach ungefähr 5-10 Tagen erreicht.
- Die Ausscheidung der Antidepressiva und ihrer Metaboliten erfolgt nach Oxidation und Konjugation mit Glukuronsäure in der Leber hauptsächlich über die Nieren.

Cytochrom-P450-System:

- Fast alle Pharmaka werden über das Cytochrom P450 in der Leber verstoffwechselt.
- Es existieren mehrere solcher Enzyme.
- Für die Verstoffwechselung von Psychopharmaka sind vor allem die Enzyme CYP2C9, CYP2C19, CYP2D6, CYP3A4 zuständig.
- Diese Enzyme können variieren.
- Medikamente können daher schnell, aber auch langsam abgebaut werden.
- Basierend darauf unterscheidet man:
    - Ultra-rapid metabolizer: sehr schneller Abbau. Gefahr: Plasmaspiegel wird nicht aufgebaut.
    - Poor-metabolizer: sehr langsamer Abbau. Gefahr: Nebenwirkungen nehmen zu.
    - Extensive metabolizer: normale Verstoffwechslung, hier liegen also keine Genvariationen vor.

Cytochrom-P-450 Isoenzyme:

- Sind auch bezüglich Medikamenteninteraktionen relevant.
- Ältere selektive Serotonin-Wiederaufnahme-Hemmer (Paroxetin, Fluoxetin und Fluvoxamin) können, bei gleichzeitiger Gabe von Paroxetin und Maprotilin, hemmend auf P450-Isoenzyme einwirken. Dies kann zu einer Erhöhung der Plasmakonzentration von Maprotilin führen.
- Enzyminduktion z.B. durch Carbamazepin (dadurch werden andere Medikamente wie Amitriptylin im Blut gesenkt).

Bedeutung der Bestimmung der Plasmakonzentration von Antidepressiva:

- Überprüfung der Compliance.
- Überprüfung der Richtigkeit der gewählten Dosis (Wirksam? Auftreten von Nebenwirkungen?).
- Cave: klinische Verbesserungen sind entscheidend, nicht der Spiegel (es besteht hier auch keine Korrelation).
- Messung frühestens nach 5 Tagen Einnahme (erst nach 5 Tagen wird ein Steady-State erreicht).

Wechselwirkungen:

- Hemmung von Cytochrom P-450-Isoenzymen durch ältere SSRIs (Fluctin). Dadurch Verstärkung der Wirkung einer möglichen Komedikation.
- Kontraindizierte Kombination: Kombination von MAO-Hemmern und SSRI sowie die Kombination von SSRIs und Lithium. Beide Kombinationen können ein Serotoninsyndrom auslösen.

Absetzphänomen:
Antidepressiva sollten über mehrere Wochen ausgeschlichen werden, da es sonst zum sogenannten „Absetzphänomen" kommen kann.
Folgende Symptome können bei einem zu schnellen Absetzen auftreten:

- Unruhe,
- Schlafstörungen,
- Erbrechen,
- Schweißausbrüche.

5.1.6 Nebenwirkungen und Nebenwirkungsmanagement

Nebenwirkungen treten vor der antidepressiven Wirkung auf. Die Ursache ist eine entsprechende Rezeptorblockade:

- Blockade von Histamin (H1)-Rezeptoren: Sedierung und Gewichtszunahme.
- Blockade von cholinergen Rezeptoren: Mundtrockenheit, Schwitzen, Sinustachykardie, Obstipation, Miktionsbeschwerden, Sehstörungen.
- Blockade von adrenergen Rezeptoren: Hypotension, Orthostase, reflektorische Tachykardie.
- Blockade von Serotonin (5-HT2)-Rezeptoren: Reduktion von sexuellen Funktionsstörungen.
- Blockade von Serotonin (5-HT3)-Rezeptoren: Reduktion von Übelkeit und Erbrechen.

  Eine Kombination aus SSRI und Mirtazapin ist sinnvoll, weil Mirtazapin:

  - postsynaptische 5-HT2-Rezeptoren blockiert (seltener sexuelle Funktionsstörungen) und
  - es zu einer Blockade von 5-HT3-Rezeptoren kommt (reduziert Übelkeit und Erbrechen).

Wirkstoff oder Gruppe	Delir	zerebrale Anfälle	Sedation	Orthostase	Serotonin-Syndrom	Gewichts-zunahme	Kardio-toxizität
Trizyklika	++/+++	+	++/+++	++/+++	+	+++	+++
SSRI	0	0	0	(+)	++	0/+	0
Mirtazapin	0	0	+/++	0/+	0	++	0
Venlafaxin	0	0	0	Hypertension	+/++	0/+	0
Reboxetin	0	0	0/+	+/++	0	0	0
Moclobemid	0	(+)	0	(+)	0	0	0

Nebenwirkungen von Antidepressiva (nach Schmauss, Messer)

0: nicht vorhanden, (+): fraglich, +: leicht, ++: mäßig, +++: stark

Syndrom der inadäquaten ADH-Sekretion

Unter der Einnahme von trizyklischen Antidepressiva und SSRIs kommt es zu einem Anstieg der ADH-Sekretion.

Folge:

- verminderte Flüssigkeitsausscheidung und dadurch bedingte
- Verdünnungshyponatriämie sowie
- verminderte Serumosmolalität.

Symptome:

- körperliche Schwäche,
- Lethargie,
- Gewichtszunahme,
- Kopfschmerzen,
- Verwirrtheit,
- Krampfanfälle,
- Koma.

Konzequenz:
Antidepressiva absetzen! Elektrolyte kontrollieren, Präparat wechseln.

Therapie von Nebenwirkungen

- Aufklärung über Nebenwirkungen vor Beginn der Therapie.
- Es handelt sich größtenteils um temporäre Begleiterscheinungen.
- Reduzierung der Nebenwirkungen durch:
    - langsame Dosissteigerung,
    - zwischenzeitliche Dosisreduzierung bei Intoleranz von Nebenwirkungen,
    - Kombination von SSRIs mit Mirtazapin.

5.1.7 Tri- und tetrazyklische Antidepressiva

Die tri- und tetrazyklische Antidepressiva gehören zu den klassischen Antidepressiva.

Trizyklische Antidepressiva:

- Imipramin,
- Amitriptylin,
- Nortriptylin,
- Doxepin.

Tetrazyklische Antidepressiva:

- Maprotilin.

Wirkung:

- hemmen je nach Substanz stärker die präsynaptischen Serotonin- oder Noardenalin-Wiederaufnahme, oder beide,
- binden an eine Vielzahl von Rezeptoren,
- entfalten viele Nebenwirkungen.

Erwünschte Nebenwirkungen:

- Sedierung durch Blockade von Histamin-Rezeptoren.

Nebenwirkungen:

- Anticholinerge Nebenwirkungen durch Blockade muskarinischer Acetylcholinrezeptoren:
  Mundtrockenheit, Obstipation, Miktionsbeschwerden, Sinustachykardie, Akkomodationsstörungen.
- Antiadrenerge Nebenwirkungen durch Blockade von $\alpha 1$-adrenergen Rezeptoren: Hypotonie, orthostatische Dysregulation, reflektorische Tachykardien, Arrhythmien, Palpitation, Schwitzen.
- Antihistaminerge Nebenwirkungen durch Blockade von Histamin-1- Rezeptoren: Müdigkeit, Gewichtszunahme.

- Andere: Überleitungsstörungen am Herzen mit Verlängerung der PQ- und QT-Zeiten, Myoklonien, Gewichtszunahme, allergische Exantheme.

Ernste, aber seltene Nebenwirkungen von trizyklischen Antidepressiva:

- Krampfanfälle durch Senkung der Krampfschwelle,
- anticholinerge Delirien (vor allem bei älteren Patienten und zerebraler Vorschädigung),
- Syndrom der inadäquaten ADH-Sekretion (SIADH),
- Veränderung des weißen Blutbildes (Leukopenie),
- cholestatische Hepatose,
- paralytischer Ileus,
- Kardiomyopathien.

Anticholinerges Syndrom

- Bei Überdosierung bzw. Intoxikation mit anticholinerg wirksamen Medikamenten (trizyklische Antidepressiva oder atypische Neuroleptika wie Clozapin sowie in normalen Dosisbereichen bei Slow-Metabolizer-Status).
- Hohes Alter und zerebrale Vorschädigung können zur Entwicklung eines zentralen anticholinergen Syndroms bzw. anticholinergen Delirs führen.

Symptomatik des anticholinergen Syndroms:

- trockne Haut,
- Hyperthermie,
- Mydriasis,
- Harnverhalt,
- Obstipation bis hin zum paralytischen Ileus,
- tachykarde Rhythmusstörungen,
- delirante Symptomatik mit Desorientiertheit, motorischer Unruhe, Dysarthrie, Krampfanfall, Somnolenz bis hin zum Koma.

Therapie des anticholinergen Syndroms:

- verursachende Substanz absetzen,
- Cholinergikum Physostigmin (Anticholium) 2-4 mg i.v.,
- bei Tachykardie: Betablocker,
- bei Harnverhalt: Carbachol (Doryl) 1-4 mg p.o.,
- bei Obstipation: Laxantien.

Bei Überdosierung von tri- und tetrazyklischen Antidepressiva z.B. in suizidaler Absicht:
Intensivtherapeutische Behandlung: Arrhythmien, Hyperthermie, Delir, Koma oder Krampfanfälle.

5.1.8 Monoaminooxidasehemmer (MAO-Hemmer)

Monoaminooxidasehemmer gehören zu den klassischen Antidepressiva.
Sie wirken über eine Hemmung der oxidativen Desaminierung von Noradrenlin, Dopamin und Serotonin.

1. Irreversiebel
   MAO-A- und MAO-B-Hemmer (Tranylcypromin)
2. Reversiebel
   MAO-Hemmer A (Moclobemid = Aurorix)

Indikation:

- depressive Erkrankungen,
- bei Therapieresistenz,
- bei Depressionen mit atypischer Symptomatik.

Nebenwirkungen irreversiebler Hemmer der Monoaminooxidase A und B wie Tranylcypromin:

- orthostatische Regulationsstörungen, Schwindel, Kopfschmerzen (besonders bei Genuss tyraminhaltiger Nahrungsmittel wie Rotwein, Schokolade, Käse und Salami können hypertone Blutdruckkrisen ausgelöst werden),
- gelegentlich Krampfanfälle.

Nach Therapie mit einem MAO-Hemmer sollte ein therapiefreies Intervall von mindestens 2 Wochen eingehalten werden.

Kontraindikationen und Intoxikationen:

- Kombination mit dem trizyklischen Antidepressivum Clomipramin und SSRIs sowie SNRIs ist wegen der Gefahr eines serotonergen Syndroms kontraindiziert.
- Kontraindiziert bei Suizidalität, ängstlich agitierter Depression, erhöhte Krampfbereitschaft und Leber- oder Nierenschaden.

5.1.9 Selektive Serotonin-Wiederaufnahme-Hemmer (SSRIs)

Selektive Serotonin-Wiederaufnahme-Hemmer gehören zur Gruppe der neueren Antidepressiva.

Wirkung:
Hemmen selektiv die Serotonin-Wiederaufnahme in das präsynaptische Neuron, während die Noradrenalin-Wiederaufnahme nicht oder kaum beeinflusst wird.

SSRIs:

- Fluoxetin (Fluctin),
- Paroxetin (Seroxat),
- Fluvoxamin (Fevarin),
- Citalopram (Cipramil),
- Sertralin (Zoloft),
- Escitalopram (Cipralex).

Indikation:
Aufgrund einer besseren Verträglichkeit als bei den trizyklischen Antidepressiva sind SSRIs oft Mittel der 1. Wahl in der Behandlung depressiver Störungen.

Nebenwirkungen:

- Unruhe,
- Übelkeit, Erbrechen,
- sexuelle Funktionsstörungen (nach längerer Einnahme),
- wenig kardiale Nebenwirkungen,
- Abbruchrate nur gering niedriger als bei den trizyklischen Antidepressiva.

Aufgrund der Unruhe ist initial häufig eine Kombinationstherapie mit einem sedierenden Antidepressivum (Trazodon, Mirtazapin), einem niedrigpotenten Neuroleptikum oder einem Benzodiazepinpräpatat sinnvoll.

Sexuelle Funktionsstörung: die Ursache hierfür ist eine Erhöhung der serotonergen Transmission an den 5-HT2-Rezeptoren (postsynaptisch). Es kann eine Umstellung auf Remergil erfolgen:

- α-2-antagonistisch und
- antagonistischer Effekt am 5-HT2-Rezeptor.

Alternativ zum Remergil kann Agomelatin gegeben werden. Es macht keine sexuellen Funktionsstörungen.

Serotonerges Syndrom

Das serotonerge Syndrom ist eine ernste, aber seltene Nebenwirkungen. Es tritt bei Pharmaka mit serotonerger Wirkkomponente wie SSRI, MAO-Hemmern, trizyklischen Antidepressiva, Kokain, Amphetaminen und Lithium auf.

> CAVE:
> Selektive Serotonin-Wiederaufnahme-Hemmer oder überwiegend Serotonin-Wiederaufnahme-Hemmer dürfen nicht mit MAO-Hemmern kombiniert werden!

Symptome des serotonergen Syndroms:

- Fieber,
- neuromuskuläre Symptome (Hyperrigidität, Hyperreflexie, Myoklonien, Tremor),
- psychopathologische Auffälligkeiten (Desorientiertheit, Verwirrtheit),
- gastrointestinale Symptome (Übelkeit, Erbrechen, Diarrhoe),
- vital bedrohliche Situationen: Krampfanfälle, Herzrhythmusstörungen, Koma, Multiorganversagen.

Therapie des serotonergen Syndroms:

- Absetzen der Medikation,
- Gabe von Benzodiazepinen,
- Weiterbehandlung mit selektiven Noradrenalin-Wiederaufnahme-Hemmern (Edronax),
- im Notfall: Serotoninantagonisten: Cyproheptadin (Peritol).

5.1.10 Selektive Noradrenalin-Wiederaufnahmehemmer

- Hemmen selektiv die Noradrenalin-Wiederaufnahme in das präsynaptische Nervenende.
- Die Serotonin-Wiederaufnahme wird nicht oder kaum beeinflusst.
- Sie können zur Primärtherapie depressiver Symptomatik eingesetzt werden.
- Probleme: orthostatische Beschwerden.

Nebenwirkungen:
Sind bedingt durch die adrenerge Wirkung.

Symptome:

- Schlafstörungen,
- Mundtrockenheit,
- Obstipation,
- Miktionsstörungen,
- Tachykardien.

5.1.11 Duale Serotonin- und Noradrenalin- Wiederaufnahme-Hemmer (SSNRI)

- Hemmen die Serotonin- und Noradrenalin-Wiederaufnahme in das präsynaptische Neuron.
- Noradrenalin-Wiederaufnahmehemmung wird erst bei höheren Dosen erreicht: Trevilor. Duloxetin erreicht bereits bei Einstiegsdosis den dualen Wirkmechanismus.

Nebenwirkungen:
Wie bei SSRIs kommt es zum Blutdruckanstieg.

5.1.12 α-2-Antagonisten

Mianserin wurde weiterentwickelt zu Mirtazapin (Remergil).

Wirkung:

- Erhöhung der synaptischen Konzentration von Serotonin und Noradrenalin durch Blockierung der präsynaptischen Autorezeptoren, die eine Hemmung der Neurotransmitterfreisetzung bewirken,
- die sedierende Wirkung ist die Folge einer Blockade von Histamin-Rezeptoren.

Indikation:

- agitierte Depression mit Schlafstörung,
- antagonisieren Übelkeit/Erbrechen und werden daher mit SSRIs gegeben.

Nebenwirkungen:

- Leukopenien,
- Gewichtszunahme.

5.1.13 Duale Serotonin-2a-Antagonisten und Serotonin-Wiederaufnahme-Hemmer

- Trazodon (Thombran).
- Wirken als SSRIs, da sie die Serotonin-Typ 2-Rezeptoren blockieren.
- Antagonisieren Nebenwirkungen der SSRIs und sedierende Wirkung (werden daher häufig als Schlafmittel eingesetzt).

5.1.14 Weitere Antidepressiva

- Trimipramin (Stangyl):
    - Schwache Hemmung der Serotonin-Noradrenalin-Wiederaufnahme.
    - Schwacher dopaminantagonistischer Effekt.
    - Ausgeprägte anticholinerge Effekte.
- Bupropion (Elontil):
  Hemmung der Wiederaufnahme von Noradrenalin und Dopamin.
- Johanniskraut:
  Hemmung der Serotonin- und Noradrenalin-Wiederaufnahme.

Gruppe	Wirkstoff	Handelsname	Startdosis mg/d	Standarddosis mg/d	Hochdosis[1] mg/d
trizykl. AD	Amitriptylin	Saroten	25-50	100-300	
	Clomipramin	Anafranil	25	100-250	
	Desipramin	Pertofran	25-50	100-300	
	Doxepin	Aponal, Sinquan	25-50	150	300
	Imipramin	Tofranil, Pryleugan	25-50	100-300	
	Nortriptylin	Nortrilen	25	50-200	
	Trimipramin	Stangyl, Herphonal	25-50	100-300	
	Opipramol	Insidon	25-50	150	300
tetracykl. AD	Maprotilin	Ludiomil, Deprilept	25-50	150	300
MAO-Hemmer	Tranylcypromin	Jatrosom	10	30	80
	Moclobemid	Aurorix	150	300-600	900
SNRI	Venlafaxin	Trevilor	75	150-225	375
	Duloxetin	Cymbalta	60	60	120

Gruppe	Wirkstoff	Handelsname	Startdosis mg/d	Standarddosis mg/d	Hochdosis[1] mg/d
SSRI	Citalopram	Citalopram, Sepram	10-20	20-60	
	Escitalopram	Cipralex	10	10-20	
	Fluoxetin	Fluctin	20	20-40	
	Fluvoxamin	Fevarin	50	50-150	
	Paroxetin	Seroxat, Tagonis	10-20	20-60	
	Sertralin	Zoloft, Gladem	50	50-200	
NARI	Reboxetin	Edronax, Solvex	8	8	10
NaSSA	Mirtazapin	Remergil	15	15-45	80
atypische AD	Mianserin	Tolvin	30	60-120	180
	Trazodon	Thombran	50-100	200-400	600
DNRI	Bupropion	Elontril	150	150-300	450

[1]Hochdosis: erfordert engmaschige und evtl. stationäre Überwachung

AD: Antidepressiva

SNRI: Serotonin-Noradrenalin-Reuptake-Inhibitoren

SSRI: selektive Serotonin-Reuptake-Inhibitoren

NARI: Noradrenalin-Reuptake-Inhibitoren

NaSSA: noradrenerge und spezifisch serotonerge Antidepressiva

DNRI: Dopamin-Noradrenalin-Reuptake-Inhibitoren

5.2 Stimmungsstabilisierer („Phasenprophylaxe")

Definition:

- Primär zur Stabilisierung depressiver und/oder manischer Stimmungsschwankungen im Rahmen affektiver und schizoaffektiver Störungen.
- Bis auf Lamotrigen werden alle zur Akuttherapie bestimmter Formen bipolarer Störungen eingesetzt.

Einteilung:

- Lithium (z.B. Quilonum),
- Valproat (Orfiril, Ergenyl),
- Carbamazepin (Tegretal),
- Lamotrigen (Lamictal).

5.2.1 Lithium

Lithium wurde erstmals 1944 vom australischen Psychiater Cade zur Behandlung der Manie eingesetzt.

Hauptindikation:

- Prophylaxe bipolarer (manisch-depressiver) und unipolar depressiv verlaufender affektiver Störungen,
- Prophylaxe schizoaffektiver Psychosen,
- Depressionen, wenn Antidepressiva alleine nicht ausreichen.

Pharmakokinetik und Wechselwirkungen:

- Lithiumsalze werden nach oraler Gabe vollständig aus dem Magen-Darm-Trakt resorbiert.
- Sie erreichen nach 1-3 Stunden den maximalen Serumspiegel.
- Lithium wird nicht metabolisiert und unverändert über die Niere ausgeschieden.
- Halbwertzeit: 24 Stunden.
- Steady-State nach 5-6 Tagen.
- Folge: eine Spiegelkontrolle ist erst nach 5-6 Tagen sinnvoll.

Zwei Darreichungsformen:

1. Rasch resorbierbare Tablettenform.
2. Retardform (verhindert Serum-Lithium-Spitzen, dadurch sind Nebenwirkungen geringer ausgeprägt).

Kombination von Lithium mit:

- tri- und tetrazyklischen Antidepressiva ist unproblematisch,
- bei Gabe von SSRIs oder SNRIs Gefahr des serotonergen Syndroms.

Wirkmechanismus von Lithium:

- Bisher noch nicht geklärt.
- Verdacht: Beeinflussung von G-Proteinen. So greift Lithium regulierend in die Funktion verschiedener Neurotransmitter (Serotonin, GABA, Dopamin, Acetylcholin) ein.
- Einfluss auf Secound-Messenger und Signaltransduktionsprozesse (z.B. Hemmung der Adenylatzyklase und des Phosphatidyl-Inositol-Systems, Interaktion mit Protein C oder Hemmung des Proteins GSK-3-β).

Nebenwirkungen:

- feinschlägiger Tremor (Behandlung mit Dociton),
- Verlängerung des QT-Intervalls,
- initiale Polyurie und Polydipsie,
- Gedächtnisstörungen,
- gastrointestinale Nebenwirkungen (Bauchschmerzen, Übelkeit, Erbrechen, Diarrhoe),
- Strumabildung,
- Gewichtszunahme,
- Sprechstörung,
- Schwindel,
- Gangstörung.

Kontraindikationen:

- schwere Nierenfunktionsstörungen (Niereninsuffizienz, Glomerulonephritis, Pyelonephritis),
- Morbus Addison, da es zur Nebenniereninsuffizienz kommen kann,
- schwere Herz- und Kreislauferkrankungen,
- Störung des Natrium-Haushaltes,
- Psoriasis,
- Gravidität im 1. Trimenon,
- Stillperiode.

Richtlinien der Therapie mit Lithium:

Vor Beginn der Therapie:

- Aufklärung, über die Nebenwirkungen,
- Aufklärung, dass die Wirkung erst nach 6 Monaten einsetzten kann.
- Antimanische Wirkung setzt dagegen innerhalb von 5-7 Tagen ein.

Hauptphase der Therapie:

- Einschleichender Beginn bei stimmungsstabilisierender Therapie.
- Bei Therapie einer akuten Manie (Beginn mit einer mittleren Tagesdosis) z.B. 2 x 1 Tablette Quilonum retard.
- Nach 1 Woche Bestimmung des Serum-Lithium-Spiegels (Blutabnahme genau 12 $\pm$ 1/2 Stunde nach der letzten Gabe).
- Anpassung der Dosis bis der therapeutische Spiegel zwischen 0,6 und 0,8 mmol/l erreicht ist.
- Therapeutischer Spiegel bei der Manie liegt zwischen 0,8 und 1,2 mmol/l.
- Werte $<$ 0,5 mmol/l = keine Wirkung.
- Werte $>$ 1,2 mmol/l = unerwünschte Nebenwirkungen nehmen zu.
- Intoxikation: Serumpiegel über 1,6 mmol/l = vitale Gefährdung ab Serumspiegel von 3 mmol/l.

Beendigung der Therapie:

- die Dauer der Therapie richtet sich nach der Erkrankung,
- Ausschleichen über mehrere Monate,
- Cave: wird abrupt abgesetzt, ist das Rezidivrisiko hoch!

Symptome einer Lithiumintoxiktion:

- Schläfrigkeit,
- Schwindel,
- verwaschene Sprache,
- Ataxie,
- Erbrechen, Durchfall,
- Tremor, Rigor (CAVE: häufig Verwechslung mit Morbus Parkinson!),
- Hyperreflexie,
- Krampfanfälle,
- Koma,
- Tod.

Ursachen einer Lithiumintoxikation:

- Suizidversuch,
- unkontrollierte Einnahme.

Sekundäre Ursachen:

- natriumarme Diät,
- Diuretika (hemmen Ausscheidung von Lithium, daher kontraindiziert),
- Niereninsuffizienz,
- Flüssigkeitsverlust.

Wirkung an der Niere:

- Lithium hemmt die Natriumrückresorbtion im distalen Tubulus,
- verstärkte Rückresorption von Natrium und Lithium am proximalen Tubulus,
- bei allen Niereninsuffizienzen mit Natriumverlust ist die proximale Lithiumrückresorption erhöht.

5.2.2 Valproat

Wirkmechanismus:

- Blockade spannungsabhängiger Natriumkanäle,
- Verstärkung von GABA.

Indikation:

- Epilepsie,
- Akutphase oder Rezidivprophylaxe bipolarer affektiver Störungen.

Pharmakokinetik und Wechselwirkung:

- Resorbtionsrate bei oraler Gabe fast vollständig (Bioverfügbarkeit liegt bei fast 100%),
- wird über Cytochrom P450 Isoenzym in der Leber metabolisiert.

Therapeutische Richtlinien:

- akutes manisches Syndrom: 20 mg/kg/KG am 1. Tag (pulseloading-Therapie),
- ansonsten langsame Aufdosierung 50-125 μg/ml sowohl in der Akutbehandlung als auch in der Rezidivprophylaxe.

Nebenwirkungen:

- gastrointestinale Nebenwirkungen,
- Tremor, Ataxie,
- Sedierung,
- Transaminasenerhöhung (kann zu Leberversagen führen),
- Haarausfall,
- Gewichtszunahme,
- teratogene Effekte.

5.2.3 Carbamazepin

Wirkmechanismus:

- Blockierung spannungsabhängiger Natriumkanäle,
- Calzium-antagonistische Effekte.

Indikation:

- Krampfanfälle,
- Anfallsschutz im Rahmen eines Benzodiazepin- oder Alkoholentzuges,
- Schmerzen (Trigeminusneuralgie, Clusterkopfschmerz, Migräne), neuropathische Schmerzen,
- bipolare, schizoaffektive Erkrankungen,
- Akutbehandlung von Manien und schizomanischen Episoden,
- Phasenprophylaxe bipolarer und schizoaffektiver Störungen, insbesondere wenn Lithium unwirksam ist.

Pharmakokinetik und Wechselwirkungen:

- langsame Resorbtion (2-8 Stunden),
- Bioverfügbarkeit 80%,
- ist zu 80% an Serumalbumine gebunden,
- Enzyminduktor (Cytochrom-P450-Isoenzym in der Leber):
    - reduziert auch die eigene Dosis,
    - eine regelmäßige Dosisanpassung ist am Anfang nötig.

Cave:

- Wirkverlust gleichzeitig verordneter Antidepressiva und Neuroleptika.
- Wirkung oraler Kontrazeptiva wird vermindert.

Therapeutische Richtlinien:

- einschleichend dosieren,
- Dosis zwischen 800-1.600 mg pro Tag,
- am besten Retard-Form (morgens oder besser abends).

Nebenwirkungen:

- Sedierung,
- Benommenheit,
- Schwindel,
- Doppelbilder,
- Nystagmus,
- Ataxie,
- Allergie,
- Veränderung der Leberfunktionswerte,
- Hyponatriämie,
- Blutbildveränderungen (Leukozytose, Leukopenie, Agranulozytose).

Regelmäßige Kontrollen:

- zunächst wöchentlich, dann monatlich Leberwerte, Blutbild und Differential-Blutbild kontrollieren,
- EKG: Herzrhythmusstörungen.

5.2.4 Lamotrigen (Lamictal)

Indikation:

- Rezidivprophylaxe von Depressionen im Rahmen bipolarer affektiver Störungen.
- In der Akutbehandlung der Manie oder als Rezidivprophylaxe von Manien nicht signifikant.

Therapeutische Richtlinien:

- Langsame Aufdosierung (Gefahr: Dermatitis, Lyell-Syndrom) beginnen mit 25 mg, dann
- wöchentlich um 25 mg erhöhen.
- Die Erhaltungsdosis liegt bei ungefähr 200 mg/Tag.

5.3 Antipsychotika (Neuroleptika)

Grundlagen:

- Als erste antipsychotisch wirkende Substanz wurde zu Beginn der 50er Jahre von Delay und Deniken das Chlorpromazin beschrieben.
- Ende der 50er Jahre wurde Hadolol durch Janssen beschrieben.

Definition:
Dämpfende Wirkung auf psychomotorische Erregtheit, aggressives Verhalten sowie psychotische Sinnestäuschungen, Wahndenken, katatone Symptome und Ich-Störungen.

Indikation:

- Akutbehandlung und Rezidivprophylaxe der Schizophrenien.
- Behandlung der akuten Manie.
- Behandlung (psychotischer) wahnhafter Depressionen.
- Behandlung akuter Erregungszustände oder psychotischer Symptomatik im Rahmen verschiedener psychischer Störungen.
- Behandlung von psychomotorischer Unruhe und Schlafstörungen im Rahmen verschiedener Erkrankungen.
- Behandlung von Erbrechen.
- Neuroleptanalgesie.

Klassifikation:

1. Klassische Neuroleptika:
    - Blockade hauptsächlich von Dopamin-2-Rezeptoren.
    - Verursachen extrapyramidalmotorische Nebenwirkungen.
2. Atypische Neuroleptika:
    - Anderer Wirkmechansimus.
    - Schwache extrapyramidalmotorische Effekte.

5.3.1 Klassische Neuroleptika

Einteilung hinsichtlich chemischer Struktur und neuroleptischer Potenz.

Einteilung nach der chemischen Struktur

Chemie	Substanzen
trizyklische Neuroleptika	Phenothiazin-Derivate (Thioridazin, Perazin, Levomepromazin, Promethazin, Chlorpromazin, Perphenazin, Flurphenazin) Thioxanthen-Derivate (Chlorprotixen, Flupentixol)
Butyrophenon-Derivate	- Haloperidol - Bromperidol, Benperidol - Trifluperidol
Diphenylbutylpiperidine	- Pimozid - Fluspirilen

Einteilung nach der neuroleptischen Potenz

Die neuroleptische Potenz eines klassischen Neuroleptikums orientiert sich an der Wirkungsintensität des Chlorpromazins, dem per definitionem die neuroleptische Potenz 1 gegeben wurde:

- Neuroleptika mit schwacher neuroleptischer Potenz: Potenz < 1.
- Neuroleptika mit mittelschwacher neuroleptischer Potenz: Potenz 1-10.
- Neuroleptika mit starker neuroleptischer Potenz: Potenz 10-50.
- Neuroleptika mit sehr starker neuroleptischer Potenz: Potenz 51-400.

Wirkprofil nieder- und hochpotenter klassischer Neuroleptika

	niederpotent	hochpotent
Sedation	stark	gering
Antriebsteigerung	stark	gering
Antipsychotische Wirkung	gering	stark
extrapyramidale Nebenwirkungen	gering	stark
anticholinerge Wirkung	eher stark	gering
antiemetische Wirkung	schwach	mittelstark

Einsatzbereiche der klassischen Neuroleptika

Schwache Potenz:

- Sedierung,
- Dämpfung psychotischer Erregungszustände.

Starke neuroleptische Potenz:

- Produktive psychotische Symptome (Wahn, Denkstörungen, Sinnestäuschungen).

Einteilung der Neuroleptika nach Rezeptoraffinität

Rezeptoraffinität		Wirkstoff/Handelsname	Dosis
D2>H1>α-1>mAch	MP	Perazin: Taxilan	bis 800 mg
D2>5HT2>H1	NP	Levomepromazin: Neurocil	bis 600 mg
Hypnotikum, H1>Ach	NP	Promethazin: Atosil	bis 200 mg
		Chlorpromazin	Bis 600 mg
D2>5HT2>H1>α-1	HP	Perphenazin: Decenton	8-12 mg Depot: 50-200 mg
D2>5HT>α-1>H1	HP	Fluphenazin: Dapotum/ Lyogen	oral: 2-10 mg/Tag i.m.: 10-20 mg/Tag i.v.: 10-20 mg/Tag Depot: 6,25-25 mg alle 2 Wochen
D1=D2=5HT2A	MP	Thioxanthen: Ciatyl	20-50 mg/Tag (max. 80 mg/Tag) 20 mg = 1 ml 20-50 Tropfen/Tag (max. 75 Tropfen/Tag)
D2>5HT2>H1>α-1>mAch	NP	Chlorprotixen: Truxal	bis 500 mg/Tag i.m.: 50-150 mg

Rezeptoraffinität		Wirkstoff/Handelsname	Dosis
D1=D2=5HT2A	HP	Flupentixol: Fluanxol	10-60 mg Depot: 10-60 mg i.m. alle 2-4 Wochen
D2>α-1	HP	Haloperidol: Haldol Decanoat	25-150 mg i.v.: 5-10 mg alle 2 Wochen 5-15 mg
D2>5HT2	HP	Bromperidol: Imromen	5-20 mg
D2>5HT2	HP	Benperidol: Glianimon Trifluperidol	2-40 mg i.v.: 0,5-4 mg (1/4-2 Ampullen)
D2>5HT2a	HP	Pimozid: Orap	2-4 mg (keine Gabe, wenn kardiovaskuläre Nebenwirkungen erhöht sind)
D2/D3>5HT2>H1>α-1 >mAch	HP	Fluspilen: Imap	2-10 mg i.m./Woche Konventionelles Depot-Präparat

NP = niederpotent, MP = mittelpotent, HP = hochpotent

Die wichtigsten Vertreter

Niederpotente klassische Neuroleptika

Substanz	Handelsname
Chlorprothixen	z.B. Truxal
Levomepromazin	z.B. Neurocil
Promethazin	z.B. Atosil
Melperon	z.B. Eunerpan
Pipamperon	z.B. Dipiperon
Thioridazin	z.B. Melleril

Mittelpotente klassische Neuroleptika

Substanz	Handelsname
Perazin	Taxilan
Sulpirid	Dogmatil
Zuchopenthixol	Ciatyl Z depot Ciatyl Z Acuphase

Hochpotente klassische Neuroleptika

Substanz	Handelsname
Fluphenazin	Dapotum, Lyogen
Perphenazin	Decenzan
Haloperidol	Haldol
Benperidol	Glianimon
Bromperidol	Impromen
Flupentixol	Fluanxol
Pimozid	Orap
Fluspirilen	Imap

Depot- und Langzeitneuroleptika

Generikum	Handelsname	Applikationsintervall	Dosis (mg)
Zuclopenthixol-Decanout	Ciatyl Z depot	2-3 Wochen i.m.	100-400
Zuclopenthixol-Azetat	Ciatyl Z Acuphase	2-3 Tage i.m. kurzwirksam, Behandlungsintervall akuter Psychosen 1-2 mal wiederholen	50-150
Flupentixol-Decanoat	Fluanxol-Depot	2-3 Wochen i.m.	20-60
Fluphenazin-Decanoat	Lyogen-Depot Dapotum B	2-4 Wochen i.m.	12,5-100
Haloperidol-Decanoat	Haldol-Decanoat	4 Wochen i.m.	50-300
Perphenazin-Enanthat	Decenthan-Depot	2-4 Wochen i.m.	50-200
Fluspirilen	Knap	1 Woche i.m.	2-12

Depot- und Langzeitneuroleptika:

- Einige stehen als Depotpräparate für die Rezidivprophylaxe zur Verfügung.
- Aus dem Depot wird der Wirkstoff sehr langsam freigesetzt, so dass eine i.m.-Applikation alle 1-4 Wochen ausreichend ist.

Extrapyramidal-motorische Nebenwirkungen

Frühdyskinesien:

Symptome:

- Zungen-, Schlund-, Blickkrämpfe,
- Trismus,
- tortikollisartige, choreatische, athetoide und torsionsdystone Bewegungsabläufe in der Muskulatur des Halses und der oberen Extremität,
- zu Behandlungsbeginn korrelieren die Symptome mit der Geschwindigkeit der Dosissteigerung.

Prophylaxe:

- Langsames Ein- und Ausschleichen klassischer Neuroleptika,
- Biperidon (Anticholinergika) prophylaktisch geben (sinnvoll).

Akutbehandlung:

- Aufklärung,
- Akineton: Cave: Akineton wirkt euphorisierend (Suchtgefahr),
- langsame Dosisreduktion,
- Umstellung auf atypisches Neuroleptikum.

Parkinsonoid (medikamenteninduziertes Parkinson-Syndrom):
Symptome:

- Akinese,
- Rigor,
- Tremor,
- kleinschrittiger Gang,
- Hypo- bis Amimie,
- Salbengesicht,
- Manifestation nach 1-2 Wochen Therapie.

CAVE: Verwechslung mit Morbus Parkinson! Nicht selten werden Antiparkinsonmedikamente gegeben.

Therapie:

- eventuell Dosisreduktion,
- Umsetzten des Neuroleptikums auf ein atypisches Antipsychotikum,
- Gabe von Anticholinergika (unbefriedigend),
- Absetzten (bildet sich ohne Restdefizite zurück).

Akathisie und Tasikinesie:
Symptome:

- motorische Unruhe: Unfähigkeit Sitzen bleiben zu können (Akathisie) oder Drang zur ständigen Bewegung (Tasikinesie),
- kann sich zu jeder Zeit der Behandlung zeigen.

Therapie der Akathisie:

- eventuell Dosisreduktion,
- Ab- oder Umstellung auf ein atypisches Neuroleptikum,
- Betablocker (Dociton),
- Gabe schwach potenter Neuroleptika,
- Antiparkinsonmittel helfen nicht.

Spätdyskinesien oder tardive Dyskinesien:

Symptome:

- abnorme, unwillkürliche Bewegungen der Muskeln des Kopfes und der Extremitäten,
- Herausstrecken der Zunge,
- Schmatzbewegungen,
- Seitwärtsbewegungen des Unterkiefers,
- rhythmischer Lippentremor,
- Grimassieren,
- Ballismus,
- Torti-Retrocollis,
- Pisa-Syndrom:
    - Entwicklung innerhalb 3 Jahren einer Therapie (bei hochpotenten Neuroleptika),
    - nur 1% irreversiebel (bei Patienten $<$ 50 Jahren und zerebraler Vorschädigung).

Ursachen:

- Neuroleptika bedingte Reduktion GABAerger Neuronen im Striatum und Reduktion der Aktivität des GABA-synthetisierenden Enzyms Glutaminsäure-Decarboxylase (GAD).
- Erste Zeichen: Lingual: Zunge vorstrecken, Hand vorstrecken (fein dyskinetische Bewegungen).

Prävention:

- Besteht die Notwendigkeit eines Neuroleptikums?
- Niedrig potentes Neuroleptikum,
- atypische Neuroleptika,
- kein abruptes Absetzen!

Therapie:

- Umstellung auf Atypika,
- schwach wirksamer Neuroleptika,
- eventuell Benzodiazepine,
- Tiapridex (Tiaprid).

Malignes neuroleptisches Syndrom (MNS):

Lebensbedrohliches malignes neuroleptisches Syndrom bei 1% der mit Neuroleptika behandelter Patienten. Verläuft in 20-30% der Fälle tödlich!

Leitsymptome: (entwickeln sich innerhalb von 1-3 Tagen)

- extrapyramidale Störungen, vor allem schwerer Rigor,
- vegetative Symptome, vor allem hohes Fieber, Tachykardien, Blutdruckveränderungen, Hyperhidrose, Exsikkose,
- fluktuierende Bewusstseinsveränderungen bis hin zum Koma,
- in 40-50% der Fälle CK-Erhöhung,
- Leukozytose, Transaminasenanstieg.

Therapie:

- sofortiges Absetzten der Neuroleptika,
- Sicherung der Vitalfunktionen und intensivmedizinische Überwachung,
- Ggf. Gabe von Dantrolen eventuell in Kombination mit Dopaminagonisten Bromocriptin (Pravidel),
- Dantrolen: direkt wirksames Muskelrelaxans (reduziert Muskelzerstörung und Hyperthermie),
- Heparinisierung wegen der erhöhten Gefahr von thrombembolischen Komplikationen.

Differentialdiagnose:

- perniziöse, febrile Katatonie (hier müssen die Neuroleptika erhöht werden),
- maligne Hyperthermie (nur bei Narkosen).

Siehe auch Kapitel 24.2.9 (Seite 661).

Weitere Nebenwirkungen

Vegetative Nebenwirkungen bei niederpotenten Neuroleptika (stärker anticholinerg wirksam):

- Hypotonie und orthostatische Dysregulation (Therapie mit Dihydroergotamin),
- Herzfrequenzzunahme,
- Mundtrockenheit,
- Akkomodationsstörungen,
- Miktionsstörungen,
- selten Harnverhalt,

Weitere Nebenwirkungen:

- Starke D2-Rezeptor-Blockade (klassische Neuroleptika, auch das atypische Neuroleptikum Amisulpirid) können über eine Blockade des dopaminergen Systems zu einer Hyperprolaktinämie mit Galaktorrhoe und Menstruationsstörungen führen,
- EKG-Verändrungen können auftreten (QT-Verlängerungen),
- Senkung der Krampfschwelle (insbesondere klassische Neuroleptika und das Atypikum Clozapin),

Die klassischen Neuroleptika erzeugen wie die Antidepressiva keine psychische oder physische Abhängigkeit!

5.3.2 Atypische Neuroleptika

Indikation:
Produktiv-psychotische Symptome (z.B. Wahn, Halluzinationen, Ich-Störungen).

Charakteristika:

- geringe oder fehlende Auslösung extrapyramidal-motorischer Nebenwirkungen bei guter antipsychotischer Wirkung,
- Wirksamkeit auf die „Negativ"-Symptomatik von Schizophrenien (z.B. Antriebsstörungen sozialer Rückzug, Affektverflachung und kognitive Defizite),
- Wirksamkeit bei Therapieresistenz,
- geringer oder überhaupt kein Anstieg der Prolaktinsekretion.

Unterschiede auf pharmakologischer Ebene zu den klassischen Neuroleptika:

- Blockierung von Serotonin Typ 2-Rezeptoren,
- bevorzugte Blockade mesolimbischer bei vergleichsweise geringer Blockierung nigrostriataler Dopamin-D2-Rezeptoren,
- verstärkte Blockade von Dopamin D1- und D4-Rezeptoren.

Vergleichende Wirksamkeit der Substanzen:

- antipsychotische Wirksamkeit hochpotenter klassischer und atypischer Antipsychotika in der Akutbehandlung produktiv-psychotischer Akutsymptome schizophrener Störungen ist durch Metaanalysen sehr gut belegt,
- die Besserungsraten liegen bei 75% gegenüber einer Besserungsrate von 25% unter Placebo,
- die Wahl des Medikaments erfolgt nach Kriterien wie Wirksamkeit bei früheren Behandlungen oder Nebenwirkungsprofil,
- Cave: Atypika sind den klassischen Neuroleptika nicht überlegen, lediglich Clozapin zeigt Überlegenheit gegenüber anderen Antipsychotika,

- in der Behandlung der Negativsymptomatik gibt es Unterschiede zwischen den einzelnen Substanzen (vor allem atypische Neuroleptika, aber auch klassische Neuroleptika mit besonderer Beeinflussung des serotonergen Systems).

Wirkmechanismus:
2 Neurotransmittersysteme sind von Bedeutung: das dopaminerge und das serotonerge System.

Im zentralen Nervensystem unterscheidet man im Wesentlichen 4 dopaminerge Bahnsysteme:

1. Mesolimbisches dopaminerges System (entspringt im Mittelhirn und zieht zu Teilen des limbischen Systems (Nucleus amygdalae).
2. Nigrostriales dopaminerges System.
3. Mesokortikales dopaminerges System.
4. Tuberoinfundibuläres dopaminerges System (zieht vom Nucl. arcuatus des Hypothalamus zur Eminentia mediana, von wo Dopamin über Portalvenen zur Hypophyse gelangt, in der es über Dopamin D2-Rezeptoren die Prolaktinsekretion hemmt).

Rezeptor-Bindungsprofile atypischer Neuroleptika:

Wirkstoff	Rezeptor
Amisulpirid	D2
Clozapin	mAch>5HT2>α-1>H1>α-2>D2>D1
Olanzapin	5HT2>H1>D2>mAch>α-1>D1>α-2
Aripiprazol	D2>5HT1-5HT2>α-1>H1
Risperidon	5HT2>α-1>α-2>D2
Quetiapin	α-1>H1>α-2>D1/D2/5HT2a/5HT2c
Ziprasidon	5HT2a>H1>D2>5HT2c

α = adrenerge Rezeptoren (α-1/α-2)

D = Dopamin (D1, D2, D4-Rezeptoren)

H = Histamin (Histamin-Typ 1-Rezeptoren)

mAch = muscarinerge Acetylcholin-Rezeptoren

HT = Serotoninrezeptoren (5HT2/ 5HT2a/ 5HT2c)

Pharmakokinetik und Wechselwirkungen:

- werden gut aus dem Magen-Darm-Trakt resorbiert,
- unterliegen einem first-pass-Effekt in der Leber,
- parenteraler Effekt (geringe Dosis gleicher Effekt),
- orale Gabe: maximale Plasmaspiegel nach ca. 1-6 Stunden,
- nach i.m.-Gabe: schnellerer Anstieg des Plasmaspiegels (daher im Akutfall i.m.-Injektion vorziehen),
- Beispiel Olanzapin:
    - orale Gabe: maximaler Plasmaspiegel ist erst nach 3-5 Stunden erreicht,
    - i.m.-Gabe: Plasmapeak nach 15 Minuten,
- die Eliminationshalbwertszeit liegt für die meisten Präparate zwischen 15 und 35 Minuten. Ausnahmen: Pimozid (Orap) 55 Stunden, Benperidol 5 Stunden,
- Metabolisierung durch Cytochrom P450-System der Leber.

Beispiele atypischer Neuroleptika

Erstes atypisches Neuroleptikum: Clozapin (Leponex).

Aripiprazol (Abilify):

- seit 2004 zugelassen,
- D2-Rezeptor-Antagonist mit intrinsischer D2-Rezeptor-agonistischer Wirkung.
  Ein Überschuss von Dopamin ist gut bei:
  - psychotischer Symptomatik,
  - Negativsymptomatik.
- Nebenwirkungen:
  - Akathisie,
  - keine Hyperprolaktinämie,
  - keine QT-Zeit-Verlängerung,
  - keine Sedierung,
  - keine Gewichtszunahme.
- Dosis: einmalig morgens 15 mg (10-30 mg).

Sertindol (Serdolect):

- wurde 2006 wieder eingeführt, nachdem es zuvor wegen kardiovaskulärer Nebenwirkungen vom Markt genommen wurde,
- nur bei Patienten mit fehlendem Ansprechen auf andere Neuroleptika einsetzen,
- regelmäßige EKG-Kontrollen.

Zotepin (Nipolept): alt

Olanzapin (Zyprexa): 10 mg i.m.

Ziprasidon (Zeldox): i.m. in der Akuttherapie (seit 2007 9-OH-Risperidon als Invega)

Paliperidon (Invega):

- 9-OH-Risperidon,
- seit 2007 in Form von Retardtabletten,
- seit 2011 als Depotform (Xeplion) zugelassen,
- Anwendung ab 18 Jahre.

Atypische Neuroleptika und deren Besonderheiten

Generikum	Handelsname	Besonderheiten
Clozapin	Leponex	Wirksam bei Therapieresistenz, besondere Therapierichtlinien wegen Agranulozytosegefahr, ausgeprägter anticholinerger Nebenwirkungen, Gewichtszunahme
Risperidon 9-OH-Risperidon	Risperdal Risperdal consta Invega	In hohen Dosen auch extrapyramidal-motorische Nebenwirkungen. Risperdal consta: Depotpräparat 25/ 37,5/ 50 mg (alle 2 Wochen) Invega: wirksamer Metabolit von Risperidon Depot: 25/ 50/ 75/ 100/ 150 mg i.m. alle 4 Wochen (in den Oberarmmuskel)
Olanzapin	Zyprexa	i.m.-Gabe in Akuttherapie möglich Gewichtszunahme
Quetiapin	Seroquel	Gute sedierende Wirkung Gewichtszunahme

Generikum	Handelsname	Besonderheiten
Amisulprid	Solian	Häufig Steigerung der Prolaktinsekretion.
Ziprasidon	Zeldox	i.m.-Gabe in Akuttherapie möglich geringe Gewichtszunahme
Aripiprazol	Abilify	D2-Rezeptor-Antagonist mit intrinsischem D2-Rezeptor-Agonismus.
Sertindol	Serdolect	Nur anwendbar unter strengen EKG-Kontrollen, wenn ein anderes Neuroleptikum nicht vertragen wurde oder wirkungslos war.

Nebenwirkungen

Allgemein:

- nur geringe extrapyramidale Nebenwirkungen,
- erhöhtes Diabetesrisiko,
- Blutbild-Veränderungen (vor allem Clozapin),
- Gewichtszunahme (vor allem Clozapin, Olanzapin),
- Risiko eines metabolischen Syndroms,
- QT-Zeit-Verlängerung,
- Nierenversagen bei vorgeschädigten Nieren (keine Xeplion-Gabe bei Kreatin Clearence < 50 ml/min).

Leponex:

- Agranulozytose,
- Sedierung (initial ausgeprägt),
- verstärkter Speichelfluss,
- Senkung der Krampfschwelle,
- anticholinerge Wirkung, anticholinerges Delir,
- orthostatische Symptome,
- Gewichtszunahme,
- Temperaturerhöhung,
- allergische Reaktion,
- gastrointestinale Nebenwirkungen (z.B. Obstipation),
- Transaminasenerhöhung,
- Tachykardie, Myo-, Endokarditiden,
- Stottern,
- Priapismus,
- Nephritis,
- Hyponatriämie,
- malignes neuroleptisches Syndrom.

Indikation und Anwendungshinweise für Leponex:

- Nur bei fehlendem Ansprechen auf andere Neuroleptika/Unverträglichkeit von anderen Neuroleptika.
- Vor Beginn der Behandlung normales Differentialblutbild und $> 3.500/\mu l$ Leukozyten.
- In den ersten 18 Wochen: Blutbild wöchentlich, danach mindestens einmal im Monat.
- Sofort absetzen wenn Leukozyten $< 3.000/\mu l$ und/oder neutrophiele Granulozyten $< 1.500\ /\mu l$.
- Absetzen bei Eosinophilie ($> 3.000/\mu l$) oder Thrombozytopenie ($< 50.000/\mu l$).
- Daher zunächst Einverständnis-Erklärung des Patienten einholen.
- Granulozytopenie $< 1.500/\mu l$.
- Agranulozytose < 500 Granulozyten/μl.
- Therapie bei Leukozytopenie (Granulozytopenie):
    - Isolierung,
    - Granulozytenkolonie-stimmulierender Faktor (G-CSF), 300 μg s.c./Tag.

5.3.3 Somatische Nebenwirkungen aller Neuroleptika

- Senkung der Krampfschwelle,
- Blutbild-Veränderungen,
- Störung von Leberfunktionen,
- Gewichtszunahme,
- Libido-, Potenzreduzierung,
- Exantheme/Photosensibilisierung.

Seltener:

- Prolaktinsekretion erhöht,
- Delirantes-Syndrom bei älteren Patienten,
- Kardiomyopathien,
- allergische Reaktion,
- Thrombosen und Ödeme.

5.3.4 Kontraindikation für alle Neuroleptika und Intoxikation

- Antipsychotika: mit ausgeprägter anticholinerger Wirkkomponente (Glaukom, Pylorusstenose, Prostatahyperplasie, Harnverhalt).
- Trizyklische Neuroleptika: Leukopenie, Agranulozytose.
- Können kumulieren, es kann so zu einer Überdosierung kommen.
- Intoxikation: Schläfrigkeit, Koma, Delirien, Dystonien, Krampfanfälle.

5.4 Anxiolytika und Hypnotika

Definition Anxiolytika:
Substanzen, die angst- und spannungslösende Eigenschaften auf psychischer und vegetativer Ebene zeigen.

Definition Hypnotika:
Pharmaka, die Schlaf erzeugen.

Klassifikation:

- Benzodiazepine,
- Non-Benzodiazepine,
- Barbiturate,
- andere Anxiolytika (Betablocker, Buspiron, Antidepressiva),
- andere Hypnotika (Chloralhydrat, Antihistaminika, pflanzliche Präparate).

5.4.1 Benzodiazepine

Wirkmechanismen:

- Verstärken hemmende Funktion GABAerger Neurone durch Interaktion mit spezifischen Benzodiazepinrezeptoren (Omegarezeptoren) auf der neuronalen Zellmembran.
  Durch Bindung an den Rezeptor wird die Bindungsfähigkeit von GABA an GABA-A-Rezeptoren erhöht. Dadurch kommt es zu einem Anstieg des Chloridioneneinstroms in die Zelle. Die dadurch entstehende Hyperpolarisation führt zu einer Minderregulierbarkeit der Nervenzellen.
- Die höchste Dichte von Benzodiazepinrezeptoren findet sich im Großhirnkortex, im limbischen System und im Kleinhirn.

Warum sind Benzodiazepine weniger gefährlich als Barbiturate?

- Benzodiazepine können die Kopplung zwischen GABA-Rezeptoren und Chloridionenkanal nur bis zu einem gewissen Grenzwert steigern.
- Barbiturate greifen direkt an Chloridionenkanälen an (also GABA-unabhängig). Die GABAerge Hemmwirkung verstärkt dosisabhängig zu einer praktisch unbegrenzten Zunahme der Chloridionenleitfähigkeit.

Einteilung nach strukturchemischen Gesichtspunkten:

Untergruppen:

1. 1,4-Benzodiazepine:
   - Diazepam, Lorazepam (Tavor), Oxazepam (Adumbran).
2. 1,5-Benzodiazepine:
   - Clobazepam
3. Imidazol-Benzodiazepine:
   - Midazolam (Dormicum)
4. Thiazol-Benzodiazepine:
   - Alprazolam

Einteilung nach Halbwertszeit:

1. Kurze Halbwertszeit:
    - Midazolam: 1,8 Stunden
    - Rebound-Symptomatik: Entzug am nächsten Tag.
2. Mittellange Halbwertszeit:
    - Oxazepam: 8 Stunden
    - Bromazepam: 12 Stunden
    - Lorazepam: 13 Stunden
    - Tetrazepam: 15 Stunden
3. Lange Halbwertszeit:
   Es kann unter anderem zu Hang-over-Effekten kommen: verstärkte Tagesmüdigkeit, Einschränkung der kognitiven Leistungsfähigkeit.
    - Clonazepam (Rivotril): 34 Stunden
    - Diazepam: 24-48 Stunden

Pharmakokinetik und Wechselwirkungen:
Gute Absorption im Magen-Darm-Trakt. In der Leber läuft die Metabolisierung in zwei Schritten ab:

1. Oxidative Demethylisierung bzw. Dealkylierung und Hydroxylierung (Abhängig von der Leberfunktion und vom Alter).
2. Konjugation mit Glucuronsäure.

Die Ausscheidung erfolgt über die Niere:

- Alle Benzodiazepine, die bereits eine OH-Gruppe besitzen (Lorazepam, Lormetazepam, Oxazepam) werden direkt glukuronidiert und somit schnell ausgeschieden.
- Eine renale Insuffizienz hat keinen Einfluss auf die Pharmakokinetik der Benzodiazepine.
- Durch Hemmung des oxidativen Abbaus durch Cytochrom-P450-Isoenzym in der Leber können die Plasmaspiegel einiger Benzodiazepine ansteigen (z.B. durch SSRIs).
- Der Plasmaspiegel wird durch Enzyminduktoren (Tegretal) gesenkt.

Beispiel Diazepam:
Diazepam → Dealkylierung → Nordiazepam → Hydroxylierung → Oxazepam → Konjugation → Ausscheidung.

Wirkung:

- anxiolytisch und affektiv entspannend,
- sedierend und schlafanbahnend (hypnotisch),
- muskelrelaxierend,
- antikonvulsiv.

Therapeutische Einsatzbereiche:

- Akutbehandlung von Angst und Unruhezuständen.
- Akutbehandlung von Panikattacken.
- Zusatzmedikation zur antidepressiven Therapie bei schwer ängstlich-agitierten oder suizidalen depressiven Patienten.
- Behandlung schwerer Angstzustände/Erregungszustände im Rahmen einer Schizophrenie oder Manie.
- Akutbehandlung des Stupors und des Autismus.
- Kurzzeitbehandlung von Schlafstörungen.

Nebenwirkungen, Intoxikation:

- sehr gute Verträglichkeit,
- Müdigkeit,
- Mundtrockenheit,
- Einschränkung der Konzentrationsfähigkeit/Aufmerksamkeit,
- Verlangsamung der Reaktionszeit,
- Dysphorie,
- Dysarthrie,
- Ataxie,
- anterograde Amnesie,
- muskelrelaxierende Wirkung,
- Appetitzunahme,
- Menstruationsbeschwerden,
- Abnahme der sexuellen Potenz,
- Paradoxphänomene: Agitiertheit, Erregungszustände, Schlaflosigkeit, Euphorie,
- Gefahr: Abhängigkeitseintwicklung,
- Bei sehr schneller i.v.-Gabe: Blutdruckabfall und Atemdepression, Kreislaufstillstand, Thrombophlebitiden,
- Antidot: Flumazenil (Anexate).

Kontraindikation:

- bekannte Überempfindlichkeit,
- Myasthenis gravis,
- akutes Engwinkelglaukom,
- Alkoholintoxikation,
- Opiatintoxikation,
- Schlafmittelintoxikation,
- Psychopharmakaintoxikation.

Richtlinien:

- strenge Indikationsstellung,
- Verordnung nicht länger als 3-4 Wochen,
- niedrige Dosierung.
- Keine Benzodiazepine bei abhängigkeitsgefährdeten Patienten!

Abhängigkeit, Entzugssymptome:

Ungefähr 2-10 Stunden nach dem Absetzten treten Entzugssymptome auf. Leichte Entzugssymptome:

- innere Unruhe,
- Schlaflosigkeit,
- Angst,
- Dysphorie,
- Tremor,
- Tachykardie,
- Schwitzen,
- Übelkeit,
- Erbrechen.

Schwere Entzugssymptome:

- paranoide Halluzinationen,
- Delirien,
- Wahrnehmungsveränderungen.

5.4.2 Non-Benzodiazepin-Hypnotika

- Wirken ähnlich wie Benzodiazepine,
- seltener Hang-over-Effekt,
- beim Absetzen weniger Reboundphänomene,
- geringeres Abhängigkeitspotential.

Generikum	Handelsname	Halbwerts-zeit (h)	Indikation
Zopiclon	Ximoran	5	Ein-, Durchschlafstörungen
Zolpidem	Stilnox	1-3,5	Einschlafstörungen
Zaleplon	Sonata	1	Einschlafstörungen

5.4.3 Barbiturate

Unterscheidung der Barbiturate:

- mit kurzer Halbwertszeit: Hexobarbital,
- mit mittellanger Halbwertszeit: Pentobarbital,
- mit langer Halbwertszeit: Phenobarbital.

Indikation:

- Epilepsie (Phenobarbital-Luminal),
- Narkoseeinleitung in der Anästhesie,
- nicht bei Schlafstörungen.

Pharmakokinetik:

- fast komplette Resorption nach oraler Gabe,
- an Plasmaalbumine gebunden,
- Enzyminduktor (Cytochrom P 450).

Wirkung:

- Die Wirkung ist dosisabhängig.
- Zunächst sedierend, dann hypnotisch und schließlich narkotisch.
- Verkürzen den Tiefschlaf.
- Schlaf erzwingende Pharmaka.
- Absetzen: REM-Rebound (führt zu Alpträumen).

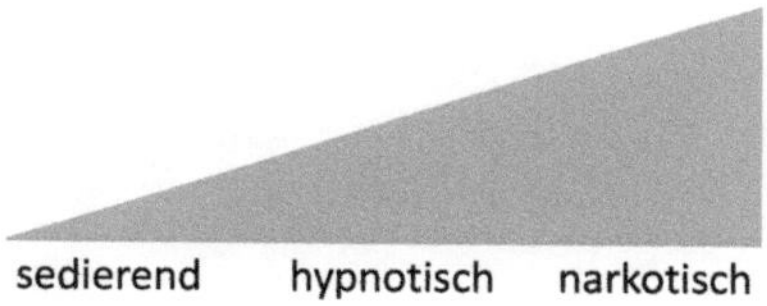

Nebenwirkungen:

- Abhängigkeitsentwicklung,
- Hang-over-Effekt,
- Atemdepression,
- Magen-Darm-Atonie.

5.4.4 Andere Anxiolytika

1. Beta-Blocker

   - Behandlung von Ängsten mit ausgeprägten körperlichen Symptomen die situationsabhängig sind (z.B. Prüfung).
   - Dociton (Propanolol) 10-120 mg.
   - Keine Abhängigkeitsentwicklung.

2. Buspiron (Bespar)

    - 5-HT1a-Agonist.
    - Anxiolytisch, ohne Sedierung, ohne muskelrelaxierende Wirkung.
    - Kein Abhängigkeitspotential.
    - Wirklatenz: 14 Tage. Folge: Für Akutbehandlung von Angstzuständen nicht geeignet.
    - Dosis: 15-30 mg/Tag in 3-4 Einzelgaben.
    - Höchstdosis: 60 mg.

3. Antidepressiva
   Vor allem SSRIs.

5.4.5 Andere Hypnotika

Für abhängigkeitsgefährdete Patienten eignen sich:

- niederpotente Neuroleptika,
- Antidepressiva,
- Distraneurin oder Aponal zum Alkoholentzug,
- Verhaltensänderung.

Präparate:

- Chloralhydrat:
    - Alkohol-Aldehyd-Derivat,
    - Dosis: 0,5-2 g,
    - Wirkdauer: 5 Stunden,
    - Enzyminduktion,
    - Kontraindikation: Magen-Darm-, Leber-, Herzerkrankungen, Antikoagulation.
    - Nebenwirkungen: Sucht.
- Pflanzliche Präparate (Hopfen und Baldrianpräparate): anticholinerge Wirkung.
- Antihistaminika (Dolestan, Emesan): anticholinerge Wirkung.

- Schlafstörungen im Rahmen einer Depression oder Schizophrenie: Erhöhung der abendlichen Dosis sedierend wirksamer Antidepressiva/niederpotente Neuroleptika.

5.5 Antidementiva

Heterogene Gruppe von Substanzen, die zur Verbesserung von Gedächtnis, Aufmerksamkeit und Konzentrationsfähigkeit im Rahmen organisch-psychischer Störungen (Demenzen) eingesetzt werden.

Sie werden in 3 Gruppen unterteilt:

1. Acetylcholinesterase-Hemmer.
2. Glutamatmodulatoren.
3. Andere Nootropika.

5.5.1 Acetylcholinesterase-Hemmer

- Aricept,
- Rivastigmin (Exelon),
- Galantramin (Reminyl).

Wirkmechanismus:

- Achetylcholinesterasehemmer hemmen den Acetylcholinabbau. Dies führt zu einer Erhöhung von Achetylcholin im synaptischen Spalt.
- Alzheimer-Demenz: Cholinerge Projektionskerne sind im Nucleus basalis Meynert reduziert. Ausgleich dieses cholinergen Defizits durch Acetylcholinesterasehemmer.

Nebenwirkungen:

- Durchfall,
- Übelkeit/Erbrechen,
- Muskelkrämpfe.

Kontraindikationen:

- Bradykardie,
- Asthma,
- Prostatahyperplasie,
- Ulcus des Magen-Darm-Traktes.

Pharmakologische Eigenschaften von Acetylcholinesterasehemmern und Memantin

Parameter	Donepezil	Rivastigmin	Galantamin	Memantin
Tagesdosis (mg)	5-10	6-12	16-24	20
Applikation/ Tag	1 x	2 x p.o. oder 1 x TTS	1 x retard	1-2 x p.o.
Arzneiform	Tabletten, Schmelztabletten	Kapseln, Lösung, TTS	Hartkapseln, Lösung	Tabletten, Tropfen
AChE-Hemmung	ja	ja	ja	nein
Bindung am nACh-Rezeptor	nein	ja	nein	nein
Anderer Mechanismus				NMDA-Antagonismus, antioxidativ
Nahrung beeinflusst Absorption	nein	ja	ja	nein
Plasma HWZ (h)	70-80	2	7-8	60-100
Proteinbindung	96%	40%	10-20%	45%
Metabolisierung/ Ausscheidung	Leber	Niere	hauptsächlich Niere	fast 100% renal

Parameter	Donepezil	Rivastigmin	Galantamin	Memantin
Cytochrom P450-System	ja (CYP2D6 und -3A4)	nein	ja (CYP2D6 und -3A4)	nein
Indikation	symptomatische Behandlung leichter bis mittelgradiger kognitiver Beeinträchtigungen	siehe Donepezil	siehe Donepezil	moderate bis schwere Alzheimer-Demenz
Nebenwirkungen	Ähnlich bei allen Substanzen: Übelkeit, Erbrechen, Diarrhoe, Bradykardie			Verwirrtheit, Halluzinationen, Schwindel, Kopfschmerzen, Müdigkeit

5.5.2 Glutamatmodulatoren

1. Memantin (Ebixa)
   Indikation:

   - Alzheimer-Demenz,
   - vaskuläre Demenz,
   - gemischte Demenz.

2. Amantadin (PK-Merz)
   Indikation:

   - Morbus Parkinson,
   - frontales Psychosyndrom.

Wirkmechanismus:

- Reduziert schädliche Überstimulation glutamaterger Neuronen.
- Memantin bindet am NMDA-Subtyp der Glutamatrezeptorn und blockiert dadurch den Calzium-Einstrom in die Nervenzelle.

Pharmakokinetik:

- 80% wird unverändert über die Niere ausgeschieden.
- Cave bei Niereninsuffizienz!

Nebenwirkungen:

- Halluzinationen,
- Verwirrtheitszustände,
- Schwindel,
- Kopfschmerzen.

5.5.3 Andere Nootropika

Wirkung:

- Durchblutungsförderung durch Gefäßdilatation und Verminderung der Blutviskosität,
- membranstabilisierende Effekte,
- Verbesserung der Glukosewerte,
- Radikalfänger,
- Calziumantagonismus,
- Beeinflussung von Neurotransmittersystemen.

Präparate:

- Ginko-Präparate: Radikalfänger.
- Monoaminooxidase-B-Inhibitoren (Selegilin): Radikalhemmer und Erhöhung der Verfügbarkeit von Dopamin.
- Piracetam (Nootrop): Dosis 8-13 mg/Tag, Wirkmechanismus unklar.
- Nicergolin (Sermion): Vasodilatation, leicht adrenolytisch, dopaminerge Wirkung.
- Vitamin E: antioxidative Wirkung.

5.6 Psychopharmaka in der Behandlung der Alkoholabhängigkeit

5.6.1 Behandlung des Alkoholentzugssyndroms bzw. Delirs

1. Clomethiazol (Distraneurin),
2. Benzodiazepine,
3. Antipsychotika zur Behandlung psychotischen Erlebens,
4. Antidepressiva wie z.B. Doxepin,
5. Clonidin (zentraler α-2-Agonist):

   - postsynaptisch,
   - hemmt Sympatikus.

Clomethiazol:

- zur Behandlung des unkomplizierten Alkoholentzugssyndroms,
- verstärkt Wirkung der inhibitorischen Neurotransmitter GABA und Glycin am GABA-A-abhängigen Chloridionenkanal.

Wirkung:

- sedierend, hypnotisch, antikonvulsiv,
- ist in der Lage die Entwicklung eines Delirs zu verhindern,
- i.v.-Gabe ist nicht zugelassen.

Nebenwirkungen:

- Blutdruckabfall,
- Atemdepression,
- gesteigerte Bronchialsekretion,
- Bronchospasmus,
- Bewusstlosigkeit,
- ist selbst suchterzeugend.

Pharmakokinetik:

- Maximaler Serumspiegel bei Gabe einer Kapsel nach 30 Minuten.
- Die Metabolisierung erfolgt über die Leber, die Ausscheidung über die Niere.
- Halbwertzeit: 3 Stunden (verlängert sich jedoch bei Leberschaden).

Kontraindikation:

- akute Alkoholintoxikation (Therapiebeginn bei < 1 Promille),
- chronisch obstruktive Lungenerkrankung (COPD),
- Atemwegsverlegung, Thoraxverletzung, Pneumonie,
- Bewusstlosigkeit.

Aufgrund der Nebenwirkungen sollte man in der Behandlung auf Diastraneurin verzichten. Stattdessen hat sich ein alternatives Kombinationsschema bewährt:

Alternativschema nach Azizi:

- Haloperidol 4 x 5 Tropfen (antipsychotisch) plus
- Tavor 4 x 0,5 mg (anxiolytisch) plus
- Aponal 25 mg zur Nacht (beruhigend, suchtdrucklindernd).
  Falls dies nicht ausreichend sein sollte, kann zusätzlich gegeben werden:
- Atosil 4 x 10 Tropfen (kann auf bis zu 4 x 40 Tropfen erhöht werden) (sedierend).

Während Aponal weiter gegeben wird kann Haloperidol, bei fehlender psychotischer Symptomatik, bereits nach 2 Tagen abrupt abgesetzt werden. Hingegen muss Tavor langsam, am besten alle 2 Tage um 0,5 mg, ausgeschlichen werden. Atosil kann als Bedarfsmedikation zunächst beibehalten werden.

5.6.2 Prophylaktische Behandlung der Alkoholabhängigkeit

1. Acamprosat (Campral)

   - reduziert das Verlangen (Craving) nach Alkohol,
   - Steigerung des inhibitorischen GABAergen Tonus,
   - antagonistische Wirkung am Glutamatrezeptor,
   - wirksame Dosis erst nach 7 Tagen,
   - kann mit Naltrexon und Disulfiram kombiniert werden!

2. Naltrexon (Nemexin):

   - in den USA zugelassen,
   - 25-50 mg/Tag,
   - kompetitiver μ-Opioidrezeptor,
   - orale Bioverfügbarkeit 20%, Halbwertzeit: 4 Stunden,
   - Nebenwirkungen:
     - Kopfschmerzen,
     - Übelkeit,
     - Schlafstörungen,
     - Muskelschmerzen.

3. Disulfiram (Antabus):

   - Applikationsformen: Tabletten, flüssige Form,
   - hemmt Alkohol-Dehydrogenase (Hemmung des Alkoholabbaus und gleichzeitiger Alkoholkonsum führen zu einer unangenehmen Alkoholunverträglichkeitsreaktion),
   - potenter Inhibitor der Cytochrom P 450-Isoenzyme,
   - Nebenwirkungen:
     - Sedierung,
     - Allergie,
     - Sehstörungen,
     - lebertoxisch,
     - sexuelle Störungen.

- Kontraindikation:
    - akute Intoxikation mit Psychopharmaka,
    - kardiale Erkrankungen,
    - Epilepsie,
    - psychotische Störungen.

5.7 Psychostimulanzien

- Heterogene Gruppe.
- Wirken antriebssteigernd.

5.7.1 Methylphenidat (Ritalin, Concerta)

Indikation:
Behandlung des Aufmerksamkeitsdefizit-Hyperaktivitätssyndrom (ADHS) im Kindes- und Jugendalter.

Unterliegt dem Betäubungsmittelgesetz.

Wirkmechanismus:

- Blockade des Dopamintransportes. Dadurch Rückaufnahmehemmung von Dopamin aus dem synaptischen Spalt.

Pharmakokinetik:

- Kurze Halbwertszeit (muss in nicht-retardierter Form mehrmals am Tag gegeben werden).
- Retardpräparat (Concerta): Einmalgabe morgens.

Wechselwirkung:

- Carbamazepin senkt Ritalinspiegel,
- Ritalin erhöht den Spiegel von Antidepressiva.

Nebenwirkungen:

- Tachykardie,
- Blutdruckanstieg,
- Schlafstörungen,
- Appetitminderung.

Kontraindikationen:

- Epilepsie,
- manisch, psychotische Störungen.

5.7.2 Modafinil (Vigil)

Indikation:

- Narkolepsie,
- exzessive Tagesmüdigkeit.

Wirkmechanismus:

- Aktivierung postsynaptischer α-1-adrenerger-Rezeptoren, Verminderung der GABA-Freisetzung,
- leichte Inhibition von Dopamintransportern.

Pharmakokinetik:

- 60% an Plasmaproteine gebunden,
- Ausscheidung über die Nieren,
- beschleunigt den Abbau von oralen Kontrazeptiva.

Nebenwirkungen:

- Kopfschmerzen.

5.7.3 Andere Stimulanzien

Noradrenerg wirkende Antidepressiva (Desipramin, Reboxetin, Venlafaxin) haben noch keine Zulassung für ADHS.

5.8 Psychopharmaka im Alter

Nebenwirkungen von Psychopharmaka werden bei über 70-Jährigen mindestens doppelt so häufig beobachtet.

Nebenwirkungen:

- orthostatische Dysregulation,
- extrapyramidale Störungen (Antidepressiva, Neuroleptika),
- Sedierung (Benzodiazepine),
- gesteigerte anticholinerge Nebenwirkungen (trizyklische Antidepressiva) und damit die Gefahr eines anticholinergen Delirs!

Ursache:

- reduzierte Medikamentenmetabolisierung im Alter,
- Abnahme der Albuminkonzentration mit der Folge erhöhter freier Wirkstoffspiegel im Blut,
- verminderte renale Medikamentenclearance,
- relative Zunahme des Fettanteils mit Umverteilung fettlöslicher Medikamente,
- erhöhte Sensitivität der Zielorgane.

Prinzipien der Psychopharmakotherapie im Alter:

- niedrigste Dosis verordnen,
- Polypharmakotherapie möglichst vermeiden,
- Nebenwirkungen engmaschig kontrollieren,
- um Stürze zu verhindern: sedierende und hypotensiv wirkende Medikamente zurückhaltend einsetzen.

Risikoprofil einiger Psychopharmaka im Alter:

	niedriges Risiko	mittleres Risiko	hohes Risiko
Antipsychotika	- Amisulprid - Risperidon	- Haloperidol - Olanzapin - Quetiapin	- Clozapin
Antidepressiva	- Mirtazapin - Moclobemid - SSRIs - Venlafaxin	- Nortriptylin - Reboxetin	die meisten trizyklischen Antidepressiva
Anxiolytika und Hypnotika	- Lorazepam - Oxazepam - Zaleplon/ Zopiclon	- Flunitrazepam - Zolpidem	langwirksame Benzodiazepine

5.9 Psychopharmaka in Schwangerschaft und Stillzeit

5.9.1 Schwangerschaft

Probleme:

- Viele Medikamente sind in der Schwangerschaft/Stillzeit nicht zugelassen.
- Stimmungsstabilisierer haben ein erhöhtes teratogenes Risiko.
- Das Risiko des Auftretens der Erkrankung in der Schwangerschaft ist höher als das potentielle Risiko der Schädigung des Embryos.

Keine Entscheidung für oder gegen eine Pharmakotherapie ist vollkommen risikofrei!

Prinzipien:

- Vor Beginn der Behandlung sollte ein Schwangerschaftstest durchgeführt werden.
- Während der Therapie sollte eine wirksame Kontrazeption erfolgen.
- Vor Beginn einer geplanten Schwangerschaft muss eine individuelle Risikoberatung stattfinden.
- Medikamente mit niedrigstem Potential nehmen.
- Schwangerschaft unter Medikation: kein abruptes Absetzen, weil bei Schwangerschaftsnachweis die Organogenese schon erfolgt ist.

Therapie während der Schwangerschaft:

- Psychopharmaka im ersten Trimenon vermeiden.
- Niedrigst mögliche Dosis und regelmäßige Überwachung (Kind, Mutter).
- Polypharmakotherapie vermeiden.
- Dosis im Verlauf anpassen.

Kurz vor der Geburt Benzodiazepine, trizyklische Antidepressiva und SSRIs wegen der Gefahr des Entzugssyndroms beim Neugeborenen ausschleichend absetzen.

Teratogene und andere Effekte von Psychopharmaka während der Schwangerschaft:

- 1. Trimenon: teratogener Effekt.
- 2. Trimenon/ 3. Trimenon: Wachstumsverzögerung, neurologische Störungen.
- Nach der Geburt: Entzugssyndrom.

Besonders problematische Medikamente während der Schwangerschaft:

Benzodiazepine:

- Eventuell Lippen-Kiefer-Gaumen-Spalte,
- Entzugssyndrom beim Neugeborenen.

Lithium:

- Arrhythmien,
- Hypotonie,
- Hypothyreose beim Kind,
- Ebstein-Anomalie (sicherer nach 1. Trimenon, vor der Geburt absetzen).

Carbamazepin:

- Spina bifida (daher nur in Kombination mit Folsäure).

Valproatsäure:

- Spina bifida (daher nur in Kombination mit Folsäure).

Antipsychotika:

- Fehlbildung der Gliedmaßen bei niederpotenten Neuroleptika,
- hochpotente klassische Neuroleptika sind eher als sicher anzusehen.

Antidepressiva:

- Trizyklische Antidepressiva (Imipramin, Amitriptylin) und
- SSRIs verursachen beide eine Entzugssymptomatik beim Kind.

Lamotrigen:

- Bis dato keine Erkenntnisse.

Anxiolytika/Hypnotika:

- Embryopathien (Gesichtsfehlbildungen, Floppy-Infant-Syndrom),
- Lethargien,
- Benzodiazepinentzugssyndrom,
- im Notfall ist eine kurzfristige Gabe von Benzodiazepinen mit kurzer Halbwertszeit problemlos.

5.9.2 Stillzeit

Effekte von Psychopharmaka während der Stillzeit:

- Alle Psychopharmaka gehen in die Muttermilch über. Daher Nutzen-Risiko-Abwägung!
- Wurde die Mutter während der Schwangerschaft behandelt, dann ruhig beibehalten. Die Dosis in der Muttermilch ist niedriger als im Uterus.
- Medikation bei Frühgeborenen oder bei Erkrankungen des Kindes vermeiden.
- Sedierende Medikamente und Medikamente mit langer Halbwertzeit vermeiden.
- Kind genau beobachten.

1. Antipsychotika:

    - Klassische Antipsychotika sind relativ unproblematisch.
    - Auf atypische Neuroleptika verzichten.
    - Unter Clozapin nicht stillen.

2. Antidepressiva:

    - Relativ sicher: trizyklische Antidepressiva, SSRIS, Moclobemid.
    - Verzichten auf: tetrazyklische Antidepressiva, Reboxetin, Venlafaxin.

3. Anxiolytika und Hypnotika:

   - Kurzwirksame Benzodiazepine können verabreicht werden (Kind: Müdigkeit, Muskelschwäche, Schluckstörungen).
   - Problematisch ist die Gabe von Zopiclon und Zaleplon.

4. Stimmungsstabilisierer:

   - Relativ sicher sind Carbamazepin und Valproat.
   - Unter Lithiumgabe nicht stillen.
   - Unter Lamotrigen nicht stillen.

5.10 Psychopharmaka und Fahrtauglichkeit

- Verlängerte Reaktionszeit.
- Sind gefährlicher je sedierender sie sind.
- Arzt: Aufklärungspflicht!

Gefährdungsindex ausgewählter Psychopharmaka:

Citalopram, Paroxetin, Moclobemid	1,0
Fluoxetin	1,8
Fluroxamin, Maprotilin	2,2
Imipramin	2,7
Barbiturate, Benzodiazepine	3,5
Amitriptylin	3,9

(1= keine Beeinträchtigung, 4= ernsthafte Beeinträchtigung)

6 Nicht-pharmakologische biologische Therapieverfahren

6.1 Schlafentzugstherapie

Indikation:
Depressive Syndrome.

50-60% der Patienten sprechen darauf an.

Ablauf: Tagsüber kein Schlaf.

- Kompletter Schlafentzug: eine ganze Nacht.
- Selektive Schlafentzüge (Entzug nur von REM-Phasen): aufwendig (Schlaf-EEG).
- Partieller Schlafentzug: zweite Hälfte der Nacht.

CAVE: Schlafentzug kann zu Krampfanfällen führen!

6.2 Schlafphasenvorverlegungstherapie

Indikation:

- Depression,
- Störungen des Schlafzyklus,
- Störungen des Schlaf-Wach-Rhythmus,
- Ein-/ Durchschlafstörungen.

Der Wirkmechanismus ist nicht bekannt!

1. Man beginnt mit einem kompletten Schlafentzug. Spricht der Patient hierauf an, dann beginnt man mit der
2. Vorverlegung der Schlafphase. Dies verläuft in folgenden Schritten:

   - Erste Nacht: Schlafphase zwischen 17 bis 24 Uhr. Nun wird die Schlafphase täglich vorverlegt.
   - Zweite Nacht: 18 bis 1 Uhr.
   - Dritte Nacht: 19 bis 2 Uhr.
   - Bis zum Erreichen des normalen Schlafrhythmus.

6.3 Lichttherapie

Indikation:
Behandlung saisonaler Depressionen.

Therapie:

- helles, weißes Licht ohne ultraviolette Anteile,
- Beleuchtungsstärke zwischen 2.500 bis 10.000 Lux (Lichttherapiegeräte),
- das Gerät befindet sich ungefähr 60 bis 80 cm vom Patienten entfernt,
- der Patient soll jede Minute ein paar Sekunden ins Licht schauen,
- Lichtapplikation am besten morgens,
- Therapiedauer: bei 10.000 Lux 30 Minuten, bei 2.500 Lux: 2 Stunden,
- Effekt nach 3 bis 4 Tagen (Dosis-Wirkungsbeziehung).

6.4 Elektrokonvulsionstherapie

Die Elektrokonvulsionstherapie (EKT) wurde 1937 von Beni und Cerletti eingeführt.

Indikation:

- Wahnhafte Depression,
- therapieresistente Depressionen,
- therapieresistente Manien und Schizophrenien.

Wirkmechanismus:
Der genaue Wirkmechanismus ist nicht bekannt.

Ablauf: Auslösung eines Krampfanfalls (30 bis 60 Sekunden) durch elektrische Stimulation des nicht-dominanten temporoparietalen Schädelbereiches.

Dauer:
6 bis 12 Sitzungen, 2-3 x/Woche.

Tritt kein Effekt ein erfolgt eine bitemporale Stimulation. Diese wird unter einer Kurznarkose und unter Gabe einer Muskelrelaxation durchgeführt. Die Muskelrelaxation kaschiert den epileptischen Krampfanfall, daher muss vor der Gabe des Muskelrelaxans (z.B. Suxamethoniumchlorid) der Arm durch einen Stauschlauch abgebunden werden, damit ein arterieller Zufluss verhindert wird. Da das Muskelrelaxans somit nicht in die entsprechende Extremität gelangt, kann hier der Krampfanfall gesehen werden.

Nebenwirkungen:

- Kopfschmerzen,
- Übelkeit,
- Muskelkater,
- anterograde und retrograde Amnesie,
- leichtere kognitive Störungen (Störungen der Merkfähigkeit),
- bleibende Gedächtnisverluste (bei beidseitiger Stimulation),
- die Mortalität beträgt 1:50.000.

Kontraindikation:

- zerebrale Läsion und Raumforderung,
- erhöhter intrakranieller Druck,
- Aneurysma der zerebralen Gefäße,
- Retinaablösung,
- kürzlich stattgehabter Myokardinfarkt,
- Beckenvenenthrombose,
- Phäochromozytom.

Vorbereitung:

- Gute Einstellung von: chronisch obstruktiven Lungenerkrankungen, koronarer Herzkrankheit, Asthma bronchiale, Herzrhythmusstörungen.
- Aufklärungsbogen und Einverständniserklärung des Patienten.

Pharmakotherapie während der EKT:

- Unter Benzodiazepingabe ist die „Krampffähigkeit" reduziert, somit ist die Wirksamkeit des EKT eingeschränkt.
- Benzodiazepine vor EKT ausschleichen (wenn nötig mit Anexate antagonisieren).
- Antidepressive Therapie fortsetzten eventuell optimieren.
- Lithium einen Tag vor EKT absetzen, ein Tag nach EKT wieder ansetzen.

Erhaltungs-EKT-Behandlung:
Nach Abschluss der EKT-Serie ist das Risiko eines Rückfalls in den ersten Monaten sehr hoch.

Vorbeugend:

- gute pharmakokinetische Erhaltungstherapie oder
- Erhaltungs-EKT zunächst 1-2 x/Woche, dann 1 x/Woche, im weiteren Verlauf 1 x/Monat.

Gefahr: Status epilepticus (lebensbedrohliche Situation!). Hier ist eine intensivmedizinische Überwachung erforderlich, daher sollte eine entsprechende Infrastruktur (Intensivstation) im Hause vorhanden sein.

6.5 Andere Stimulationsverfahren

1. Repetitive transkranielle Magnetstimulation:
   Indikation: Behandlung von Depressionen.
   Über eine Stimulationsspule werden magnetische Impulse ins Gehirn appliziert, hieraus werden elektrische Reizungen induziert.
2. Vagusstimulation:
   Linker N. vagus wird im Halsbereich durch Stimulator chronisch stimuliert.
3. Tiefe Hirnstimulation:
   Elektroden werden stereotaktisch in Hirnregionen implantiert, die mit der Entstehung der Depression in Zusammenhang gebracht werden (vordere, innere Kapsel). Hierdurch erfolgt eine chronisch hochfrequente Stimulation.
   CAVE: invasiver Eingriff!

7 Psychotherapeutische Verfahren

7.1 Psychotherapie

Definition:

- Behandlung eines komplexen emotionalen oder körperlichen Leidens und dysfunktionaler Verhaltensweisen mit psychologischen Verfahren auf verbaler und non-verbaler Ebene.
- Intervention bewusst, geplant eingesetzt (gezielt).

Ziel:

- Linderung von Leiden auf Symptomebene.
- Modifizierung von Verhaltensweisen.
- Änderung der Persönlichkeitsstruktur.
- Neurobiologische Veränderung.

Ablauf:
25 Sitzungen à 60 min (vorher 5 Sitzungen). Die 5 Sitzungen dienen dazu, dass sich der Therapeuten ein Bild über das Ausmaß der Erkrankung machen kann. Zudem können sich der Patient und der Therapeut kennen lernen. Wichtig: Die Chemie zwischen dem Patienten und dem Therapeuten muss stimmen!

Anerkannte Verfahren:

- Verhaltenstherapie,
- tiefenpsychologische Verfahren bzw. Psychoanalyse,
- Gesprächspsychotherapie.

Arzt-Patienten-Beziehung:

- vertrauensvolle Beziehung,
- Einfühlungsvermögen (Empathie),
- Echtheit,
- emotionale Nähe,
- fachliche Kompetenz.

Beziehungsgestaltung:

- Wertschätzung,
- kein einseitig pathozentristisches Weltbild (Verständnis des Therapeuten für die subjektive Wirklichkeit des Patienten),
- Respektieren von Grenzen,
- Transparenz,
- Zielorientierung.

7.1.1 Psychotherapieverfahren

5 Hauptgruppen (Schulen):

1. Humanistische, erlebnisorientierte Therapien:
   Klientenzentrierte Gesprächspsychotherapie nach Rogers, Gestalttherapie, Psychodrama.
2. Psychodynamisch tiefenpsychologische Therapien:
   Psychoanalyse, tiefenpsychologisch fundierte Psychotherapieverfahren.
3. Kognitiv-behaviorale Therapien:
   Klassische Methoden der Verhaltenstherapie, kognitive Verfahren.
4. Interpersonelle und systemische Therapien:
   Interpersonelle Psychotherapie, Paar- und Familientherapie.
5. Ergänzende spezielle Therapieverfahren:
   Progressive Muskelrelaxation, Hypnose.

7.1.2 Wirksamkeit

Grawe (1994) entwarf eine schulenübergreifende psychotherapeutische Veränderungstheorie. Hierbei lassen sich 5 allgemeine Wirkfaktoren für die Psychotherapie identifizieren.

1. Klärung:
   Alle therapeutischen Verfahren, die das Verständnis des Patienten und seine Einsicht in bestimmte Verhaltens- und Erlebnisweisen fördern (einfache Deutungen).
2. Bewältigung:
   Vermittlung von Fertigkeiten, mit einem bestimmten Problem besser zurechtzukommen.
3. Problemaktualisierung:
   Aktivierung intrapsychischer Organisationseinheiten z.B. verhaltenstherapeutische Reizkonfrontationsverfahren.
4. Ressourcenaktivierung:
   Individuelle Fähigkeiten, Begabungen, Eigenheiten und Motivation werden aktiviert.
5. Therapeutische Beziehungen:
   Empathie und Unterstützung.

7.1.3 Weitere Hinweise für die Wirkung und Anwendung der Psychotherapie

Nicht immer erzielt die Psychotherapie die gewünschte positive Wirkung:

1. Fehlende Wirksamkeit.
2. Negative Folgen (10-30%):

   - Verschlechterung,
   - Suizidalität,
   - psychotische Symptome,
   - andere, neue Symptome,
   - Destabilisierung von Beziehungen,

- Missbrauch in der Vorgeschichte, Missbrauch durch den Therapeuten.

Mögliche Gründe für negative Effekte:

- Erkrankung zu schwer für die Psychotherapie,
- unangemessene Behandlungsstrategien oder Reizkonfrontation,
- fehlender Konsens.

Negativer Effekte können vermieden werden durch:

- genaue Diagnostik und Differentialdiagnose,
- Beurteilung des Schweregrades der Erkrankungen,
- Aufklärung des Patienten.

7.2 Verhaltenstherapie und kognitive Therapie

Beide werden unter Verhaltenstherapie zusammengefasst.

Definition Verhaltenstherapie:
Wurde in den 50er Jahren des letzten Jahrhunderts aus empirischen Untersuchungen zu Lernprozessen und der Steuerung „normalen Verhaltens“ entwickelt. Sie konzentriert sich auf die Behandlung problematischen Verhaltens und auf die Bedingungen, die dieses aufrecht erhalten.

Definition Kognitive Verfahren:
Der Ursprung entstammt den 70er Jahren des letzten Jahrhunderts. Intrapsychische Aspekte menschlichen Verhaltens rücken verstärkt in den Mittelpunkt des Verständnisses und der Therapie psychischer Erkrankungen.
Verhalten: äußerlich sichtbares Verhalten und individueller intrapsychischer Prozess der Wahrnehmung, Bewertung, Verarbeitung und Speicherung von Informationen.

7.2.1 Entwicklung der Verhaltenstherapie

- Orientierung an empirischen Untersuchungen.
- Beschäftigt sich mit dem sichtbaren Verhalten als Reaktion auf Umweltreize.
- Aus Experimenten zur Untersuchung bestimmter Verhaltensweisen wurden Modelle der Verhaltenssteuerung abgeleitet.
- Daraus wurde das Erklärungsmodell sowohl zum „normalen“ als auch zum „abnormalen“ Verhalten entwickelt.

7.2.2 Klassisches und operantes Konditionieren

Klassische Konditionierung (Pawlow):

- Einem Hund wird Futter dargeboten (unkonditionierter Stimulus). Dies führt zum Speichelfluss (unkonditionierte Reaktion).
- Vor der Gabe von Futter ertönt ein Glockenton (wiederholt).
- Der Hund reagiert schließlich nur auf den Glockenton (konditionierter Stimulus) mit Speichelfluss (konditionierte Reaktion).

Operantes (instrumentelles) Konditionieren (Skinner):

- Verhalten wird durch seine Konsequenzen bestimmt.
- Wird ein Verhalten belohnt führt dies zur Wiederholung.
- Hat das Verhalten unangenehme Folgen wird es weniger.
- Verhalten mit intermittierender Verstärkung ist besonders schwer wieder zu verlernen.

7.2.3 Formen von Verstärkern

Es gibt 5 Formen von Verstärkern/Stimuli, die die Auftretenswahrscheinlichkeit eines Verhaltens beeinflussen:

1. Positive Verstärkung (Belohnung/Bekräftigung).
2. Negative Verstärkung (Wegfall einer negativen Konsequenz, Erleichterung).
3. Indirekte Bestrafung (Wegfall einer positiven Konsequenz).
4. Direkte Bestrafung (aus ethischen Gründen abzulehnen).
5. Löschung/Time out (keine positiven Verstärker z.B. Therapiepause nach Rückfall).

7.2.4 Wichtigste therapeutische Techniken aus der Lerntheorie

- Systematische Desensibilisierung,
- operante Verfahren,
- Expositionsverfahren.

7.2.5 Kognitive und sozialpsychologische Wende

Während Skinner das Individuum noch als „Blackbox“ betrachtete, konzentrierte sich Bandura auf das offen beobachtbare Verhalten.
60er Jahre:

- Es rückte das soziale Lernen in den Mittelpunkt des Interesses.
- Konzept des Modell-Lernens (Albert Bandura): Beobachtung von „Vorbildern“ und deren Verhaltensweisen haben einen erheblichen Einfluss auf die Entwicklung von Verhaltensweisen bei Kindern und Jugendlichen.

70er Jahre:

Zunehmende Einbeziehung intrapsychischer Vorgänge (äußere Stimuli und innere Prozesse). Der innere Prozess setzt sich zusammen aus der individuellen Lerngeschichte, der biologisch-genetischen Voraussetzung und den motivierenden Faktoren.

Albert Ellis/Aaron Beck:

- Sie erkannten die Bedeutung von Kognition für menschliches Verhalten.
- Betrachteten Kognitionen als kontrollierende und steuernde Instanzen für emotionale, motivationale, physiologische und motorische Prozesse.
- Für die Entstehung psychischer Erkrankungen spielen Kognition in Form irrationaler Überzeugungen (Ellis) oder typischer logischer Denkfehler (Beck) eine wesentliche Rolle (Paradigmenwechsel („kognitive Wende“) der Verhaltenstherapie).
- Daraus entstanden neue Behandlungsstrategien (kognitive Verfahren):
    - rational-emotive Therapie (Ellis),
    - kognitive Therapie (Beck),
    - kognitive Techniken (z.B. Problemlösetraining, Stressbewältigungstraining, Selbstkontrollverfahren).

    → Kombination aus Verhaltenstherapie und kognitiven Ansätzen.

Die sozialpsychologische Wende (70er Jahre) brachte weitere Therapieansätze:

- Eltern-Kind-Therapie,
- verhaltenstherapeutische Paar-, Familientherapie,
- verhaltenstherapeutische Gruppentherapie,
- Strategien zur Krisenintervention, Prävention, Rehabilitation, Resozialisierung.

7.2.6 Die moderne Verhaltenstherapie

Seit den 80er Jahren sind gezielte und abgestimmte Kombinationen verschiedener Interventionen zur Behandlung spezifischer psychischer Erkrankungen zu beobachten:

1. Störungsspezifischer Ansatz:

    - liegt als Manuale vor,
    - in der Wirksamkeit empirisch überprüft.

2. Multimodaler Ansatz (z.B. kognitiv behaviorale Behandlung der Panikstörung).

Verhaltenstherapie:
Hierunter ist eine Vielzahl verschiedener verhaltenstherapeutischer und kognitiver Techniken, Interventionen und Therapieansätze zusammengefasst.

7.2.7 Grundprinzipien der Verhaltenstherapie

Allen verhaltenstherapeutischen Methoden ist nach Markgraf (2000) folgendes gemeinsam:

1. Orientierung an empirischer Psychologie (wissenschaftliche Überprüfung).
2. Problemorientiert (Behandlungsplan, der auf den Patienten zugeschnitten ist).
3. Verhaltenstherapie fokussiert prädisponierende, auslösende und aufrechterhaltende Bedingungen eines Problembereiches.
4. Transparent: Patient wird umfassend aufgeklärt.
5. Ziel-Handlungsorientiert.
6. Hilfe zur Selbsthilfe.

Die therapeutische Beziehung ist wichtig, sie ist aber nicht der zentrale Fokus der Behandlungsmethoden.
Therapeut = Experte (Fachwissen, Erfahrungen). Er fungiert auch als Modell.

7.2.8 Sieben-Phasen-Modell des verhaltenstherapeutischen Prozesses nach Kanfer

Phase	Inhalte/Ziele
1. Schaffung günstiger Ausgangsbedingungen, Aufbau der therapeutischen Beziehung	- Klärung organisatorischer Belange - Aufbau von Vertrauen - Vermitteln von Hoffnung - Erwartung des Patienten an die Therapie erarbeiten
2. Analyse und Aufbau von Änderungsmotivation	- Bedenken: Fremd-, Eigenmotivation - potentielle positive/negative Konsequenzen einer Veränderung
3. Verhaltens- und Problemanalyse	- Erarbeitung eines hypothetischen Funktion-Bedingungsmodells, das dem Patienten transparent gemacht wird
4. Zielanalyse (Vereinbarung von Behandlungsinhalten)	- konkrete Formulierung von Therapiezielen - Setzen von Prioritäten - Planung gezielter therapeutischer Interventionen - aktive Mitarbeit an der geplanten Therapie
5. Durchführung der spezifischen therapeutischen Intervention	- gezielte Anwendung spezieller therapeutischer Techniken - Aufrechterhaltung der Motivation des Patienten
6. Evaluation (Registrierung/Bewertung der Fortschritte)	- erfolgte Veränderungen erfassen - Entscheidung zum weiteren Vorgehen - evtl. zurück zu Phase 2/3 oder Bearbeitung eines weiteren Problems gemäß Phase 2 bis 6
7. Generalisierung/ Optimierung	- Transfer der gemachten Erfahrungen (auf den Alltag) - Stabilisierung und Rückfallprophylaxe - adäquate Beendigung der Behandlung

Die moderne Verhaltenstherapie wird als dynamischer Lern- und Problemlöseprozess verstanden (strukturierte Vorgehensweise siehe Kanfer).

7.2.9 Verhaltenstherapeutische Diagnostik

Kernstück der verhaltenstherapeutischen Diagnostik ist die Problem- und Verhaltensanalyse:

- Die Verhaltens- und Problemanalyse diagnostiziert das Problem auf der Symptomebene (nach dem SORKC-Modell).
- Funktion-Bedingungsanalyse (Funktionalität der Symptomatik).
- Individuelle Entwicklungs- und Lerngeschichte der aktuellen Beschwerden.
- Motivationsanalyse.

Stimulus:
Bezeichnet einen Reiz, der entweder von außen oder von innen kommt.
Organismus:
Korpus, auf den der Stimulus trifft.
Reaktion:
Ist das Ergebnis der Verarbeitung des Stimulus durch den Organismus auf verschiedenen Ebenen (kognitiver, motorischer, vegetativer und affektiver Ebene).
Kontingenz:
Gibt die Regelmäßigkeit der entsprechenden Konsequenz nach der Stimulus-Organismus-Reaktion.
Konsequenz: (**C**onsequenz)
Führt zur Verstärkung oder Bestrafung der Konsequenz nach der Reaktion.

S bedingt **O** bedingt **R** bedingt **K** bedingt **C**.

Der Betroffene stellt einen Zusammenhang zwischen seiner eigenen Reaktion und der darauf folgenden Konsequenz her. Er wird beim nächsten Arztbesuch ruhiger werden.

Beispiel für Problemanalyse anhand SORKC bei Agoraphobie mit Panikstörung:

Phase	Inhalte/ Ziele
1. Situation	Kaufhaus, Straßenbahn
2. Erwartung	- Angst vor Kontrollverlust - Angst, einen Angstanfall zu bekommen
3. Organismusvariabeln	- Schafmangel - belastende Lebenssituation
4. Reaktion	- physiologisch: Tachykardie - kognitiv: „Ich sterbe" - emotional: Angst, Panik - motorisch: Anspannung, Flucht
5. Kontingenz	Wiederholung der Stimulus-Organismus-Reaktion
6. Konsequenz/ Consequenz	Vermeidung, eingeschränkter Aktionsradius, Zuwendung durch den Partner (primärer und sekundärer Krankheitsgewinn)

7.2.10 Verhaltenstherapeutische Therapie

Reizkonfrontation:

- Aufsuchen/Darbieten typischer Stimuli, die problematische Reaktionen auslösen.
- Bei wiederholter Konfrontation: Veränderung emotionaler/kognitiver Reaktionen.
- Reduktion der problematischen Verhaltensweisen z.B. bei Angst/Zwangsstörungen.

Reizkonfrontationsverfahren:

1. Systemische Desensibilisierung (50er Jahre, von Wolpe entwickelt):

   - Spielt heute keine allzu große Rolle.
   - Prinzip der reziproken Hemmung, dass heißt Beobachtung von Angst kann durch Entspannung antagonisiert werden.
   - Entspannungsverfahren erlernen. Gemeinsam mit dem Therapeuten wird ein hierarchischer Stufenplan der angstauslösenden Objekte/Situationen erarbeitet. Im Zustand der Entspannung stellt sich der Patient die Objekte vor, bis sie angstfrei visualisiert werden.

2. Exposition in vivo:

   - Gefürchtete Situationen werden in der Realität aufgesucht um entsprechende Reaktion auszulösen.
   - Zweite gebräuchlichste Methode.
   - Massivste Reizkonfrontationen (Flooding):
     - Exposition an mehreren folgenden Tagen über jeweils 6-8 Stunden.
     - Alle Situationen, die Angst auslösen.

3. Exposition in sensu:

   - Die gefürchtete Situation wird in der Vorstellung aufgesucht, um eine entsprechende Reaktion auszulösen (z.B. bei Zwangsgedanken).

7.2.11 Operante Methoden

Alle unter „operante Methoden" zusammengefassten Verfahren beziehen sich auf das Modell der operanten Konditionierung, dass heißt, Veränderung eines Verhaltens durch Veränderung der Konsequenz.

1. Operante Methoden zum Aufbau von Verhalten durch:

   - positive/negative Verstärkung,
   - Stimuluskontrolle: gezielte Bedingungen schaffen, die das Auftreten eines bestimmten gewünschten Verhaltens begünstigen,
   - Aufbau komplexer Verhaltensweisen durch Verstärkerprinzipien (dass heißt peu à peu lernen).

2. Operante Methoden zum Abbau von Verhalten durch:

   - Prinzip der Löschung (Entfernung aller positiven Verstärker),
   - Time out (Entfernung aller Verstärker z.B. Therapiepause bei Borderline-Störung).

3. Kontigenzmanagement:

   - Alle Verfahren, die eine systematische Darbietung oder Entfernung verschiedener Verstärker beinhalten
     z.B. Kontingenzverträge (Gewichtsvertrag bei Anorexie),
     z.B. Token Economies (Punkte oder Objekte mit Tauschwert).

7.2.12 Modell-Lernen

Beobachtungslernen (Imitationslernen) nach Bandura.

- Kann Verhalten erweitern, verändern, einengen.
- In verhaltenstherapeutischer Praxis kommt das Modell-Lernen bei der Modifizierung komplexer Verhaltens- und Reaktionsweisen zum Tragen.
- Therapeuten und Mitpatienten dienen als Modell z.B. in Form von Rollenspielen (demonstrieren, wie bestimmte soziale Situationen angemessen gemeistert werden).

7.2.13 Aufbau von Kompetenzen

Entwicklung bzw. Veränderung bestimmter defizitärer Verhaltensweisen.

1. Training sozialer Kompetenzen:
    - Einzel- oder Gruppentherapie,
    - z.B. Lernen auch „nein-sagen“ zu können.
2. Problemlösetraining:
    - Klärung welches Problem besteht,
    - Brainstorming (Therapeut, Patient),
    - Lösungsvorschläge,
    - Wertung der Lösungsvorschläge,
    - Entscheidung,
    - Planung/Umsetzung der Strategie,
    - Bewertung der Lösungsstrategie.

7.2.14 Kognitive Verfahren

Therapieverfahren:

1. Rational-emotive Therapie nach Ellis (50er Jahre):
    - Psychische Störungen sind durch irrationale Denkmuster verursacht.
    - Ein äußeres Ereignis (A) aktiviert ein System rationaler und irrationaler Meinungen oder Bewertungen (B).
    - Führen zu entsprechenden problematischen, emotionalen Reaktionen und Verhaltensweisen (C).
    - Ziel:
      Dem Patient ermöglichen, irrationale Grundannahmen und deren Auswirkungen auf Emotionalität und Verhalten zu erkennen, damit er die verzerrten Kognitionen im Laufe der Zeit durch realistische Einstellungen ersetzen kann.

2. Kognitive Therapie nach Beck:

    - Primär für die Behandlung von Depressionen.
    - Wirksamkeit in der Therapie leichter und mittelschwerer depressiver Syndrome wissenschaftlich belegt.
    - Veränderungen der Therapie (Behandlung von Angststörungen, Essstörungen, somatoformer Schmerzstörung, der psychophysiologischen Insomnie, Persönlichkeitsstörungen).
    - Beck führte Entstehung und Aufrechterhaltung der Depression auf bestimmte typische Denkinhalte und Muster zurück.
    - Typisch kognitive Triade: Negative Denkweise des Depressiven
        - von sich selbst,
        - von seiner Umwelt,
        - von der Zukunft.
    - Das Erleben/Verhalten des Patienten ist von bestimmten systematischen Denkfehlern geprägt (automatische Gedanken).
    - Patient identifiziert in der Therapie die „automatischen Gedanken".
    - Der Therapeut verleitet den Patienten, Gedanken auf ihren Realitätsgehalt hin zu überprüfen (sokratischer Dialog).
    - Lernen: Vorstellungen und Fakten von einander zu unterscheiden.
    - Verzerrte Gedanken werden durch angemessene, realistische Bewertungen versucht zu verändern.
    - Ziel: Emotionales Erleben soll positiv beeinflusst werden.

Einzelne therapeutische Techniken:

1. Methoden der Selbstverbalisation:

    - Selbstverbalisationstraining nach Meichenbaum.
    - Veränderung des internalisierten Sprechens zu sich selbst. Dadurch sollen psychische Störungen positiv beeinflusst werden.
    - Entwicklung zu Selbstinstruktionstraining. Patient erlernt in für ihn problematischer Situation einen positiven, konstruktiven Monolog zu führen (bei Ängsten, in Stresssituationen).

2. Stress-Impfungs-Training:

   - Gewinnung rationalen Verständnisses für das Themas „Stress".
   - Danach Erlernen von Entspannungsphasen und kognitiven Bewältigungsstrategien.
   - Ziel: Erfahrungen werden in Alltagssituationen umgesetzt.

3. Selbstkontrollverfahren, Selbstmanagement:

   - Patient entwickelt Selbstständigkeit, problematisches Verhalten zu verändern und diese durch angemessene Verhaltensweisen zu ersetzen. Dadurch aktive Beteiligung des Patienten am therapeutischen Prozess z.B. durch Selbstbeobachtung.
   - Selbstverstärkung: Patient verzichtet auf alltägliche Belohnungen. Belohnung erst nach kompletter Beendigung.

7.3 Psychoanalyse und psychodynamisch (tiefenpsychologisch) orientierte Verfahren

7.3.1 Entstehung

Definition Tiefenpsychologie:
Alle Theorien, Modelle, Behandlungsverfahren, die davon ausgehen, dass unbewusste Persönlichkeitsanteile existieren, die psychodynamisch wirksam sind, stellen die Grundlage menschlichen Verhaltens und Erlebens da. Diese basieren auf den Theorien von Sigmund Freud.
Die Weiterentwicklung hat heute zu verschiedenen tiefenpsychologischen Schulen geführt.

Klassische Psychoanalyse:

- Psychologischer Denk- und Handlungsansatz (basierend auf Arbeiten Freuds).
- Entstanden als Freud mit „hysterischen Patientinnen" arbeitete.

Historische Entwicklung:

- Sigmund Freud (1856-1939) begann sich am Ende des 19. Jahrhunderts mit psychologischen Theorien zu beschäftigen.
- Inspiriert von Untersuchungen Charcots zur „Hysterie“ und Behandlung mit Hypnose, setzt sich Freud mit „hysterischen“ Symptomen auseinander.
- Er bat die Patienten in einem nicht-strukturierten Gespräch alles zu schildern.
- Freud versuchte als aufmerksamer Beobachter wahrzunehmen und zu verstehen.
- Entwicklung der Theorie zur Entstehung von Neurosen.
- Er erarbeitete ein hochkomplexes psychologisches Modell, welches Erklärungsansätze für die Persönlichkeitsentwicklung liefert. Dies galt für „normales“ und „pathologisches“ menschliches Verhalten und deren Behandlungstechniken.
- Freud betrachtete die Psychoanalyse stets als empirische Wissenschaft.
- Zugang zum individuellen, intrapsychischen Erleben durch empathisches Zuhören sowie durch Übertragung und Gegenübertragung.

Fortentwicklung der Psychoanalyse:

- Individualpsychologie (Alfred Adler),
- analytische Psychologie (C.G. Jung),
- Existenzanalyse (V. Frankl),
- Neopsychoanalyse (Erich Fromm, H.S. Sullivan).

Kritiker der Psychoanalyse bemängeln eine nicht ausreichende Orientierung an empirisch-wissenschaftlichen Grundlagen.
Befürworter der Psychoanalyse sehen in der Psychoanalyse eine eigenständige Methodologie und Erkenntnistheorie.

Kürzere Therapieformen:

- 40-80 h,
- Wirksamkeit erwiesen.

Lang-andauernde, hochfrequente Psychoanalyse (2-3 h/Woche über Jahre):

- Bislang noch keine Evaluationsstudien.
- Ausgehend von dieser Situation wurde in Deutschland die Operationalisierte Psychodynamische Diagnostik (OPD) entwickelt.
- Daraus entstand ein Manual für die Behandlung zentraler psychodynamischer Konzepte, welches schärfer definierte und die Psychoanalyse einer wissenschaftlichen Überprüfung zugänglich gemacht hat.

7.3.2 Theoretische Grundlagen der Psychoanalyse

1. Das Unbewusste:

    - unbewusste Inhalte,
    - z.B. Fehlleistungen (Versprechen, Vergessen) stellen eine Kompromissbildung zwischen verdrängten und bewussten Absichten da,
    - neurotische Symptome,
    - Wiederholungszwang,
    - Traum.

2. Das Strukturmodell der Persönlichkeit:

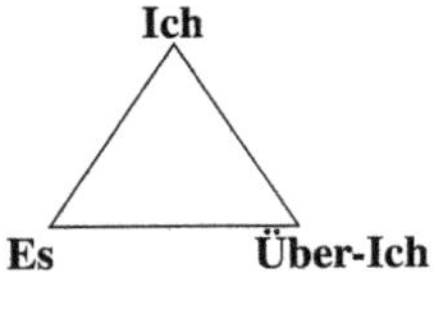

Ich:

- Koordinationsinstanz zwischen Es und Über-Ich.
- Koordinationsinstanz zwischen Ich und Außenwelt.
- Integration unterschiedlicher psychologischer Motive.
- Ermöglicht dem Individuum eine Anpassung an die Umwelt.

Es:

- Unbewusste Triebe, Impulse, unlogische, nicht-kausale Zusammenhänge.

- Primäre emotionale Grundbedürfnisse.

Über-Ich:

- Moralische Entwicklung des Menschen (Normen, Ideale, übernommene Wertevorstellungen).

3. Modell der psychoanalytischen Entwicklungspsychologie.
4. Psychoanalytische Krankheitskonzepte.
5. Behandlungstheorie (Technik).
6. Psychoanalytische Entwicklungspsychologie (Freud):
   Libido (Sexualtrieb):

   - Wird als wesentlich für die psychische Entwicklung angesehen.
   - Libido: nicht äußere Sexualität, sondern psychische Energie, die in engerer Beziehung zum Unbewussten steht.
   - Triebregungen werden als Grundlage aller psychischen Phänomene betrachtet.
   - Entstehen durch organische Prozesse und äußern sich psychisch in Form von Affekten, Vorstellungen oder Impulsen und suchen nach unmittelbarer Befriedigung.

7.3.3 Freuds Phasenmodell der psychosexuellen Entwicklung

- Individuum erlebt Lust und Befriedigung zunächst als Partialtriebe an unterschiedlichen erogenen Zonen der eigenen Person (= Subjekt).
- In reiferen Phasen der Entwicklung als Sexualität mit genitaler Befriedigung an einem anderen Individuum (= Objekt).
- Im Laufe der psychosexuellen Entwicklung des Kleinkindes stehen unterschiedliche Körperregionen im Vordergrund der autoerotischen Betätigung.
- In jeder der 5 Phasen kann der Entwicklungsschritt fehlgeleitet oder fixiert werden.
- Spätere Krisen können zum Rückfall in frühere Entwicklungsstufen führen (Regression) und bestimmte phasenspezifische Verhaltensmuster zeigen.

1. Orale Phase (erstes Lebensjahr):

    - Mund/Haut stehen im Mittelpunkt des Erlebens (Saugen, Anklammern, Lutschen, Weinen) dienen der Befriedigung körperlicher Bedürfnisse wie Hunger, Durst, Schmerzfreiheit.
    - Lernt im Verlauf die erlebte Einheit von Ich und Umwelt in Ich (Subjekt) von Nicht-Ich (Objekt) zu unterscheiden.

2. Anale Phase (2.-3. Lebensjahr):

    - Erogene Zone: unterer gastrointestinaler Trakt, Muskulatur der Extremitäten.
    - Mehr Bewegungsfähigkeit, wird durch Erziehungsperson eingeschränkt.
    - Konflikte (Abhängigkeit vs. Autonomie, Macht, Einfluss, Kontrolle).
    - Kind lernt widersprüchliche Affekte besser zu steuern und findet seinen Platz in sozialen Strukturen.
    - Durch Auseinandersetzung mit Regeln, Normen, Verboten erfolgt eine Strukturierung des Über-Ich.

3. Phallische oder ödidpale Phase (4.-5. Lebensjahr):

    - Genitale steht im Zentrum der Triebbefriedigung.
    - Kind beschäftigt sich mit eigenen Genitalen.
    - Bildung der geschlechtsspezifischen Identität.
    - Phantasien/Vorstellungen die Rollenverständnis erlauben.
    - Entwickelt sexuelle Wünsche dem gegengeschlechtlichen Elternteil gegenüber (Ödipuskomplex).
    - Am Ende der Phase: Ausbildung der sexuellen Identifikation.
    - Ödipuskomplex:
        - Kind erlebt in seiner Entwicklung erstmals eine Drei-Personen-Beziehung (Triangulierung).
        - Es fühlt sich zum gegengeschlechtlichen Elternteil hingezogen.

- Rivalität mit gleichgeschlechtlichem Elternteil.
- Der Konflikt wird aufgelöst, weil das Kind Unerfüllbarkeit seiner Wünsche anerkennt. Folge: Identifiziert sich mit gleichgeschlechtlichem Elternteil.

4. Latenzphase (6. Lebensjahr bis zur Pubertät):

   - Triebenergien werden für die Entwicklung allgemeiner psychosozialer und sensomotorischer Kompetenzen genutzt.
   - Bisher erlernte Entwicklungsschritte und die Ich-Strukturierung und das Über-Ich werden gefestigt.
   - Intellektuelle Fähigkeiten erhöhen sich.
   - Körperliches Geschick erweitert Außenkontakte.

5. Pubertäts-Adoleszenzphase:

   - Körperliche Veränderungen.
   - Rollenwechsel.
   - Auseinandersetzung mit eigenen und überlieferten Normen, Gesetzen und Rollenzuweisungen.
   - Identitätssuche steht im Mittelpunkt.
   - Sicherer in seiner neuen Rolle.
   - Zur genitalen Triebbefriedigung fähig.

7.3.4 Erweiterung der Phasenlehre

Modell der Objektbeziehungen (Balint/Kernberg):
Diese gehen davon aus, dass für äußere und innere Wahrnehmungen sowie für den Aufbau der eigenen Identität immer Vorstellungen von sich selbst (Selbstrepräsentanz), Vorstellungen von einem Objekt (Objektpräsentanz) und der dazugehörige Affekt eine Rolle spielen.

Objekt:

- Primäre Bezugsperson, die auf die kindlichen Verhaltensweisen reagiert (Liebe, Abhängigkeit, Hass).
- In Interaktion mit den Bezugspersonen Entwicklung von:
    - Selbstvertrauen,
    - Selbstachtung,
    - Vorstellung von sich selbst und der Außenwelt.

Die Entwicklung läuft in Phasen (M. Mahler):
Ist dies erfolgreich steht am Ende die Ausbildung eines internen Regulationssystems:

- stabiles Selbstwerterleben,
- realistische Wahrnehmung.

Bei Störungen der Entwicklung wird die Bildung von Selbstobjektpräsentanzen behindert. Die Folge sind psychische Probleme.

7.3.5 Psychoanalytische Krankheitskonzepte

Unbewusste psychische Konflikte führen zu pathologischem Erleben/Verhalten.

Konflikt:
Vorliegen einander widerstrebender oder unvereinbarer Wünsche und Intentionen zwischen intrapsychischen Strukturen (Es, Ich, Über-Ich).

Klassische Neurosenlehre:

- Ungünstige äußere Bedingungen in entscheidenden Phasen der psychosexuellen Entwicklung (z.B. strenger, rigider Entwicklungsstil) führen zu einem inneren Konflikt, wenn das Individuum nicht in der Lage ist, diesen Konflikt angemessen zu bewältigen entsteht Angst.
- Diese kann durch verschiedene Abwehrmechanismen beseitigt werden.
- Fixierung auf der entsprechenden Entwicklungsstufe führt zu einem äußeren Konflikt:
    - Konflikt wird aktiviert (Individuum regrediert in seinem Verhalten auf die frühe nicht „erfolgreich" durchschrittene Entwicklungsstufe).
    - Zeigt ein entsprechendes infantiles Verhaltens-Interventionsmuster.
    - Neurotische Störungen stellen Symptome eines inadäquat bewältigten, unbewussten Konfliktes dar (strukturelles Konfliktmodell).

Abwehrmechanismen:

1. Projektion: Probleme werden auf andere übertragen und dort kritisiert.
2. Spaltung: Gegensätzliche Gefühls-Erlebnis-Qualitäten einer Interaktion können gegenüber einer Person nicht wahrgenommen werden. Die Person wird als „nur gut“ oder „nur böse“ empfunden. Eine zeitgleiche Integrationen ambivalenter Gefühle gelingt nicht.
3. Identifikation: Übernahme von Eigenschaften einer anderen Person. Dadurch Negierung der eigenen Triebe und Bedürfnisse.
4. Projektive Identifikation: Eigene unangenehme Affekte werden auf eine andere Person projeziert und dort wahrgenommen (Therapeut gewinnt so Einblick in die Innenwelt des Patienten).
5. Verdrängung: Triebe etc. werden vom Bewusstsein ferngehalten. Aufbau von Widerstand gegen Bewusstwerdung.
6. Ungeschehen machen: Angst verursachender Impuls wird durch Magie/Ritual neutralisiert.
7. Reaktionsbildung (Wendung ins Gegenteil): Statt Aggression überfürsorgliche Zuwendung.
8. Verschiebung: Impulse werden am Ersatzobjekt ausagiert. Diese Objekte sind leicht erreichbar, weniger gefährlich als primäre Objekte/Bedürfnisse.
9. Sublimierung: Regung/Affekte werden auf sozial leicht zu akzeptierende oder höher stehende Ziele verlegt und dort realisiert. Das ursprüngliches Ziel wird aufgegeben.
10. Affektisolierung: Komplexe widersprüchliche Erlebnisinhalte werden von affektbesetzten Objekten getrennt und nur noch rational thematisiert.

Cave:

- Man kann „alles“ durch „alles“ abwehren.
- Abwehrmechanismen sind nicht perse pathologisch.
- Dauer, Intensität, stereotype Einseitigkeit, situative Unangemessenheit prägen den krankhaften Charakter.

7.3.6 Entstehung früher Störungen oder strukturelle Ich-Störung

(z.B. Borderline-Störungen/narzistische Persönlichkeitsstörungen)

- Verständnis des obengenannten durch Konfliktmodell, das sich auf die Theorie der Objektbeziehung stützt (objektbeziehungstheoretisches Konfliktmodell).
- Durch eine in der frühen Entwicklung massiv gestörte Subjekt-Objekt-Interaktion kann keine ausreichende Differenzierung von Selbst- und Objektpräsentanzen erfolgen.
- Primitive Abwehrmechanismen wie Spaltung und Projektion werden zur Angstreduktion eingesetzt.
- Das Individuum entwickelt dysfunktionale Konzepte von sich und seinen Beziehungen zur Umwelt. Dies hat schwerwiegende Folgen für die Persönlichkeitsentwicklung z.B.
    - Störungen der Impulskontrolle,
    - Affektlabilität,
    - fragiles Selbstwerterleben,
    - Interaktionsprobleme.

7.3.7 Psychoanalytische Behandlungskonzepte (Technik)

Hochfrequente Psychoanalyse nach Freud (Einzelbehandlung 2-4 h/Woche über Jahre).

Klassisches Setting:

- Der Patient liegt auf der Couch. Er assoziiert frei.
- Der Psychoanalytiker sitzt hinter dem Patienten am Kopfende.
- Es besteht kein Blickkontakt zwischen Patient und Therapeut.

Ziel:

Aufdeckung und Bearbeitung von Konflikten durch Introspektion und Deutung unbewusster Konflikte.

Beziehung zum Psychoanalytiker:
Interaktionsprozess zwischen Therapeut und Patient wird diagnostisch und behandlungstechnisch genutzt.

Folgende Grundbegriffe (Freud) sind hier wichtig:

1. Abstinenzregel:
    - Der Therapeut darf seine Konflikte nicht thematisieren oder ausagieren.
    - Kein Kontakt zum Patienten außerhalb der Therapie!
    - Keine Kontakte des Therapeuten zu Bezugspersonen des Patienten!
    - Der Therapeut darf nicht verführerisch sein!
2. Gleichschwebende Aufmerksamkeit:
    - Empathie
    - aber auch zurückhaltende neutrale Einstellung gegenüber allen Äußerungen und Reaktionen des Patienten.
3. Freie Assoziation:
    - Patient darf alles sagen, was ihm in den Sinn kommt.
    - Regression auf frühkindliche Entwicklungsstufen.
    - Traumatische Erlebnisse werden so sichtbar gemacht.
4. Übertragung:
    - Nicht verarbeitete Konflikte aufgrund frühkindlicher Erlebnisse werden in der therapeutischen Allianz aufs Neue aktualisiert.
    - Analytiker gewinnt Einblick in Konfliktsituation des Patienten.
5. Gegenübertragung:
    - Neurotische Anteile des Psychoanalytikers.
    - Gefühle und Impulse des Analytikers gegenüber dem Patienten.

6. Widerstand:

   - Alles, was sich dem Fortgang der therapeutischen Arbeit widersetzt.
   - Dadurch Vermeidung von Ängsten, Schamgefühl, Peinlichkeiten z.B. Schweigen, Zuspätkommen, ständiges Missverstehen oder auch Zustimmung.

7. Übertragungsneurose:

   - Regressive frühkindliche Anteile durch Übertragungssituation aktualisiert.
   - Frühe Verhaltensweisen zeigen sich jetzt in der aktuellen Arzt-Patienten-Beziehung bzw. Therapeut-Patienten-Beziehung.

Beispiele für Interventionstechniken:

- Klarifizierung: wesentlicher Inhalt eines Konfliktes wird herausgearbeitet.
- Interpretation: durch Deutung/Erklärung wird vom Analytiker eine Hypothese zur Genese der Symptomatik erarbeitet.
- Konfrontation: Therapeut konfrontiert den Patienten mit seinen Interpretationen und mit der aufgetretenen Übertragungsreaktion.
- Durcharbeiten: Patient verarbeitet die vom Analytiker gegebenen Interpretationen zur intrapsychischen Konfliktsituation.

7.3.8 Wichtige psychoanalytische Schulen

Individualpsychologie (A. Adler)

- Adler (1870-1937) ließ pädagogische Einflüsse in Freuds Therapie einfließen,
- er sträubte sich gegen die Zersplitterung der Person in Ich, Es, Über-Ich,
- bei ihm geht es um den sozialen Aspekt menschlichen Handelns.
- Aus einer Objektbeziehung

  - entwickelt das Kind seinen individuellen Lebensstil,

- entsteht ein frühkindlich eingeübtes Beziehungsmuster (Familie/Umwelt
- entsteht die Grundlage für eine normale oder eine neurotische Persönlichkeit.
- Neurotische Störungen entwickeln sich nicht aus Ich-, Es- und Über-Ich-Dynamik, sondern aus Abwehr gegen die Anforderungen und Erwartungen der Umwelt.

Folge:

- das Kind erlebt sich der Umwelt ausgeliefert,
- das Kind fühlt sich im Vergleich zum Primärobjekt (Mutter) schwach, hilflos, ausgeliefert (Minderwertigkeitsgefühl),
- es kompensiert durch:
    - Strebung nach Macht/Geltung,
    - 4.-5. Lebensjahr: Auseinandersetzung mit der Gesellschaft,
    - dies prägt den Lebensstil,
    - Konflikt: eigene Mängel einerseits und ideale Ansprüche seitens der Gesellschaft andererseits,
    - Einzelner wird zum Verlierer (Fiktion, Phantasien, Verzerrung der Realität, subjektive Überinterpretation),
    - der Neurotiker hat eine eigene Logik über die Welt,
    - er fragt nicht nach Austausch mit anderen, sondern nach seinen eigenen Möglichkeiten der Überlegenheit und Macht um Minderwertigkeit zu kompensieren,
    - es besteht eine ständige Angst zu scheitern.

Analytische Psychologie (C.G. Jung)

- Carl Gustav Jung (1875-1961) entwickelte die Freudsche Theorie weiter,
- Libido ist nicht nur Sextrieb, sondern allgemein psychische menschliche Energie (sexuell, spirituell etc.),
- Entdeckung des „kollektiven Unbewussten“: Der Mensch ist nicht nur individuell bestimmt sondern durch Anschluss an einen, über die Menschheitsgeschichte hinweg vermittelten, Erfahrungsschatz,

- Konflikt: Nicht nur Resultat einer misslungenen Anpassung an die Gesellschaft, sondern Ausdruck einer Auseinandersetzung mit dem eigenen Lebensweg (Individuation),
- C.G. Jung: Entdeckung der Begriffe „Extroversion-Introversion".
- extrovertierte Charaktere:
    - nach außen gewandte Haltung,
    - gesprächig, aktiv,
    - bestimmt, dominant,
    - enthusiastisch, abenteuerlustig.
- introvertierte Charaktere:
    - Wendung der Aufmerksamkeit nach innen,
    - passives Beobachten,
    - still, sorgfältig, bedächtig.

Existenzanalyse (Logotherapie) (V. Frankl)

- Antropologisch-philosophischer Ansatz,
- die Frage nach dem Menschen entspricht der Frage nach dem Sinn des Lebens,
- „Noogene Neurose": neurotische Konflikte haben sich über Jahrzehnte verändert. Die heutigen Konflikte sind durch ein „existentielles Vakuum" innerer Sinnlosigkeit geprägt.

Neopsychoanalyse (Fromm, Sullivan)

Allgemeine Neurosenlehre.
Ursache:
Vitale Antriebshemmung durch Gesellschaft bzw. durch Umwelt:

- übertriebene Bequemlichkeit,
- unrealistische Erwartungshaltung,
- ständige Kompensation von Minderwertigkeitsgefühlen,
- verwöhnende Zuwendung.

Ziel der Psychoanalyse:

- Rückbildung und Neuanpassung an die gesellschaftliche Realität,
- Steigerung der subjektiven Erlebnisfähigkeit,
- Zuwachs an Autonomie und Freiheit.

7.4 Tiefenpsychologisch fundierte Psychotherapie (dynamische Psychotherapie)

- Aktuelle Symptomatik und Bezüge zur Lebensgeschichte des Patienten stehen im Mittelpunkt,
- im Sitzen, 1-2 h/Woche,
- Behandlungsdauer: 20-40 Stunden,
- Übertragungsphänomene werden bearbeitet,
- Ausbildung einer Übertragungsneurose ist nicht das primäre Ziel der Therapie sondern eine konstruktive Veränderung der Lebenssituation durch
    - Einsicht in aktuelle und frühere Konflikte,
    - neue Erfahrungen in der therapeutischen Beziehung.

Fokaltherapie:

- 20-30 Sitzungen,
- Dauer bis zu 30 Stunden,
- aktuelle Problematik auslösende Konflikte als Fokus,
- Krisensituation/Beziehungskonflikte,
- Verfahren (Wirksamkeit empirisch belegt): interpersonelle Psychotherapie nach Klermann/Weissmann.
- Indikation: Depression, Bulimie, Ehekonflikte.

Klar strukturiert in:

1. Anfangsphase:

   - Aufbau einer tragfähigen Beziehung,
   - psychoeduktive Elemente,
   - erheben des interpersonellen Inventars.
   - Analyse der für den Patienten wesentlichen zwischenmenschlichen Beziehung und Bedeutung für aktuelle Symptomatik,
   - Erarbeitung eines Behandlungsschwerpunktes (Fokus).
   - Lässt sich den vier Problembereichen zuordnen:

     a) Trauer (Verlust eines nahestehenden Menschen),
     b) Rollenwechsel (Geburt eines Kindes, Berentung etc.),
     c) interpersonelle Konflikte (Partnerschaftskonflikte),
     d) Einsamkeit und Isolation.

   - Therapeut und Patient vereinbaren welche Problembereiche für die aktuelle Symptomatik am relevantesten ist.

2. Mittlere Phase:

   - Bearbeitung dieser Problembereiche,
   - Strategien zur Klärung, Problemaktualisierung, Ressourcenaktivierung, Bewältigung der Problematik.

3. Beendigungsphase:

   - der Verlauf der Therapie wird zusammengefasst,
   - die weitere Stabilisierung wird angestrebt,
   - das Ende der Therapie wird vorbereitet.

7.5 Gesprächspsychotherapie

- Arbeiten von Carl R. Rogers (1902-1987) wurden in den 40er Jahren veröffentlicht,
- heute mehrfach modifiziert (klientenzentrierte, klientenbezogene oder personenzentrierte Gesprächspsychotherapie).

Definition:

- das Gespräch mit dem Klienten, der Rat suchenden Person, bildet wesentlichen Teil der Therapie,
- Klient = Experte für sein eigenes Erleben,
- Therapeut = Experte für das Schaffen von Bedingungen, die für Veränderungen förderlich sind,
- Bedingungen schaffen, damit sich der Patient selbst verwirklichen kann und somit persönliches Wachstum und Reifung für sich ermöglicht,
- der Therapeut betrachtet die Probleme des Patienten nicht von vornherein als krankhaft,
- Eigenverantwortung und Eigeninitiative des Klienten werden gefördert,
- Therapeut verhält sich nicht direktiv.

7.5.1 Theoretische Grundlage der Gesprächspsychotherapie (Rogers Persönlichkeitstheorie)

- Jeder Mensch hat eine angeborene Tendenz zur Selbstverwirklichung (= Selbstaktualisierung), dazu gehören:
    - wachsen, sich verändern, anpassen, persönliches Glück, Zufriedenheit, Kreativität,
    - das er ist, er selbst sein kann:
        - Kongruenz von Selbst und Erfahrung,
        - Erfahrung aus Interaktion des Individuums mit seiner Umwelt, von ihr selbst wahrgenommen und bewertet,
        - er entwickelt daraus Einsicht über sich selbst (Selbst-Konzept),
        - unbedingte Akzeptanz (nicht an bestimmte Bedingungen gekoppelte Akzeptanz. Der Mensch sieht sich selbst als uneingeschränkt an),
- der Patient erlebt bestimmte Anteile seiner Person in zwischenmenschlicher Beziehung als „unerwünscht", „nicht liebenswert" oder „nicht passend",
- diese Anteile werden aus dem Bewusstsein verdrängt,
- diese Aspekte werden nicht ins „Selbst-Konzept" integriert,
- Inkongruenz von Selbst und Erfahrung: Mensch lebt nicht in Übereinstimmung mit sich selbst (z.B. Erfahrung in der Kindheit (Ärger, Wut) sind grundsätzlich schlecht),
- Unterdrückung von Aggressionen,
- er ist nicht konfliktfähig.
- Durch die Gesprächstherapie soll das Verhalten beeinflusst werden. Dies soll zu einer
- Reintegration führen, wenn die Person diese Diskrepanz bewusst wahrnimmt und neue Lösungsmöglichkeiten für sich entwickelt.

Therapeut:

- Bedingungen schaffen, die die Einsichtsfähigkeiten des Patienten fördern. Dies führt zu Veränderungen.
- Positive Wertschätzung, Würdigung des Patienten.
- Empathie:
    - hilft, positive Veränderung seines Selbstkonzeptes zu ermöglichen,
    - Kongruenz von Selbst und Erfahrung ist das Ziel.

7.5.2 Durchführung der Gesprächstherapie

- Der Therapeut ist nicht direktiv,
- Akzeptanz (keine Bedingungen seitens des Therapeuten),
- Empathie (Verstehen des subjektiven Erlebens),
- innere Teilnahme/aktives Bemühen/Information seitens des Therapeuten,
- dem Patienten wird somit die Selbstexploration ermöglicht,
- Rückmeldung durch Therapeuten (Spiegeltechnik).

7.5.3 Wirksamkeit und Anwendungsbereich der Gesprächspsychotherapie

- Die Wirksamkeit ist empirisch gut belegt.
- Der Patient muss sich selbständig und aktiv mit seinen Problemen auseinandersetzen. Er muss hierfür über gut entwickelte interpersonelle Fertigkeiten verfügen.

Indikation:

- breite Indikation unter anderem Depression, Ängste.

Anwendungsbereiche:

- Gruppentherapie,
- Paar-/ Familientherapie,
- 1 x/Woche à 30-60 minütige Settings.

In Deutschland:

- Gesprächspsychotherapie,
- tiefenpsychologische Behandlungsformen,
- Verhaltenstherapie.

7.5.4 Paar-/ Familientherapie

Definition:

- eine Vielzahl von paar-/ familientherapeutische Behandlungsformen werden hierunter zusammengefasst,
- sie betrachten das Paar oder die Familie als System,
- die Mitglieder stehen miteinander in dynamischen Wechselbeziehungen.

Problem:

- nicht individuell,
- Manifestation einer gestörten Interaktion innerhalb des gesamten Systems.

Basis:

- System-Regeltheorie (Kybernetik),
- Erkenntnisse der Informations- und Kommunikationspsychologie:
    - unterschiedlich in der zugrunde liegenden Theorie
    - z.B. psychoanalytische oder verhaltenstheoretisch,
    - äußere Rahmenbedingungen (Settings).

Familientherapie

Verschiedene Schulen:

- psychoanalytisch orientiert (Richter),
- strukturell orientiert (Minuchin),
- strategisch orientiert (Haley),
- Kurzzeittherapie (systemisch) (Selvin-Palozzoli),
- verhaltenstherapeutisch (Falloon),
- gestaltungstherapeutisch (Kempler).

Gemeinsamkeiten der Familientherapie:

Therapeut:

- Neutralität,
- aktive/direktive Haltung (z.B. Umdeutungen),
- Festlegung der Kommunikationsregeln,
- Betonung der positiven, unproblematischen Aspekte,
- Identifizierung der Ressourcen der Familie.

Unterschiedliche Typen der Familientherapie:

1. Psychoanalytische Familientherapie (Stierlins):
   - sie geht davon aus, dass Anteile des Ich, Es, Über-Ich der Eltern an die Kinder weitergegeben oder delegiert werden,
   - Delegation: das Kind bekommt von den Eltern den Auftrag etwas Unerwünschtes auszuleben (z.B. Beruf).

2. Systemische Familientherapie:
   - die Familie ist ein sich selbst regulierendes System,
   - Therapie: Spielregeln entdecken und modifizieren (Therapie-Techniken: Reframing, paradoxe Interventionen, zirkuläre Fragen).

3. Verhaltenstherapeutische (psychoedukative): Familienbetreuung

    a) Psychoedukation:

        - Aufklärung,
        - Information,
        - Auslöser,
        - Therapieoption,
        - Prävention,
        - Früherkennung.

    b) Kommunikationstraining.
    c) Problemlösetraining.

Diagnostik im Rahmen der Familientherapie:

- Analyse der innerfamiliären Interaktionsmuster (Gesetze, Regeln aufdecken),
- Genogramm,
- zirkuläre Fragen,
- Skulpturverfahren: Familienaufstellung,
- Erstgespräch,
- standardisierte diagnostische Verfahren.

Indikation für die Familientherapie:

- wenn für den Patient familiäre Interaktionsprozesse die Ursache sind,
- Anorexie (systemischer Ansatz),
- Schizophrenie, affektive Störungen (verhaltenstherapeutischer Ansatz).

Paartherapie

Es gibt unterschiedliche Ansätze.

Die Qualität und Stabilität von Partnerschaften hängen von 3 Fähigkeiten ab:

- angemessene Kommunikation,
- adäquate Problemlösestrategien,
- Möglichkeit der individuellen und gemeinsamen Stressbewältigung.

Ziel der Paartherapie:

- Informationen zu geben (Psychoedukation),
- Konflikte und andere Symptome abzubauen,
- Kommunikation der Partner miteinander zu verbessern,
- Kompetenz zur Bewältigung von Problemen und von Stress zu vermitteln.

Indikation der Paartherapie:

- fehlende Lösungsstrategien,
- ein Partner ist psychisch krank,
- Aufrechterhaltung einer psychischen Erkrankung.

7.6 Andere therapeutische Interventionen

7.6.1 Entspannungsverfahren und hypnotherapeutische Verfahren

Basierend auf wissenschaftlicher Grundlage.

Progressive Muskelrelaxation nach Jacobson

- Entwickelt in den 20er Jahren,
- muskuläre Entspannung reduziert psychische Anspannung,
- dies führt zu einer Abnahme von Ängsten,
- Einzeltherapie oder Gruppentherapie.

Indikation:

- Angst,
- leichte Depression,
- Schlafstörungen,
- somatoforme Störungen,
- chronisches Schmerzsyndrom.

Kontraindikation:

- akut psychotische Zustände,
- schwere depressive Episode.

Autogenes Training nach Schultz

- Schultz (1884-1979) entwickelte die autosuggestive Entspannungsmethode,
- verstärkte Konzentration auf den eigenen Körper,
- Position: liegend oder sitzend,
- ein bis mehrmals täglich.

Indikation:

- chronische Schmerzzustände,
- somatoforme Störungen,
- leichte Angststörungen,
- Stress (Schlafstörungen, Anspannung).

Kontraindikation:

- Schizophrenie,
- schwere Depressionen.

Biofeetbackverfahren

- Vegetative Prozesse werden sichtbar gemacht z.B. Muskeltons über EMG, Herzfrequenz über EKG, Neurobiofeedback über EEG-Muster.
- Bewusster Einfluss wird gefördert.

Indikation:

- Migräne,
- Spannungskopfschmerz,
- arterielle Hypertonie.

Hypnose nach M. Erikson

- Suggestion in veränderter Bewusstseinslage,
- induziert wird ein schlafähnlicher Zustand mit eingeengter Bewusstseinslage sowie einem Schwere- und Wärmegefühl,
- in tiefer Entspannung werden über kurze positive, suggestive Formeln spezielle Problembereiche angesprochen und verändert,
- mehrere Sitzungen pro Woche über mindestens 30 Minuten.

Indikation:

- Angst-, Anspannungszustände,
- Migräne,
- chronische Schmerzzustände,
- somatoforme Störungen.

Kontraindikationen:
akute psychotische Zustände.

7.6.2 Deprexis

Deprexis ist ein interaktives, individualisiertes Online-Programm für Patienten mit unipolaren Depressionen oder depressiver Verstimmung. Es handelt sich hierbei um eine neue Technik im Bereich der kognitiven Verhaltenstherapie. Mit diesem Programm soll die Arbeit mit dem Therapeuten unterstützt werden. Die Wirksamkeit wurde in mehreren Studien belegt.

Indikation:

- ländlicher Bereich, hier ist eine therapeutische Anbindung meist schwierig,
- Überbrückung zum Therapiebeginn bei langen Wartezeiten,
- Unterstützung nach einer Psychotherapie.

Anwendung:
Mittels eines Zugangscodes meldet man sich online im System an. Deprexis geht persönlich auf den Patienten und seine aktuelle Situation ein. Der Patient kann seine persönlichen Vorlieben, Gedanken und Ängste einbringen und tritt mit Deprexis in einen simulierten „dynamischen Dialog“. Deprexis reagiert individuell auf die jeweiligen Antworten. Das Programm bietet Informationen zum Krankheitsbild und stellt Übungen, Methoden und Techniken vor. Hierbei handelt es sich z.B. um Problemlösetechniken oder um Übungen zur Wahrnehmung und zur Achtsamkeit. Das Programm sendet dem Anwender zudem E-Mails und SMS, die ihm helfen sollen, die Inhalte und Online-Übungen im Alltag zu vertiefen.

Ziel:
Das Ziel ist es, negative Denkmuster zu erkennen und neue Verhaltensweisen zu erlernen.

8 Soziotherapie, psychiatrische Rehabilitation und Sozialpsychiatrie

8.1 Soziotherapie

Definition:
Alle Therapieformen, die neben biologisch-psychotherapeutischen Formen angewandt werden wie

1. Ergotherapie,
2. Beratung und Betreuung durch den Sozialdienst,
3. kreative Gruppenaktivitäten.

Die Soziotherapie wurde Mitte des 20. Jahrhunderts entwickelt. Die Grundlage aller soziotherapeutischen Verfahren ist die Interaktion des Patienten mit anderen Menschen. In der Soziotherapie kommen sozialpsychiatrische Behandlungsansätze zur Anwendung.

> Ziel:
> Ausreichendes Maß an Anregung auf kognitiver, emotionaler und sozialer Ebene, ohne den Patienten zu überfordern.

Ergotherapie:

- Beschäftigungs-Arbeitstherapie mit kreativ/handwerklicher Tätigkeit,
- Konzentrationstraining,
- einüben alltagsrelevanter Aktivitäten,
- bietet die Möglichkeit den Patienten zu beobachten.

Arbeitstherapie:

- Rückkehr in den Arbeitsprozess,
- selbstständiges Arbeiten in weiterführenden Behandlungseinrichtungen.

Therapieziele der Arbeitstherapie:

- Konzentrationsfähigkeit,
- Ausdauer,
- Sorgfalt,
- Flexibilität.

Kreative soziotherapeutische Behandlungsformen:

- Musiktherapie,
- Tanz- und Bewegungstherapie,
- Gestaltungstherapie.

Sozialtherapie:

- Organisation,
- Vermittlung,
- Begleitung von Maßnahmen.

Ziel:
Soziale Reintegration (durch Sozialarbeiter und/oder Sozialpädagogen).

8.2 Psychiatrisch-psychotherapeutische Rehabilitation

Definition Rehabilitation:
Wiederherstellung der ursprünglichen Lage.

Ermöglicht werden soll:

- die Bewältigung von Beschwerden und Folgen im Alltag,
- Rückkehr ins Berufsleben,
- häusliche, familiäre Verpflichtungen wieder zu übernehmen,
- befriedigende Gestaltung der Freizeit.

Unterteilung:

1. medizinische Rehabilitation,
2. berufliche Rehabilitation,
3. soziale Rehabilitation.

Rehabilitationsmaßnahmen und Institutionen:

Institutionen:

- niedergelassene Fachärzte,
- ambulant vom Psychologen,
- stationär/teilstationär (psychiatrische Klinik),
- stationär in einer psychosomatischen Klinik,
- spezifische Rehabilitationseinrichtungen,
- Dauer: 3 Wochen bis 6 Monate.

Medizinische Rehabilitation:

- ärztliche Behandlung,
- Anwendung von Heilmitteln (Medikamente/Physiotherapie),
- Psychotherapie,
- psychiatrische Krankenpflege,
- soziotherapeutische Verfahren,
- sozialpsychiatrische Beratung,
- Rehabilitationsberatung.

Berufliche Rehabilitation:

- Rückkehr ins Berufsleben,
- stufenweise Wiedereingliederung,
- eventuell Rente.

Soziale Rehabilitation:
Oberstes Ziel des Rehabilitationsprozesses sind alle Aspekte des menschlichen Zusammenlebens:

- beruflich,
- familiär,
- kulturell,
- politisch.

Ziel:
Integration des Patienten in die Gesellschaft.

8.3 Sozialpsychiatrie und psychiatrische Versorgung

Definition:
Beschäftigung mit sozialen Ursachen und Folgen psychischer Erkrankungen und den daraus resultierenden Konsequenzen:

- Prävention,
- medizinische Betreuung,
- Rehabilitation.

Bedeutungsebenen:
Sozialpsychiatrie kann nach Priebe/Hoffmann auf mehrere Bedeutungsebenen verstanden werden:

- als Orientierung des Denkens z.B. mit der Erkrankung leben lernen,
- als gesundheitliche Bewegung (Rechte, Würde des Kranken),
- als therapeutische Praxis: Lebensqualität, Rund-um-Versorgung (gemeindepsychologische Versorgung),
- als Wissenschaftsbereich: empirische Untersuchung zur Verbesserung der Prävention, medizinischer Versorgung, Rehabilitation etc.

9 Psychoedukation

Definition:

Schulung von Patienten sowie deren Angehörige, die an einer psychischen Erkrankung leiden, durch psychologisches Fachpersonal.

- Alle Behandlungsansätze, die als Ziel haben, dem Patienten und den Angehörigen Informationen und Wissen zu vermitteln (z.B. durch Angehörigengruppen).
- Basierend auf psychologisch-psychotherapeutischen Grundprinzipien und Konzepten.
- Krankheitsmodelle und therapeutische Interventionen für den Patienten und seine Angehörigen verständlich und nachvollziehbar machen.
- Angst reduzieren.
- Vertrauen schaffen. Dies führt zu:
    - Eigenaktivität, Verantwortlichkeit, Förderung der Selbstkontrolle und bietet gleichzeitig eine
    - Rückfallprophylaxe.

Form der Anwendungen:

- Gespräch,
- Patientenratgeber: Erste-Hilfe vor oder zu Beginn der Therapie,
- Selbsthilfeprogramme: didaktische Darstellung eines therapeutischen Verfahrens,
- psychoedukative Therapieprogramme z.B. psychoedukatives Training für schizophrene Patienten (Kieserg/Hornung). Bei
  - Angststörung,
  - Zwangsstörung,
  - Schlafstörung,
  - Essstörung,
  - Suchterkrankungen.

Historie:
Der Begriff „Psychoedukation“ wurde von der Ärztin C.M. Anderson erstmals im Jahre 1980 im Rahmen der Schizophreniebehandlung gebraucht.

Aufgaben der Psychoedukation:

- Informationsvermittlung (Symptomatik, Ursachen, Behandlungskonzepte),
- Entlastung durch Verständnis, Erfahrungsaustausch,
- Förderung der Compliance hinsichtlich Medikamenteneinnahme durch Aufklärung,
- Förderung der Selbsthilfe,
- Hilfe zur Selbsthilfe,
- Reduzierung des Rückfallrisikos (Stärkung durch Vermittlung des Prophylaxegedankens).

9.1 Qualitätsstandards von Psychoedukation

Psychoedukation kann im Einzelgespräch oder in Gruppen erfolgen.

Relative Kontraindikationen:

- akute Exazerbation einer Psychose,
- bei Eigen- und Fremdgefährdung,
- sedierte Patienten mit erheblichen Einschränkungen der Konzentration und Aufmerksamkeit,
- Abwägung Nutzen-Risiko. CAVE: Aufklärung kann auch zur starken Belastung des Betroffenen führen,
- Einbeziehung der Angehörigen der Betroffenen,
- Handlungsorientiert agieren,
- Bedürfnisse und Wünsche der Teilnehmer einbeziehen bzw. berücksichtigen,
- Hoffnung machen, würdigen,
- den Betroffenen als gleichberechtigt ansehen.

Indikation für Psychoedukation:

- schizophrene/schizoaffektive Psychosen,
- affektive Erkrankungen (Depressionen, bipolare Störungen),
- Persönlichkeitsstörungen,
- Suchterkrankungen,
- Zwangserkrankungen,
- Angststörungen, Panikattacken,
- Belastungsstörungen,
- dementielle Erkrankungen (vaskuläre Demenz, Alzheimer-Demenz, Mischformen).

Warum Psychoedukation?

- Schlechte Compliance,
- Rückfallrisiko zu hoch,
- die Belastung der Angehörigen und der Betroffenen ist enorm.

Praktische Durchführung z.B. einer Gruppenedukation:

Beginn:

- nicht in der Akutphase,
- ausreichende Teilnehmerzahl,
- Angehörigengruppe parallel zur Patientengruppe aufklären.

Zahl der Treffen:

- 8 Treffen à 60 min
- plus Abschlusstreffen.

Häufigkeit der Treffen:

- 1-2 Mal pro Woche.

Zahl der Teilnehmer:

- zwischen 6-15 Teilnehmer.

Bei jedem Treffen:

- Anwesenheit kontrollieren,
- Begrüßung,
- gemeinsame Erarbeitung der Themenschwerpunkte,
- „Blitzlicht“,
- schriftliches Material austeilen,
- Ende, Vereinbarung des nächsten Termins.

9.2 Psychoedukation in der Behandlung von Patienten mit Doppeldiagnosen

Definition „Doppeldiagnose“ nach WHO:
Gleichzeitiges Auftreten von 2 Störungen:

1. Suchtmittelmissbrauch oder Suchtmittelabhängigkeit
2. plus eine andere psychiatrische Erkrankung wie:

   - Depressions- und Angststörung (20-60%),
   - psychotische Störungen (15-20%),
   - Persönlichkeitsstörungen (50-90%).

Vorgehensweise bei Doppeldiagnosen:

1. Die erste Störung erkennen und behandeln,
2. die zweite Störung erkennen und behandeln,
3. Wechselwirkung bzw. Zusammenhänge zwischen der ersten und der zweiten Störung erkennen und behandeln.

Behandlung:

- Behandlung beider Erkrankungen durch ein Therapeutenteam,
- Einbezug der Angehörigen,
- Flexibilität in der Behandlung,
- langfristige Ausrichtung der Behandlung.

10 Organische psychische Störungen 1. Ranges

Definition:

Organisch psychischen Störungen liegen pathologische/pathophysiologisch definierte Hirnerkrankungen zu Grunde. Sie werden auch als

- organische,
- hirnorganische,
- körperlich begründbare, somatogene, exogene oder symptomatische Psychosen,
- Funktionspsychosen oder hirnorganische Psychosyndrome bezeichnet.

Die Einteilung erfolgt nach:

- Symptomatik (ICD-10),
- Ätiologie,
- Verlauf.

Symptomatik (ICD-10) der organisch psychischen Störungen ersten Ranges:

- Verdachtsdiagnose aufgrund klinischer Symptomatik,
- Demenzen (F00-F09),
- organisch amnestisches Syndrom (F04),
- Delir/Verwirrtheitszustände (F05).

Ätiologie:

- Organisch psychische Störungen können nahezu jedes psychische Krankheitsbild vortäuschen.
- Organisch psychische Störungen weisen unabhängig von ihrer speziellen Ätiologie gemeinsame psychopathologische Symptome auf, dass heißt

das Gehirn reagiert relativ gleichförmig auf schädigende Einflüsse, weshalb es auch kein psychopathologisches Symptom gibt, das für eine bestimmte Grundkrankheit spezifisch wäre. Dennoch sind einige Kriterien zu nennen, die bei einer psychischen Störung dafür sprechen, dass eine organische Ursache vorliegt.

Kriterien:

- Das Vorliegen relevanter pathologischer somatischer Befunde.
- Das Vorliegen psychopathologischer Leitsymptome organisch psychischer Störungen wie z.B. Bewusstseins- und Orientierungsstörungen.
- Ein enger zeitlicher Zusammenhang der Manifestation der psychischen Störung mit dem Auftreten der organischen Erkrankung.
- Die Besserung der psychischen Symptomatik mit der erfolgreichen Behandlung der organischen Grunderkrankung.
- Unter ätiologischen Gesichtspunkten werden die organisch-psychischen Störungen eingeteilt in:

    1. Primäre organisch psychische Störungen. Durch intrazerebrale Erkrankungen oder Verletzungen verursacht (z.B. Multiple Sklerose, Morbus Parkinson, Apoplex).
    2. Sekundäre organisch psychische Störungen. Durch extrazerebrale Erkrankungen hervorgerufen, die zu Hirnfunktionsstörungen führen (z.B. hepatische Encephalopathie).

Verlauf:

1. Akute organische Psychosyndrome:

    - kurze Krankheitsgeschichte (Stunden bis Wochen),
    - meist körperliche Erkrankung, die das Gehirn sekundär in Mitleidenschaft ziehen, sind in der Regel wohl reversibel,
    - Leitsymptom: Bewusstseinsstörung z.B. Delir,
    - Ausnahmen: Durchgangssyndrom nach Wieck (Bewusstseinsstörung fehlt).

2. Chronisch organische Psychosyndrome:

    - lange Krankheitsgeschichte (Monate bis Jahre) mit schleichendem Beginn,
    - meist liegen primäre, selten sekundäre Hirnerkrankungen zu Grunde,
    - meist irreversible Störungen,
    - Leitsymptome:
        - organische Wesensveränderungen,
        - Demenz.
    - Bewusstseinsstörungen bestehen nicht.

10.1 Durchgangssyndrom nach Wieck

Der Begriff „Durchgangssyndrom“ wird in ICD-10 nicht mehr verwendet. Er ist im klinischen Alltag jedoch noch häufig zu hören.

Definition:
Reversible, nicht mit einer Bewusstseinsstörung verbundene Form organisch psychischer Störungen, die meist bei der Rückbildung z.B. einer Intoxikation oder eines Schädelhirntraumas oder postoperativ auftreten.
Das Durchgangssyndrom kann unterschiedliche Erscheinungsbilder aufweisen:

- affektive, aspontane, hysteriforme Durchgangssyndrome,
- amnestische Durchgangssyndrome (akutes „Korsakow-Syndrom“),
- paranoid-halluzinatorische Durchgangssyndrome.

Symptome:

- innere Unruhe,
- Bewusstseinsstörung,
- Angst, Mißempfindungen,
- Hyperhydrosis,

- Hypertension, Tachykardie,
- Lichtempfindlichkeit.

Diagnostik:

- Anamnese, Fremdanamnese,
- Labor,
- EKG, Blutdruck, Puls.

Therapie:

- Neuroleptikagabe (Haldol, Risperdal),
- Antidepressiva (Saroten, Aponal),
- Benzodiazepine: einzeln oder in Kombination, Abhängig von den Symptomen.

Wichtig:

- Beruhigung und Unterstützung der Angehörigen,
- Aufklärung,
- ggf. psychologische Betreuung.

Prävention:
eine Vorbeugung ist nicht möglich.

10.2 Demenzen

Definition:
Das dementielle Syndrom umfasst nach ICD-10 folgende 3 Elemente:

1. Störung des Gedächtnisses. Der Patient kann sich an gerade Besprochenes oder vereinbarte Termine nicht erinnern oder vergisst, wo er etwas soeben hingelegt hat.
2. Eine Beeinträchtigung in zumindest einem weiteren neuropsychologischen Teilbereich (z.B. eine Störung der Orientierung, des Sprachverständnisses, des Lesens, Schreibens oder Rechnens).
3. Eine damit verbundene alltagsrelevante Einschränkung der Lebensführung.

Bei der Demenz besteht somit ein Verlust einer zuvor einmal erreichten kognitiven Fähigkeit. Damit grenzt sich sich von der Oligophrenie ab, bei der die Störung seit der Geburt besteht.
Die Symptomatik muss, um die Kriterien der Demenz zu erfüllen, mindestens 6 Monate bestehen.

Diagnose:
Die oben genannte Demenzkriterien nach ICD-10 müssen erfüllt sein.

Wichtig: Feststellung kognitiver Defizite durch

- eine genaue Erhebung des psychischen Befundes,
- durch Anwendung standardisierter, reproduzierbarer Tests.

Screeningfragen für die Abklärung eines dementiellen Syndroms:

- Merken Sie sich weniger als früher?
- Hat die Leistungsfähigkeit nachgelassen?
- Finden Sie in der letzten Zeit häufiger nicht die richtigen Worte im Gespräch?
- Suchen Sie häufiger als früher nach Gegenständen wie dem Haustürschlüssel?

Demenz-Screening-Tests:

1. Mini-Mental-Status-Test (MMST) nach Folstein (1975):
    - Pathologischer Test bei Punktwerten unter 25 (maximale Punktzahl 30).
    - Mini-Mental-Status-Test ist Teil des Münchner SIDAM-Interviews (strukturiertes Interview für die Diagnose einer Demenz vom Alzheimer-Typ, Multiinfarkt-Demenz, Demenzen anderer Ätiologien).

2. SIDAM-Interview:

   - Strukturiertes Interview für die Diagnose einer Demenz vom Alzheimer-Typ, der vaskulären Demenz und Demenzen anderer Ätiologie.
   - Instrument zur standardisierten Erfassung des Demenzgrades (MMST).

3. Uhren-Zeichnen-Test:

   - Demenz-Screening-Test,
   - problemlösendes Denken,
   - räumlich-zeichnerische Leistung erfassen,
   - Aufgabe: Ein Ziffernblatt aufzeichnen und die Zeigereinstellung 11.10 Uhr einzeichnen lassen.

4. Dem-Tect:

   - Demenz-Detektion,
   - einfaches Demenz-Screening-Verfahre,
   - im Jahre 2000 von Pasquale Calabrese entwickelt,
   - wird in Form einer Befragung durchgeführt,
   - die Leistungen des zu Untersuchenden werden vom Untersucher auf einem Testbogen protokolliert,
   - Dem-Tect enthält 5 Aufgaben zu den Funktionen:
     - verbales Gedächtnis,
     - Wortflüssigkeit,
     - intellektuelle Flexibilität,
     - Aufmerksamkeit,
     - Konzentration.
   - Auswertung:
     Die Resultate sind unabhängig vom Alter vergleichbar.

   0-18: Punkte können erreicht werden.
   $>$ 13: Normale kognitive Leistung.
   9-12: Milde kognitive Beeinträchtigung.
   $<$ 8: Es ist von einer Demenz auszugehen.

5. TFDD:

- Test zur Früherkennung von Demenzen mit Depressionsabgrenzung.
- Der Test besteht aus 2 Teilen. Der erste Teil ähnelt dem Dem-Tect, der zweite Teil dient dem Ausschluss einer Depression.
- Die Gesamtpunktzahl des Tests beträgt 50 Punkte für den Demenzteil und 20 Punkte für den Depressionsteil des Tests.
- Punkteverteilung:

  a) unmittelbare Reproduktion (7)
  b) zeitliche Orientierung (12)
  c) Anweisungen befolgen (4)
  d) konstruktive Praxis (10)
  e) verzögerte Reproduktion (7)
  f) Wortflüssigkeit (10)
  g) Fremdbeurteilung Depression (10)
  h) Selbstbeurteilung Depression (10)

- Die Durchführung kann von einer Arzthelferin nach einer Einarbeitung durchgeführt werden.
- Auswertung: Demenz und Depression werden getrennt ausgewertet.

Instrument	Dauer (min)	geprüfte Funktion
MMST	3-10	Aufmerksamkeit, Orientierungswissen, Sprache, Visuokonstruktion
SIDAM-Interview	45	Orientiertheit, unmittelbare Wiedergabe, Kurzzeitgedächtnis, Langzeitgedächtnis, Gedächtnis global, intellektuelle Leistungsfähigkeit, verbale, rechnerische Fähigkeiten, optische, räumliche Konstruktionsfähigkeit, Aphasie, Apraxie
Uhren-Zeichnen-Test	5	Visuokonstriktion, Probleme lösen
DemTect	8-10	Gedächtnis (verbal), Wortflüssigkeit, intellektuelle Flüssigkeit, Aufmerksamkeit
TFDD	5-7	Gedächtnis (verbal), Wortflüssigkeit, zeitliche Orientierung, Sprachverständnis, Stimmungslage

Diagnostisches Minimalprogramm bei der Differentialdiagnose der Demenz:

- Anamnese (Fremdanamnese),
- Erhebung des psychischen Befundes,
- Testinventare zur Objektivierung und Quantifizierung kognitiver Defizite (MMST, Hamilton-Depressions-Skala),
- internistische und neurologische Untersuchungen,
- laborchemische Untersuchungen nach differentialdiagnostischen Erwägungen,
- Liquordiagnostik: Ausschluss entzündlicher Prozesse, Messung Neurodegenerationsmarker (Tau-Protein, β-Amyloid, Protein 14-3-3, DD: Creutzfeld-Jacob-Erkrankung),
- apparative Zusatzdiagnostik: EKG, Röntgen-Thorax, EEG, cCT, cMRT, PET.

10.2.1 Alzheimer-Demenz

- 1906 erstmals von Alois Alzheimer beschrieben,
- prozentuale Häufigkeit an den Demenzen: 55%,
- häufigste Ursache einer kognitiven Leistungsabnahme im Alter,
- 5% der über 65-jährigen leiden unter Demenz,
- über 1 Millionen Patienten sind in Deutschland betroffen.

Frühere Aufteilung der Demenzen entsprechend dem Alter:

- präsenile Demenz (vor dem 65. Lebensjahr), wurde als Alzheimer-Demenz bezeichnet,
- senile Demenz.

ICD-10-Aufteilung:

- früher Beginn (vor dem 60. Lebensjahr), F 00.0,
- später Beginn (nach dem 65. Lebensjahr), F00.1.

Weitere Unterscheidungen:

1. Sporadisch auftretende Fälle (ungefähr 95%):
    - Ursache unbekannt,
    - Zwillingsstudien: 80% genetisch.
2. Familiär gehäuft auftretende Fälle (maximal 3%):
    - mehrere Erkrankungsfälle bei Verwandten 1. Grades.

Die Symptomatik ist bei beiden gleich.

Pathogenese:

- pathologische Ablagerungen von Proteinen,
- hier: extrazelluläre Plaquebildung von Amyloid-β-Peptiden und intrazelluläre Ablagerung von Neurofibrillen,
- Ablagerungen führen zu Degeneration von Nervenzellen (Hippokampus, Temporallappen, basales Vorderhirn).

Im Nucleus basalis Meynert findet sich ein Verlust von mehr als der Hälfte der cholinergen Nervenzellen.

1. Cholinerge Innervation des Kortex und des Hippokampus sind für die Aufmerksamkeit und das Gedächtnisleistung von zentraler Bedeutung. Der Ausgleich dieses „cholinergen Defizits" durch Acetylcholinesterasehemmer (AchE-Hemmer) ist therapeutisch bedeutsam.
   Auch andere Neurotransmittersysteme sind von der Degeneration betroffen:

   - Nucleus basalis Meynert (Acetylcholin),
   - Hippokampus (Glutamat),
   - Locus coeruleus (Noradrenalin),
   - Raphekern (Serotonin).

2. Abnahme der

   - kortikalen Synapsendichte,
   - inflammatorische Prozesse,
   - vaskulären Demenzen.

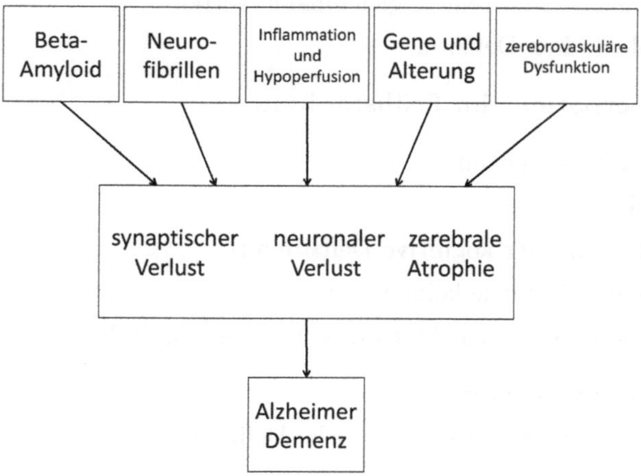

ICD-10-Kriterien für die Alzheimer-Demenz:

- kein Hinweis auf andere demenzverursachende Erkrankungen,
- meist keine Erkrankung in der Vorgeschichte,
- Beginn immer langsam mit gleichförmig progredientem Verlauf.

Klinisch zeigt sich eine typische Trias:

- Gedächtnisstörung,
- visuell-räumliche Störung,
- Benennstörung.

Symptomatik:

- keine wesentlichen Vorerkrankungen,
- Verlauf schleichend, langsam progredient,
- Merkfähigkeitsstörungen,
- Verhaltensänderungen,
- nachlassende Aktivität,
- sozialer Rückzug,
- kognitive Defizite (Gedächtnisstörungen, Orientierungsstörungen, Störung der Urteilsfähigkeit) sind relativ gleichmäßig verteilt,
- keine fokalen neurologischen Defizite.

Ein typischer Alzheimerpatient im Frühstadium:

- er klagt nicht über Vergesslichkeit,
- er gibt sich unauffällig,
- er weicht bei Nachfragen über kognitive Defizite aus,
- er ist körperlich gesund, brauche keinen Arzt,
- es entgeht die Diagnose, wenn der Arzt nicht nachhakt (gute Fassade).

Symptomatik im weiteren Verlauf:

Nach der Frühphase zeigen sich neuropsychologische Defizite:

- Apraxie, semantische Aphasie mit ausgeprägter Wortfindungsstörung, Alexie, Agraphie, Akalkulie.
- Störung der Visuokonstruktion und der räumlichen Orientierung.

Fortgeschrittenes Stadium:

- neurologische Symptome,
- Harn-, Stuhlinkontinenz,
- Verhaltensstörungen (Depression, Unruhe, Apathie, Wahnsymptome, Halluzinationen, Störungen des Schlaf-Wach-Rhythmus),
- Verwirrtheit,
- Pflegebedürftigkeit,
- Fremdaggressivität.

Risikofaktoren:

- Alter,
- familiäre Häufung neurologischer Erkrankungen,
- Schädelhirntrauma,
- niedrige Schulbildung,
- geringe psychosoziale Betätigung,
- weibliches Geschlecht (Frauen 3:2 Männer),
- Homozygotie für das ApoE4-Gen.

Protektiva:
Eine langjährige Einnahme von antiinflammatorischen Medikamenten (z.B. nichtsteroidale Antirheumatika, Östrogene, Statine).

Verlaufsdauer:

- ab dem Zeitpunkt der Diagnose 5-8 Jahre,
- frühes Stadium: MMST ungefähr 20-25 Punkte: langsame Progredienz,
- mittleres Stadium: MMST ungefähr 10-20 Punkte: schnelle Progredienz,
- ein spätes Stadium: MMST: $<$ 10 Punkte: langsame Progredienz.

Diagnostik:

Klinisch:

- neuropsychologische Testung,
- apparative Zusatzbefunde.

Die Alzheimer-Demenz ist eine Ausschlussdiagnose. Die genaue Diagnose erfolgt mittels neuropathologischer Beurteilung nach dem Tod.

Anamnese und klinischer Status:

- Erhebung der Eigen- und Fremdanamnese,
- klinischer Status,
- neuropsychologische Diagnostik (MMST, CERAD-Testbatterie),
- Verlaufsbeurteilung: Alzheimer-Disease-Assessments Scale (ADAS).

Liquordiagnostik:

- Tau-Protein ↑,
- Aβ-Amyloid-Peptid 1-2 ↓,
- Aβ-Peptid 1-40 ↑,
- Phospho-Tau-Nachweis,
- Protein 14-3-3-Nachweis,
- β-Amyloid: zunächst Anstieg, dann Abfall.

Bildgebung:
In der Bildgebung ist eine Alzheimer-Demenz nicht sicher diagnostizierbar.
MRT:

- Atrophie des Hippokampus,
- Erweiterung der Liquorräume parietotemporal,
- Perizentralregion relativ ausgespart,
- keine konfluierende subkortikale Signalhypointension.

PET:
Seitengleiche temporoparietale Minderutilisation von Glucose im 18F-Desoxyglucoese-PET.

Differentialdiagnose:

- Hypovitaminose,
- Hypothyreose,
- Lues: progrediente Paralyse,
- CT: Ausschluss vaskulärer Läsionen (Raumforderung, Normaldruckhydrocephalus),
- EKG: Herzrhythmusstörungen, absolute Arrhythmie bei Vorhofflimmern etc.,
- EEG: DD: Creuzfeld-Jakob-Erkrankungen,
- Lumbalpunktion: Ausschluss Infektion.

Differenzialdiagnose depressive Pseudodemenz:

Alzheimer-Demenz	depressive Pseudodemenz
Patient versucht zu dissimulieren	Patient beklagt „Vergesslichkeit“
Testleistung entsprechen den Alltagsleistungen	Alltagsleistungen sind besser als Testleistung
schleichend, progredient	über Tage, Wochen anhaltend
gestörte Orientierung	Orientierung intakt
ungestörte sexuelle Bedürfnisse	gestörte sexuelle Bedürfnisse
Hygiene gestört	Hygiene eher ungestört
kein Ansprechen auf Antidepressiva	Verbesserung der kognitiven Defizite unter Antidepressiva

Therapieansätze:

- Eine kurative Therapie ist nicht möglich!
- Behandlung mit Acetylcholinesterasehemmern zum Ausgleich eines cholinergen Defizits.
- Behandlung mit NMDA-Rezeptor-Modulatoren (z.B. Memantine zur Antagonisierung exzitorischer Glutamatwirkung).
- Behandlung mit Antioxidantien zum Abfangen neurotoxischer freier Radikale.
- Impfung mit β-Amyloid zur Reduzierung der Ablagerung von β-Amyloid-Proteinen.
- Behandlung mit neurotrophen Substanzen zur Antagonisierung neurodegenerativer Prozesse.
- Entwicklung von Sekretasehemmern, welche die Bildung und Aggregation pathologischer β-Amylid-Proteine verhindern.

Medikamentöse Therapie

Acetylcholinesterase (AchE)-Hemmer

AchE-Hemmer hemmen den Acetylcholinabbau und Acetylcholin steigt im synaptischen Spalt.
Bei leichter bis mittelschwere Alzheimer-Demenz sind AchE-Hemmer Mittel der 1. Wahl.

1. Donepezil (Aricept):
   - hemmt kompetitiv die AchE,
   - orale Bioverfügbarkeit ungefähr 40%,
   - Halbwertszeit: ungefähr 3 Tage,
   - Dosis: 5-10 mg/Tag (morgens).
2. Rivastigmin (Exelon, Exelon transdermales Pflaster):
   - pseudoirreversible Bindung mit der AchE führt zu einer Reduktion der AchE-Aktivität für ungefähr 10 Stunden,
   - hemmt auch den Acetylcholinabbau durch die Butyrylcholinesterase,
   - wegen cholinerger Nebenwirkungen einschleichend mit 2 x 1,5 mg/Tag,
   - wirksame Dosis zwischen 6 und 12 mg/Tag,
   - seit 2007 steht Exelon als transdermales Pflaster zur Verfügung (4,6 mg und 9,5 mg).
3. Galantamin (Reminyl):
   - kompetitiver AchE-Hemmer,
   - Erhöhung der Acetylcholinfreisetzung,
   - Bioverfügbarkeit über 80%,
   - Halbwertszeit: 6 Stunden,
   - effektive Dosis: 8-24 mg/Tag (Gabe 3 x/Tag),
   - kann heute aber auch 1 x täglich gegeben werden.

Glutamatmodulatoren

Memantin (z.B. Ebixa):

- bindet den NMDA-Subtyp der Glutamatrezeptoren, blockiert den Kalziumeinstrom in die Nervenzelle,
- Besserung der Symptomatik in mittleren und schwereren Stadien der Alzheimer-Demenz,
- Dosis: 20-30 mg,
- wöchentliche Dosissteigerung um 5 mg,
- Halbwertszeit: 60-100 Stunden,
- 80% werden unverändert im Urin ausgeschieden.

Nebenwirkungen:

- selten,
- Halluzinationen, Verwirrtheit, Schwindel, Kopfschmerzen, Müdigkeit.

Nootropika

Gabe bei „Hirnleistungsstörungen". Es gibt keine evidenzbasierten Fakten.

1. Ginkopräparate (Tebonin):
    - Radikalfänger,
    - Dosis 120-240 mg (2 x/Tag).
2. Monoaminoxidasehemmer Typ B (Selegilin):
    - Dopaminerhöhung,
    - Radikalfänger.
3. Piracetam (z.B. Nootrop):
    - der Wirkmechanismus ist nicht genau bekannt,
    - 6-12 g/Tag,
    - Nebenwirkungen: Unruhe.

4. Nicergolin (z.B. Serminon):

    - Vasodilatation,
    - dopaminerge Wirkung.

5. Vitamin E:

    - antioxidative Wirkung.

Therapie psychischer Begleitsymptome

Depression (30%):

- SSRI (Sertralin, Citalopram).

Neuroleptika bei:

- Wahnsymptomen,
- Agitiertheit mit vermehrter Reizbarkeit und Aggressivität,
- Angstzuständen,
- Schlafstörungen.

1. Klassische Neuroleptika (Haloperidol).
2. Besser Atypika (Risperdal).

Unruhe, Angstzustände, Schlafstörungen:
niederpotente Neuroleptika:

- Melperon (Eunerpan): 25-100 mg,
- Dipiperon: 3 x 20-40 mg,
- Benzodiazepine sind nicht geeignet, da sie die Gedächtnisleistung beeinträchtigen,
- bei Schlafstörungen: Non-Benzodiazepin-Hypnotika (Zolpidem) 5-10 mg.

Nicht-medikamentöse Therapieformen

- Strukturierung des Tagesablaufes,
- Tagesstätte,
- Selbsthilfegruppe,
- gesetzliche Betreuung.

10.2.2 Vaskuläre Demenzen

- Prozentuale Häufigkeit an den Demenzen: 15%,
- heterogene Gruppe,
- die Mortalität ist höher als bei der Alzheimer-Demenz,
- die mittlere Lebenserwartung nach Beginn der Symptome beträgt ungefähr 4 Jahre,
- Männer > Frauen,
- basierend auf zerebral vaskulärer Störung,
- typisch (vor allem die Multiinfarktdemenz):
    - vaskuläre Risikofaktoren in der Vorgeschichte,
    - plötzlicher Beginn und stufenweise Verschlechterung,
    - fokale neurologische Defizite,
    - eine ungleiche Verteilung kognitiver Defizite.

Vaskuläre Risikofaktoren in der Vorgeschichte:

- arterielle Hypertonie,
- Nikotinabusus,
- Hypercholesterinämie,
- Adipositas,
- Diabetes mellitus.

Verlauf:

- in der Vorgeschichte zerebrale Infarkte,
- meist plötzlicher Beginn und eine im Verlauf stufenweise Verschlechterung,
- fokale neurologische Defizite und ungleiche Verteilung kognitiver Defizite.

Klassifikation nach ICD-10:

1. Vaskuläre Demenz mit akutem Beginn (F01.0):
   bei vorangegangenen Schlaganfällen.
2. Multiinfarktdemenz (F01.1).
3. Subkortikale vaskuläre Demenz (F01.2).
4. Gemischte (kortikale und subkortikale) vaskuläre Demenz (F01.3).

ICD-10-Kriterien für die vaskuläre Demenz:

- ungleiche Verteilung kognitiver Defizite,
- Nachweis einer fokalen Hirnschädigung,
- Nachweis zerebraler Infarkte in der Bildgebung,
- anamnestisch Hinweise auf Infarkte und arterielle Hypertonie,
- schleichender Beginn,
- Verlauf langsam progredient mit stufenweiser Verschlechterung.

Diagnostik nach ICD-10:

- kognitive Beeinträchtigung unterschiedlicher Teilleistungen,
- kognitive Beeinträchtigung weniger gleichmäßig und stärker fluktuierend: Gedächtnisverlust, intellektuelle Beeinträchtigungen, neurologische Herdzeichen.

Zusätzlich folgende Befunde:

- arterielle Hypertonie,
- Affektlabilität,
- intermittierende Bewusstseinstrübungen oder Delire.

Zusatzdiagnostik:

- Mini-Mental-Status-Test,
- Hachinski-Ischämie-Skala zur Differenzierung einer Multiinfarktdemenz und der Alzheimer-Demenz:

  $>$ 6: Multiinfarktdemenz,
  5-6: gemischte Demenz,
  $<$ 5: Alzheimer-Demenz .

- CT:
  - vaskulärer Veränderungen,
  - Infarkte oder subkortikale vaskuläre Enzephalopathie,
  - das Fehlen vaskuläre Läsionen spricht gegen das Vorliegen einer vaskulären Demenz!
- PET: fokaler Hypometabolismus.

Therapie/Prävention:

- Galantamin,
- Memantin,
- Sekundärprophylaxe (Rauchen, Diabetes mellitus, arterielle Hypertonie etc.),
- Rezidivprophylaxe (ASS, Marcumar, Dipyridamol, Clopidogrel).

10.2.3 Subkortikale vaskuläre Demenz

- Ischämische Herde im Marklager der Hemisphären (Mikroangiopathie)
- subkortikale arteriosklerotische Encephalopathie (SAE) (Binswanger-Enzephalopathie).

Psychiatrische Symptome:

- Aufmerksamkeits-, Konzentrationsstörungen,
- Antrieb, Affektlabilität.

Neurologische Symptome:

- Gangstörung,
- extrapyramidale Störungen,
- Blaseninkontinenz.

10.2.4 Kortikale-subkortikale Demenz

In 15% der Fälle handelt es sich um Mischformen von Alzheimer-Demenz und vaskulärer Demenz.

Kortikale Demenz

Beispiele:

- Alzheimer-Demenz,
- Demenz bei Morbus Pick.

Lokalisation:

- Neokortex,
- Paläocortex,
- Hippokampus.

Motorik: unauffällig

Kognition/Affekt:

- Amnesie,
- Aphasie,
- Apraxie,
- Agnosie.

Subkortikale Demenz

- subkortikale vaskuläre Demenz,
- Demenz bei Morbus Parkinson Demenz bei Chorea Huntington.

Lokaliastion:

- Stammganglien,
- Thalamus,
- Hirnstamm.

Motorik: extrapyramidale Störungen.

Kognition/Affekt:

- Verlangsamung,
- Vergesslichkeit,
- Verstimmtheit.

10.2.5 Demenzen bei neurologischen Erkrankungen

Neurologische Erkrankung in der Anamnese:

- neurodegenerative Erkrankung im Stirn- bzw. Schläfenlappen des Gehirns (Morbus Pick),
- Creutzfeld-Jakob-Erkrankung,
- Chorea Huntington,
- Morbus Parkinson,
- paraneoplastische Syndrome (z.B. limbische Enzephalitis).

Demenz bei Morbus Pick (F02.0)

- Prozentuale Häufigkeit an den Demenzen: 5%,
- aufgrund einer neurodegenerativen Erkrankung im Stirn- bzw. Schläfenlappen des Gehirns kommt es zu einer frontotemporalen Demenz,
- Verhaltensstörungen und Persönlichkeitsveränderungen gehen typischerweise den Gedächtnisstörungen voraus.

Diagnostische Kriterien nach ICD-10:

- fortschreitende Demenz, Verlaufen langsam progredient,
- überwiegend Frontalhirnsymptome mit Euphorie, emotionaler Verflachung, Vergröberung, Enthemmung, entweder Apathie oder Ruhelosigkeit,
- seltener als Alzheimer-Demenz,
- Beginn überwiegend vor dem 65. Lebensjahr.

Symptomatik:

- Persönlichkeits-, Verhaltensänderung:
  - Orbitalläsion: Enthemmungssymptome (Störungen der Urteilsfindung, Witzelsucht, Äußerungen sexueller Anzüglichkeit, Vergröberung der Essenssitten).
  - Konvexitätsläsion:
    - Apathie,
    - völlige Antriebslosigkeit.
- Gedächtnisleistung bleibt vergleichbar lange gut,
- in der Regel keine neurologischen Symptome.

Neuropathologie:

- frontotemporale Gliose mit Nervenzellverlusten,
- Pick-Körper in den Neuronen.

Diagnostik und Therapie:

- CT, MRT: frontotemporal betonte Atrophie,
- PET: frontaler Hypometabolismus,
- EEG: in der Regel normal.

Therapieversuche:

- Acetylcholinesterasehemmer,
- andere Antidementiva,
- SSRIs.

Demenz bei Creutzfeld-Jakob-Krankheit (F02.1)

Prionenkrankheit:

- familiäre Creutzfeld-Jacob-Krankheit,
- das Gerstmann-Sträussler-Scheinker-Syndrom,
- tödliche familiäre Insomnie,
- erworben durch neurochirurgische Eingriffe (BSE),
- neue Variante der Creutzfeld-Jakob-Krankheit:
  Prion-Hypothese: Erkrankungen durch ein proteaseresistentes Protein: Konformationsänderung (Prion wird von seiner normalen in eine pathologische Form überführt).

Diagnostik nach ICD-10:

- rasch fortschreitend,
- gleichzeitig auftretende vielfältige neurologische Symptome (fortschreitende spinale Lähmungen, extrapyramidale Störungen, Muskelfibrillation).

Diagnostische Trias:

- rasch fortschreitende Demenz,
- Erkrankung des pyramidalen und extrapyramidalen Systems mit Myoklonien,
- charakteristisches EEG mit triphasischen Wellen.

Verlauf:

- die Erkrankung bricht meist um das 60. Lebensjahr aus,
- 6 Monate bis 2 Jahre Lebenserwartung.

Untersuchungen:

- MRT: Hyperintensität in den Basalganglien,
- Liquor: 14-3-3 Protein.

Demenz bei Huntington-Krankheit (F02.2)

Diagnostik nach ICD-10:
Zusammentreffen von choreiformen Bewegungsstörungen, Demenz und Chorea Huntington.

Verlauf:

- Beginn: 35.-40. Lebensjahr,
- maximale Lebenserwartung: 15 Jahre,
- autosomal dominante Vererbung,
- 70% entwickeln später eine Demenz.

Symptomatik:

- schleichend,
- paranoide Ideen,
- depressive Symptome,
- Apathie/Aggressivität,
- hyperkinetisches Phänomen: choreiforme Bewegungsmuster und athetoide Bewegungsstörung.

Pathogenese:

- Chromosom 4,
- verlängerte Trinukleotid-Sequenz (42-100 CAG-Repeats).

Diagnostik/Therapie:

- CT/MRT: Caudatumatrophie,
- genetische Tests.

Therapie:

- Neuroleptika bei psychotischen Symptomen,
- Antidepressiva bei depressiver Symptomatik,
- Benzodiazepine bei Unruhe und Angstzuständen.

Alle drei Substanzen können miteinander kombiniert werden.

Demenz bei Parkinson-Krankheit (F02.3)

Etwa 30% der Parkinsonpatienten entwickeln später eine Demenz.

Sonderform:
Demenz mit Lewy-Körperchen.
Koinzidenz von Morbus Parkinson und Alzheimer-Demenz.

Diagnostische Kriterien:

- fortschreitende kognitive Beeinträchtigung,
- ein mögliches oder 2 wahrscheinliche Symptome:
    - fluktuierende kognitive Leistungen mit Schwankungen bezüglich Wachheit/Aufmerksamkeit,
    - wiederholt visuelle Halluzinationen,
    - später Parkinsonismus.

Weitere Symptome:

- Stürze,
- Synkopen,
- vorübergehender Bewusstseinsverlust,
- Wahnvorstellungen.

10.2.6 Demenzen bei anderen Erkrankungen

Demenzen bei anderen Erkrankungen (F02.8):

1. Infektiös-entzündliche Erkrankungen z.B.
   - progressive Paralyse, Neurosyphilis,
   - Multiple Sklerose, Trypanoma, systemischer Lupus erythomatodes,
   - paraneoplastische limbische Enzephalitis.
2. Metabolisch endokrinologische Erkrankungen z.B.
   - Schilddrüsenerkrankungen (Hypo-, Hyperthyreose),
   - Hypoglycämie,
   - Hyperkaliämie.
3. Nutritivtoxische Erkrankungen
   - Vitamin B12-Mangel,
   - Niacinmangel,
   - Kohlenmonoxidvergiftung,
   - Intoxikationen.
4. Traumatische Erkrankungen
   - Schädelhirntrauma.
5. Neoplastische Erkrankungen
6. Genetische Erkrankungen
   - zerebrale Lipidstoffwechselstörung,
   - hepatolentikuläre Degeneration (Morbus Wilson).

Morbus Wilson

Autosomal-rezessiv vererbte Erkrankung des Kupfermetabolismus.

Lebersymptome:

- Erhöhung der Transaminasen,
- chronische Hepatitis,
- Zirrhose mit fulminantem Leberversagen.

Neurologische Symptome:

- Tremor und choreiforme Bewegungen,
- akinetisch-rigides Syndrom,
- Gangstörung, Dysarthrie, pseudobulbäre Lähmung,
- Krampfanfälle,
- Migräneattacken.

Psychiatrische Symptome:

- Schlafstörung,
- Persönlichkeitsstörungen,
- psychotische Symptome,
- kognitive Störungen.

Ophtalmologische Zeichen:

- Kayser-Fleischer-Ring.

Therapie:

- Kupfergelatoren um die Cu^{++}-Ausscheidung zu beschleunigen (z.B. Penicillamin oder Trientine).
- Lebertransplantation (ultima ratio).

10.2.7 Potentiell reversible „dementielle" Syndrome

- z.B. chronische zerebrale Hypoxien bei Herzinsuffizienz oder Anämie,
- Autoimmunerkrankungen,
- zerebrale Raumforderungen,
- Leber-, Nierenversagen,
- Endokrinopathien,
- Vitamin B12-, Folsäuremangel,
- progressive Paralyse (Lues),
- Normaldruckhydrocephalus (Trias: Demenz, Gangstörung, Harninkontinenz).

10.3 Normaldruckhydrocephalus

Trias:

1. Demenz,
2. Gangstörung (apraktisch, rigid ataktisch, spastisch),
3. Inkontinenz.

Starke Fluktuation im Laufe eines oder mehrerer Tage.

Ursache:
subarachnoidale Liquorabflußblockade im Bereich der Pacchioni-Granulationen.

Diagnostik:

- CT, MRT: Aufweitung des 3. Ventrikels und der Seitenventrikel während der 4. Ventrikel und die äußeren Liquorräume normalweit bis eng sind.
- Liquorpunktion: obwohl der Liquordruck normal ist kommt es bei einer Punktion von 50 ml Liquor zu einer klinischen Verbesserung.

Therapie:

- Entlastungspunktion,
- Shunt (30-50%):
    - ventrikulo-atrialer Shunt,
    - ventrikulo-peritonealer Shunt.

10.4 Organisches amnestisches Syndrom

Diagnostische Leitlinien nach ICD-10 (F04):
Organisch amnestische Syndrome, die nicht durch Alkohol oder sonstige psychotrope Substanzen bedingt sind. Das Syndrom wird auch als nicht durch Alkohol bedingtes Korsakow-Syndrom bezeichnet.

Symptome:

- schwere Beeinträchtigung des Kurzzeit- und Langzeitgedächtnisses,
- es besteht eine ausgeprägte anterograde Amnesie und zeitliche Desorientiertheit,
- Konfabulationen.

Für diese Diagnose müssen vorliegen (ICD-10):

- eine Beeinträchtigung des Kurzzeitgedächtnisses,
- antero-retrograde Amnesie,
- ein anamnestisch oder objektiver Nachweis eines Hirninfarktes oder einer Hirnerkrankung (vor allem den Hippokampus betreffend),
- das Fehlen einer Störung im Immediatgedächtnisses (z.B. Zahlennachsprechen),
- das Fehlen von Aufmerksamkeit und Bewusstseinsstörungen,
- das Fehlen der Beeinträchtigung der allgemeinen intellektuellen Fähigkeit.

Ursachen:

- Hirnerkrankungen,
- systemische Erkrankungen,
- Wernicke-Korsakow-Enzephalopathie mit:
    - schwerem amnestischen Syndrom mit Delir,
    - Ophtalmoplegie,
    - Ataxie, Verwirrtheit,
- Kohlenmonoxidvergiftung,
- Z.n. Strangulation,
- Anästhesiezwischenfälle,
- Z.n. Reanimation,
- rezidivierende schwere Hypoglykämien.

Eine Ursache für die Wernicke-Korsakow-Enzephalopathie ist ein Thiamninmangel.
Ursachen für den Thiamninmangel:

- Mangelernährung,
- Alkoholabhängigkeit,
- Magenkarzinom.

10.5 Delir

Syndrom das ätiologisch durch verschiedene Ursachen ausgelöst werden kann.

Diagnostische Leitlinien nach ICD-10:
Ein nicht durch Alkohol oder sonstige psychotrope Substanzen bedingtes Delir.

Es müssen leichte und schwere Symptome in jedem der folgenden Bereiche vorliegen:

- Störung des Bewusstseins und der Aufmerksamkeit,
- Wahrnehmungsstörung, Wahnideen, inkohärentes Denken, Desorientiertheit,
- psychomotorische Störung (Hypo-, Hyperaktivität),
- Störung des Schlaf-Wach-Rhythmus,
- affektive Störungen wie Depression, Angst oder Furcht, Reizbarkeit, Euphorie, Apathie, Ratlosigkeit,
- Nachweis einer organischen Ursache.

Beginn:

- akut,
- Symptomatik ist im Tagesverlauf wechselnd.

Verlauf:
Der Verlauf der Bewusstseinsstörung ist schwer vorherzusehen.

Komplikationen:
Das Delir kann zu einem lebensbedrohlichen Zustand werden, daher Versorgung auf der Intensivstation!

Ätiologie:

- Intoxikation mit oder ohne Entzug von zentral wirksamen Substanzen (Drogen, Medikamentenentzug, Drogen- oder Medikamentenintoxikationen),
- ZNS-Erkrankungen:
    - Epilepsie,
    - Schädelhirntrauma,
    - Hirnödem,
    - vaskuläre Erkrankungen,
    - Kollagen-Vasculitis (z.B. Lupus erythematodes),
    - Hypoxie,
    - Hyperkapnie.
- Systemische Erkrankungen:
    - Diabetes mellitus,
    - Hypo-, Hyperglycämie,
    - Elektrolytstörungen,
    - kardiovaskulär (Herzrhythmusstörungen, Myokardinfarkt, Schock, Lungenembolie).

Risikofaktoren:

- Alter (Kinder, alte Menschen),
- vorbestehende Hirnschädigung,
- Alkoholabhängigkeit,
- Diabetes mellitus,
- Karzinome,
- multiple Medikation,
- Fieber,
- ein früher aufgetretenes Delir.

Medikamente, die Delire auslösen können:

- Antibiotika,
- Antidepressiva,
- Neuroleptika,
- Benzodiazepine,
- Anticholinergika,
- Antiepileptika,
- Parkinson-Medikamente,
- Narkotika,
- Kortison-Präparate,
- Digitalispräparate.

Diagnostik:

- Ursache suchen, um adäquat zu behandeln.
- Labor, EKG, cCT, Lumbalpunktion, Elektrolyte, Vitamine, Drogenscreening.

Therapie:

- symptomatisch,
- stationäre Behandlung zur stationären Abklärung,
- Verhinderung von Fremd- und Eigengefährdung,
- internistische Basistherapie.

Medikamentöse Therapie:

- Psychotisches Erleben mit Haloperidol (3 x 0,5 mg bis 3 x 2 mg) oder Risperdal (0,5 mg bis 2 mg).
- Behandlung von Schlafstörungen mit Pipamperon (3 x 20 mg bis 40 mg Dipiperon) oder Melperon (25 mg bis 200 mg Eunerpan).
- Behandlung der Erregungszustände und psychomotorischer Unruhe mit Haloperidol (2,5 mg bis 10 mg) oder Diazepam (z.B. 5 mg bis 20 mg).
- Anticholinerge Delire: absetzen der Anticholonergika und Gabe von Physiostigmin.

11 Organisch-psychische Störungen 2. Ranges

Einteilung

- Symptomatik kann nicht vom Bild anderer, „nichtorganischer" psychischer Erkrankungen unterschieden werden (F06),
- organische Halluzinose (F06.0),
- organisch katatone Störung (F06.1),
- organisch wahnhafte (schizophreniforme) Störung (F06.2),
- organisch affektive Störung (F06.3),
- organische Angststörung (F06.4),
- organisch dissoziative Störung (F06.5),
- organisch emotional-labile Störung (F06.6),
- leichte kognitive Störung (F06.7),
- organische Persönlichkeitsstörungen (F07.0).

Definition:

- Durch zerebrale oder systemische Erkrankungen verursacht!
- Das klinische Bild unterscheidet sich nicht von den primären psychischen Erkrankungen.
- Gehen mit Leitsymptomen organischer psychischer Störungen wie Delir und Demenz einher. Dies schließt direkt auf eine organische Ursache.

Nach ICD-10 muss die Entscheidung, ein klinisches Syndrom hier zu klassifizieren, durch folgende Punkte gestützt werden:

- Nachweis einer zerebralen Erkrankung, Verletzung, systemische körperliche Erkrankung,
- ein zeitlicher Zusammenhang (Wochen oder einige Monate) zwischen der Entwicklung der Krankheit und dem Auftreten des psychischen Syndroms,
- Rückbildung der psychischen Störung nach Rückbildung der zugrunde liegenden vermuteten Ursache,
- keine andere Ursache/Erklärung für die psychische Erkrankung.

Organische Halluzinose

Diagnostische Leitlinien nach ICD-10:
Zusätzlich zu den oben genannten allgemeinen Kriterien müssen folgende Merkmale vorhanden sein:

- Nachweis ständiger oder immer wieder auftretender Halluzinationen auf irgendeinem Sinnesgebiet (optische, akustische oder olfaktorische Halluzinationen, oder kombiniert),
- Fehlen einer Bewusstseinsstörung,
- Fehlen eines eindeutigen intellektuellen Abbaus,
- keine auffällige Störung der Stimmung und kein Vorherrschen von Wahnideen, z.B. chronisch-taktile Halluzinose oder Dermatozoenwahn.

Ursachen:

- Temporallappenepilepsie,
- Schädelhirntrauma,
- Enzephalitiden,
- Tumore,
- Behandlung mit Antiparkinsonmitteln,
- Behandlung mit Psychostimulanzien.

Organisch katatone Störung

Siehe auch Kapitel 3.16 (Seite 34), Kapitel 24.2.7 (Seite 659) und Kapitel 24.2.8 (Seite 660).

Diagnostische Leitlinien nach ICD-10: (eines der folgenden Symptome muss vorhanden sein)

- Stupor (evtl. mit Autismus, Negativismus, Haltungsstereotypen),
- Erregung,
- beides, dass heißt rascher Wechsel zwischen Hypo- und Hyperaktivität.

Ursachen:

- Enzephalitiden,
- Kohlenmonoxid-Vergiftungen.

Pathophysiologie:
GABAerge Dysregulation im orbitopontalen Regelkreis.

Therapie:

- Benzodiazepine (insbesondere Carbamazepin bis zu 20 mg/Tag),
- symptomatisch,
- Elektrokonvulsionstherapie (EKT) (Mittel der 1. Wahl bei maligner Katatonie).

Differentialdiagnosen:

- malignes Neuroleptikasyndrom (MNS),
- maligne Katatonie (selten).

Verlauf:

- malignes Neuroleptikasyndrom: Mortalität 8-30%,
- bei konsequenter Behandlung rasch reversibel,
- Parkinsonismus,
- Demenz,
- Serotoninsyndrom.

> Wichtig:
> Im Falle eines MNS absetzen der Neuroleptika.
> Bei einer malignen Katatonie ist eine Neuroleptikagabe indiziert.

Organisch wahnhafte Störung (schizophreniforme Störung)

Diagnostische Leitlinien nach ICD-10:

Neben den bereits genannten allgemeinen Kriterien müssen Wahnideen bestehen.

Vorliegen können: Halluzinationen, formale Denkstörungen, einzelne katatone Phänomene.

Organisch affektive Störungen

Diagnostische Leitlinien nach ICD-10:

Die organisch affektive Störung lässt sich von primär affektiven Störungen nicht unterscheiden.

Subgruppen organisch affektiver Störungen:

- F06.30 organisch manische Störung,
- F06.31 organisch bipolare Störung,
- F06.32 organisch depressive Störung,
- F06.33 organisch gemischte affektive Störung.

Organische Angststörungen

Diagnostische Leitlinien nach ICD-10:
Unterscheiden sich klinisch nicht von einer generalisierten Angststörung.

Ursachen:

- Konsum psychotroper Substanzen (Alkohol, Koffein),
- Hyper- und Hypothyreoidismus,
- Phäochromozytom,
- supraventrikuläre Tachykardie,
- Hypoglycämie,
- Karzinoid,
- Epilepsie,
- Porphyrie.

Organisch dissoziative Störung

Diagnostische Leitlinien nach ICD-10:
Klinisch nicht von dissoziativen Störungen zu unterscheiden.
Ursachen:

- Porphyrie,
- Enzephalitis.

Organisch emotional-labile (asthenische) Störung

Diagnostische Leitlinien nach ICD-10:

Deutliche, anhaltende Affektinkontinenz oder Labilität, Ermüdbarkeit, Vielzahl unangenehmer körperlicher Empfindungen, Schmerzen als Folge einer bestehenden somatischen Störung.

Ursache:

- zerebrovaskuläre Erkrankungen,
- arterielle Hypertonie.

Leichte kognitive Störung

Diagnostische Leitlinien nach ICD-10:

- Gedächtnisstörungen, Vergesslichkeit, Lern-, Konzentrationsschwierigkeiten,
- zunehmende Beeinträchtigung kognitiver Funktionen.

Testung: gewöhnliche Werte an der Grenze zu Normen.

Keines der Symptome ist jedoch so schwierig, dass die Diagnose einer Demenz oder eines organisch amnestischen Syndroms oder Delirs gestellt werden kann.

Verlauf:

- kaum Progredienz,
- eher Verbesserungen,
- Demenzentwicklung möglich.

12 Affektive Störungen

Einteilung nach ICD-10:

- manische Episode (F30),
- bipolare Störung (F31),
- depressive Episode (F32),
- rezidivierende depressive Störung (F33),
- anhaltende affektive Störung (F34):
    - Dysthymie,
    - Zyklothymie.

Klassische Definition (G. Huber):

- Gekennzeichnet durch Verstimmung depressiv-gehemmter (Depression) oder manisch-erregbarer (Manie) Art.
- Treten zeitlich abgrenzbar (episodisch) innerhalb einer vorher und nachher normalen, ausgeglichenen affektiven Verfassung und gewöhnlich mehrfach während des Lebens auf.

Einteilung:

1. Depressionen,
2. Manien,
3. anhaltende, nicht phasenhafte affektive Verstimmung:
    - Dysthymie,
    - Zyklothymie.

Remissionen zwischen den Phasen sind häufig nicht vollständig. Bis zu 20% der affektiven Störungen nehmen einen chronischen Verlauf.

12.1 Klassifikation affektiver Störungen im Triadischen System

Affektive (manisch-depressive) Erkrankungen (Zyklothymien) zählen zu den endogenen Psychosen.

Endogen:
Manisch-depressive Erkrankungen sind Erkrankungen, denen eine körperliche, auf herido-konstitutionellen Faktoren beruhende Ursache zugrunde liegen, die allerdings bis heute nicht vollständig geklärt sind.

- Von endogenen Depressionen grenzt man neben den neurotischen Depressionen die reaktiven Depressionen ab, die als rein psychogen verursacht angesehen werden.
- Sie zählen zu den psychogenen Störungen.
- Eine weitere Gruppe bilden die organisch affektiven Störungen als Folge einer organischen Erkrankung (z.B. Depression bei Multipler sklerose).

Triadisches System:

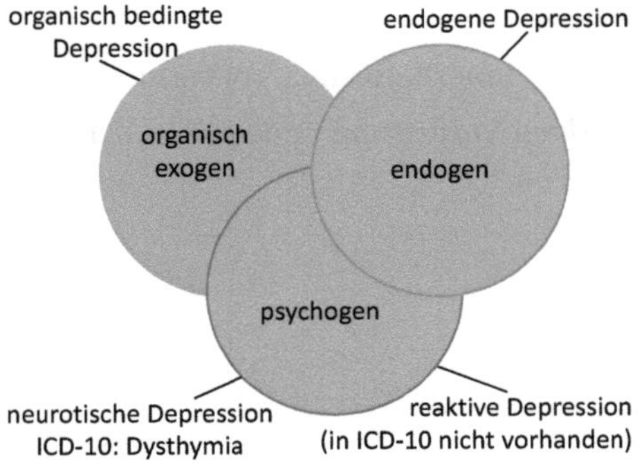

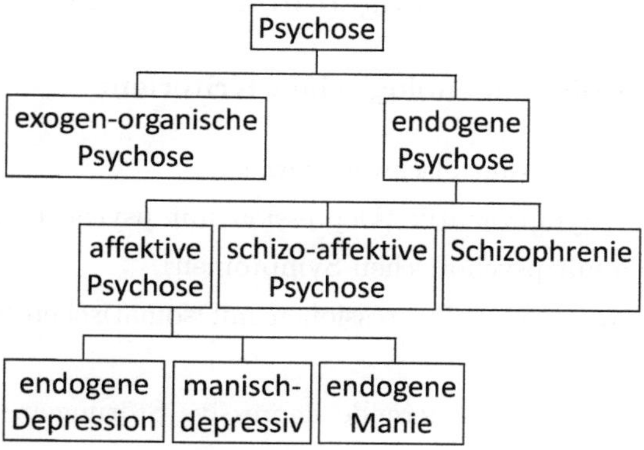

In den letzten Jahren klinischer Forschung zeigte sich, dass „endogene" und „psychogene" Depressionen hinsichtlich Genetik, Symptomatik, Epidemiologie, Verlauf und Ansprechen auf unterschiedliche Therapieverfahren keine entscheidenden Unterschiede aufweisen.

Folge:
Die äthiopathologische Einteilung der Depressionen und damit der Dichotomisierung in endogene und psychogene Depressionen wurde in den neuen Klassifikationssystemen der ICD-10 und des DSM-IV aufgegeben. Die Typisierung unterschiedlicher affektiver Störungen erfolgt heute nur noch anhand der Kategorien:

- Symptomatik,
- Schweregrad,
- Krankheitsdauer,
- Rückfallrisiko.

Beibehalten wurde die Abgrenzung zu den organisch affektiven Störungen. Die frühere „endogene" Depressionen entspricht in den modernen Klassifikationssystemen am ehesten dem melancholischen Subtyp der Depression bzw. Depressionen mit somatischen Symptomen. Die neurotische Depression entspricht der Dysthymie.

12.2 Klassifikation affektiver Störungen in der ICD-10

Einteilung nach folgenden phänomenologischen Kriterien:

- schwere der Depression (leicht-mittelschwer-schwer),
- Auftreten psychotischer Symptomatik (Depression mit psychotischen Symptomen oder Manie mit psychotischen Symptomen),
- Vorliegen somatischer Symptome (Depressionen mit somatischen Störungen),
- Verlauf (depressive Episode, rezidivierende depressive Störungen, anhaltende affektive Störungen oder bipolare affektive Störungen).

DSM-IV:
Affektive Störungen werden auch als Mood Disorders bezeichnet. Dies ist präziser, weil es bei Depressionen und Manien zu Veränderungen der Gestimmtheit, dass heißt der Grundstimmung kommt. Es handelt sich nicht um Störungen der Affekte.

Verlauf/Epidemiologie:

1. Unipolar oder bipolar.
2. Unipolar (nur depressive oder nur manische Episoden).
3. Bipolare depressive und manische Episoden regelmäßig oder unregelmäßig abwechselnd.

- Unipolare Verläufe mit ausschließlich depressiven Episoden sind deutlich häufiger als bipolare Verläufe.
- Am seltensten sind unipolare Verläufe mit ausschließlich manischen Episoden.
- Affektive Störungen können monophasisch (einmalig) oder polyphasisch (wiederholend) auftreten.
- Einphasische depressive Verläufe sind mit ca. 15% aller depressiven Störungen relativ selten.
- Häufiger sind mehrphasische Verläufe.

- Die Episodenzahl bei bipolaren Verläufen (9) ist höher als bei rezidivierenden depressiven Störungen (ca. 4).

Verteilung der affektiven Störungen:

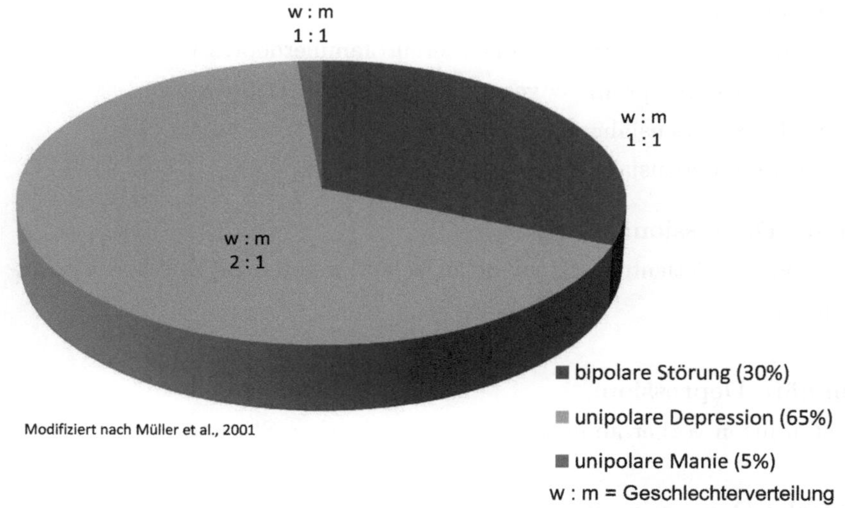

Subtypisierung:

ICD-10 unterscheidet folgende Unterformen von Depressionen:

- leichte, mittelschwere, schwere Depressionen,
- psychotische, wahnhafte Depressionen,
- Depressionen mit somatischen Symptomen,
- rezidivierende depressive Störung,
- Dysthymie,
- atypische Depressionen,
- saisonale Depressionen,
- Wiederkehrende kurze Depressionen („recurrent brief depression“).

Traditionelle Subtypen:

Weitere Subtypen depressiver Störungen:

- Antriebshemmung im Vordergrund (innere Unruhe) = gehemmte Depression.
- Angst-Getriebenheit (= ängstlich-agitierte Depression), hektischer Bewegungsdrang.
- Aufdringlich-stereotypes Lamentieren (Jammerdepression).
- Vegetative Symptome = vegetative „larvierte“ Depressionen.
- Nach 45. Lebensjahr: Spätdepression.
- Nach 65. Lebensjahr: Altersdepression.

Primäre Depression:

Depression bei Patienten, die zuvor an keiner anderen psychischen Erkrankung litten.

Sekundäre Depression:

Patienten litten vorher an einer anderen psychischen Störung.

Atypische Depressionen:

Depressive Episoden im Rahmen unipolarer oder bipolarer affektiver Störungen mit folgenden Charakteristika:

- Stimmungsreagibilität auf positive Ereignisse.
- Mindestens 2 der folgenden Kriterien:
    - Hyperphagie,
    - Hypersomnie,
    - bleiernes Schweregefühl in den Extremitäten,
    - gesteigerte Empfindlichkeit gegenüber vermeintlicher Kritik.
- Häufig Frauen, früher Krankheitsbeginn, verlaufen oft chronisch.
- Sprechen gut auf Monoaminooxidasehemmer an.

Saisonale Depressionen:

- Häufigkeitsgipfel: Frühjahr, Herbst.
- Andere (saisonale):
    - Spätherbst oder Winteranfang, im Frühjahr abklingend,
    - Muster muss mindestens 2 Jahre bestehen.

Symptomatik:
Atypisch:

- Hypersomnie,
- Gewichtszunahme,
- gehen manchmal in Bipolar II über.

Wiederkehrende kurze Depressionen („recurrent brief depression"):

- Intensive und klinisch relevante Verstimmungsphasen.
  Erfüllen nicht das Leitkriterium (mindestens 2 Wochen).
  Weisen aber alle Diagnosekriterien einer depressiven Episode auf.
- Dauer: mindestens 2 Tage bis zu 2 Wochen und mindestens 1 x/Monat über einen Zeitraum von einem Jahr.
- Kommt sehr schnell aus einer normalen Stimmungslage heraus. Daher hohe Rate an Suizidversuchen.

Verlauf der depressiven Episoden:
Weitere ICD-10 Subtypisierungen erfolgen anhand des Verlaufs:

1. Monophasisch (F32xx).
2. Rezidivierend (F33xx).
3. Im Rahmen eines bipolaren Verlaufes (F31xx).

12.3 Monophasische und rezidivierende Depressionen

Depression:

- gehört zu den häufigsten psychischen Erkrankungen,
- es gibt Hinweise, dass leichtere Depressionen in den letzten Jahrzehnten ständig zunehmen,
- das Erkrankungsalter wird nach vorne verlagert.

Ursache: veränderte Lebensbedingungen.

Epidemiologische Daten für das Auftreten depressiver Episoden und rezidivierender depressiver Störungen:

- Lebenszeitrisiko: 15-20%,
- 2 Häufigkeitsgipfel:
    - zwischen dem 20. und 29. Lebensjahr,
    - zwischen dem 50. und 59. Lebensjahr,
- unipolare Depressionen beginnen später als bipolare Erkrankungen. Mittleres Alter bei Erstmanifestation: 40 Jahre.

Verlaufsform:

- Depressionen verlaufen in Episoden oder Phasen, die unbehandelt sechs bis acht Monate dauern,
- durch die Gabe von Antidepressiva wird:
    - die Phasenlänge verkürzt,
    - der Ausprägungsgrad abgeschwächt,
- heute: eine Remission von depressiven Episoden wird unter Antidepressiva in ungefähr 50% innerhalb von 8 Wochen erreicht,
- bei weiteren 25% der Patienten nach 16 Wochen,
- bei 2/3 der Patienten heilen die Phasen komplett aus,
- bei 1/3 der Patienten erfolgt lediglich eine partielle Verbesserung,
- bei 60% der Betroffenen kommt es mindestens zu einem Rezidiv (mit jedem Rezidiv Steigerung eines weiteren Rezidivs um 16%).

Prognose und Mortalität:

- ältere Menschen,
- familiäre Belastung,
- berufliche Konfliktsituation,
- Komorbidität mit anderen Erkrankungen,
- Suizidversuche bei Depressionen: 40-70%,
- Suizidversuche bei depressiven Episoden: 20-60%.

Komorbiditäten:
Depressive Erkrankungen treten häufig in Kombination mit anderen psychischen Erkrankungen auf:

- Angst- und Panikerkrankungen,
- Alkohol-, Medikamenten-, Drogenabhängigkeit,
- Persönlichkeitsstörungen,
- Zwangsstörungen,
- Essstörungen.

Depressionen treten auch bei körperlichen Erkrankungen auf:

- 45% der Parkinson-Patienten,
- 25% der Tumor- und Schlaganfallpatienten,
- 20% bei Myokardinfarkt,
- 15% der Diabetiker,
- 10% bei AIDS.

Depressionen erhöhen selbst das metabolische und kardiovaskuläre Risiko!

12.3.1 Lerntheorie, kognitive und psychosoziale Aspekte

Das kognitive Depressionsmodell nach Beck (50er Jahre)

Depressionen werden durch depressionstypische verzerrte Kognitionen ausgelöst, die die eigene Person, Umwelt und Zukunft (kognitive Triade) verzerrt wahrnehmen lassen.

Typisch sind folgende depressive Denkfehler:

- unangebrachte Verallgemeinerungen (Zug verpasst = schlechter Tag),
- selektive Verallgemeinerungen (positive Aspekte von Situationen werden übersehen),
- Selbstattribution (negative Erfahrungen werden dem eigenen Verhalten zugeschrieben),
- Schwarz-Weiß-Denken:
    - verzerrte Selbstwahrnehmung und negative Interpretationen von Umwelterfahrungen führen zu ständigen Enttäuschungen/Ablehnung,
    - diese führen zur selektiven Zuwendung zu schemakongruenten Inhalten, dass heißt Erfahrungen und Wahrnehmungen, die der depressiven Grundhaltung entsprechen (automatische Gedanken mit oben genannten Denkfehlern).

Modell der gelernten Hilflosigkeit

Das Modell der gelernten Hilflosigkeit wurde von Seligman in den 60er Jahren entwickelt.

Modell der gelernten Hilflosigkeit als Depressionsäquivalent:
Hilflosigkeit entsteht demnach in Situationen, in denen eine Person erfährt, dass bestimmte negative Erfahrungen unbeeinflussbar durch das eigene Verhalten und damit nicht kontrollierbar sind.

Dies führt zu:

- Resignation,
- depressivem äquivalenten Verhalten.

Internale Attributionen:

- Situationen werden als unkontrollierbar erlebt,
- die Person glaubt, andere könnten die Situation besser beherrschen,
- dies führt zu:
    - dem Gefühl des persönlichen Versagens,
    - Selbstverschuldung,
    - Verminderung des Selbstwertgefühls,
    - Entwicklung einer Depression.

Psychodynamische Aspekte

Depressivität:

- Störung des Selbstwertgefühls (narzistische Krise) und
- Autoaggressionen.

Prädisposition:

Prädisposition zu einer depressiven Entwicklung durch frühkindliche Entwicklung. Diese findet im Prozess der zunehmenden Individuation und Separation des Kindes von der Mutter statt.

Personen mit Depressionen:

- die Trennung von der Mutter war entweder zu abrupt oder
- die Mutter erlaubt die notwendige, schrittweise Loslösung nicht.
- Dies führt dazu, dass die Person von symbiotischen Objektbeziehungen abhängig werden kann.
- Dies wiederum kann zu rezidivierender Frustration führen.
- Das durch die abrupte Trennung frustrierte Kind kann die entstehende Wut nicht adäquat, objektbezogen ablassen, sondern richtet sich gegen sich selbst.

Prämorbide Persönlichkeit

Nach dem aktuellen Stand gibt es für Depressionen und Maniker keine typische prämorbide Persönlichkeitsstruktur. Tellenbach formulierte jedoch den Begriff des „Typus melancholicus“. Dieser Typus findet sich häufig bei unipolar depressiven Patienten.
Dieser zeichnet sich aus durch:

- ausgeprägte Ordentlichkeit (verlässlich, akkurat, dabei bescheiden),
- hohes Anspruchsniveau, hohe Leistungsmotivation,
- aufopferndes Verhalten,
- streben breite Anerkennung und breite Wertschätzung an.

12.3.2 Psychopathologische Symptome der Depressionen

- Depressive Verstimmung,
- Verlust von Freude und Interesse,
- Konzentration/Gedächtnisstörung bis hin zur Denkhemmung:
    - verlangsamtes und einfallsarmes Denken,
    - Gedankensperrung,
    - Neigung zum Grübeln,
- psychomotorische Hemmung und Antriebslosigkeit (innere Unruhe, Agitiertheit),
- leibliche Missempfindungen und Vitalstörungen,
- depressive Wahnideen:
    - Schuld-, Versündigungswahn,
    - Verarmungswahn,
    - Kleinheits- und Nichtigkeitswahn,
    - hypochondristischer Wahn,
- Suizidgedanken, Suizidabsichten,
- Tagesschwankungen (Morgentief),
- Ein- und Durchschlafstörungen, morgendliches Früherwachen,

- Appetitlosigkeit, Gewichtsverlust, Libidostörungen.

Symptome:

- Leitsymptom der Depression ist die depressive Verstimmung,
- Insuffizienzgefühl,
- Traurigkeit,
- Niedergeschlagenheit,
- Hoffnungslosigkeit,
- Verzweiflung,
- Verlust der emotionalen Schwingungs- und Resonanzfähigkeit,
- Unfähigkeit sich zu freuen/Interesse zu zeigen (Anhedomie),
- Verlust der Sympathiegefühle gegenüber nahestehenden Bezugspersonen,
- Gefühl der Gefühllosigkeit (mangelnde Liebe/Zuneigung für die Familie),
- in der Brust- oder Magengegend wird Traurigkeit als Druckgefühl empfunden (vitale Depression, vitale Traurigkeit),
- Angstgefühl.

Formale Denkstörungen: treten als Denkhemmung auf:

- Verlangsamung des Gedankenablaufes,
- Gedankensperrung,
- das Denken ist eingeengt,
- Grübelneigung,
- Wortkarg, einsilbig.

Abgrenzung zur Demenz: Anwendung psychologischer Tests und P300.

Inhaltliche Denkstörung:

- treten während einer Depression Wahnideen auf, spricht man von einer psychotischen „wahnhaften" Depression,
- die Thematik der Wahnideen lässt sich aus der depressiven Verstimmung ableiten (synthyme oder stimmungskongruente Wahnideen),
- die Wahnidee kreist meist „um die Urängste des Menschen" (K. Schneider): materielle Existenz, Gesundheit, Seelenheil,
- die kann zu folgenden Symptomen führen:
    - Verarmungswahn,
    - hypochondrischer Wahn,
    - Kleinheits-, Nichtigkeitswahn (nihilistischer Wahn),
    - Schuld-, Versündigungswahn.

Wahrnehmungsstörung:
akustische Halluziantionen z.B. imperative Stimmen.

Antrieb und Psychomotorik:

- gehemmt,
- Verlangsamung,
- Entschluss-, Handlungsfähigkeit vermindert,
- bis hin zum „depressiven Stupor".

Vegetative Symptomatik:

- Schlafstörungen (Ein-, Durchschlafstörung),
- morgendliches Früherwachen,
- Hypersomnie 10%,
- Affektmangel, kann zu Gewichtsverlust führen (relevant ab 5% Reduktion/Monat).

Suizidalität:

- die meisten depressiv Erkrankten stellen sich diese Frage,
- Depressionen sind mit ungefähr 40-70% die häufigste Ursache für Suizide,
- ungefähr 15% sterben an Suizidalität.

Häufigkeit typischer Symptome bei Depressionen:

- Insomnie 100%,
- traurige Verstimmung 100%,
- Weinerlichkeit 94%,
- schlechte Konzentration 91%,
- Suizidgedanken 82%.

12.3.3 Diagnostik und Differentialdiagnostik

- Psychopathologische Beschreibung des Syndroms und vorläufige Zuordnung einer ICD-10-Diagnose,
- Ausschluss einer anderen psychischen Erkrankung als Ursache des Syndroms,
- Ausschluss einer organischen Erkrankung als Ursache des Syndroms.

Standardisierte Diagnosekriterien nach ICD-10 für die depressive Episode:

- über mindestens 2 Wochen müssen mindestens 2 der genannten Hauptsymptome und mindestens 2 Nebensymptomen bestehen,
- die Einstufung des Schweregrades nach ICD-10 ist abhängig von der Anzahl der Nebensymptome:
- 2 Nebensymptome = leichte depressive Episode,
- 3-4 Nebensymptome = mittelschwere depressive Episode,
- mindestens 4 Nebensymptome = schwere depressive Episode.

Hauptsymptome:

- gedrückte, depressive Stimmung,
- Interessenverlust, Freudlosigkeit,
- Antriebsmangel, erhöhte Ermüdbarkeit.

Nebensymptome:

- gestörte Konzentration, Aufmerksamkeit,
- vermindertes Selbstwertgefühl und Selbstvertrauen,
- Gefühl von Schuld und Wertlosigkeit,
- negative/pessimistische Zukunftsperspektiven,
- Suizidgedanken/Suizidhandlungen,
- Schlafstörungen,
- verminderter Appetit.

Bei leichten und mittelgradigen depressiven Episoden können zusätzlich somatischer Symptome bestehen (melancholischer Subtyp).

Eine depressive Episode mit somatischen Symptomen liegt vor, wenn mindestens 4 der folgenden Symptome erfüllt sind:

- Interessenverlust,
- mangelnde Fähigkeit auf freundliche Umgebung emotional zu reagieren,
- psychomotorische Hemmung oder Agitiertheit,
- deutlicher Libidoverlust,
- frühmorgendliches Erwachen,
- Morgentief,
- Appetitverlust,
- Gewichtsverlust.

Die meisten schweren depressiven Episoden gehen mit einem somatischen Syndrom einher.

Hauptsymptome	Nebensymptome
- gedrückte, depressive Stimmung,	- gestörte Konzentration, Aufmerksamkeit,
- Interessenverlust, Freudlosigkeit,	- vermindertes Selbstwertgefühl und Selbstvertrauen,
- Antriebsmangel, erhöhte Ermüdbarkeit.	- Gefühl von Schuld und Wertlosigkeit,
	- negative/pessimistische Zukunftsperspektiven,
	- Suizidgedanken/ Suizidhandlungen,
	- Schlafstörungen,
	- verminderter Appetit.

Die Einteilung der depressiven Episoden erfolgt nach dem Schweregrad, nach der Dauer, nach dem Verlauf und nach der Frequenz.

Rezidivierende depressive Störung:
Eine rezidivierende depressive Störung ist gekennzeichnet durch sich wiederholende depressive Episoden.
Einteilung:

- leichtgradige, rezidivierende depressive Störung,
- mittelgradige, rezidivierende depressive Störung,
- schwergradige, rezidivierende depressive Störung.

Logarithmus zur Diagnostik einer depressiven Episode:

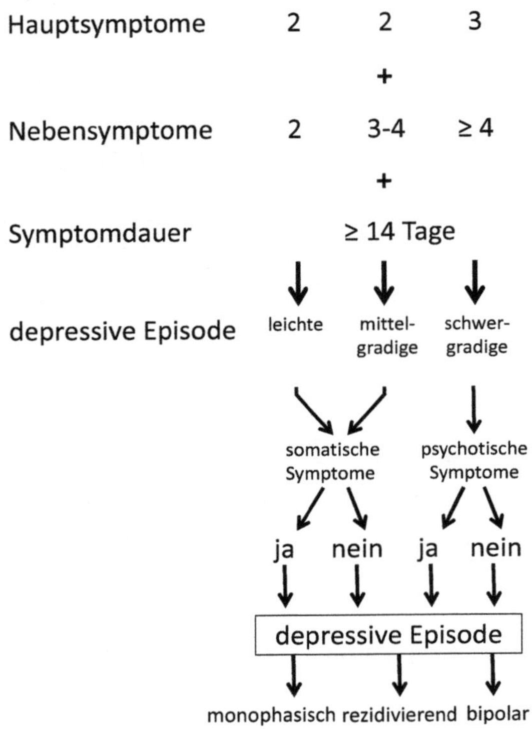

Organische Differentialdiagnosen:

Viele somatische Erkrankungen können mit dem Auftreten depressiver Symptome verbunden sein:

- Somatische Erkrankungen führen zu einer reaktiven Depression.
- Depressive Symptome stellen ein Symptom der somatischen Erkrankung oder ihrer Behandlung dar.

Psychiatrische Differentialdiagnosen der Depression:

- Anpassungsstörung mit kurzer depressiver Reaktion (F43.20):
  Vorübergehender leichter depressiver Zustand als Reaktion auf ein belastendes Ereignis, einer Situation oder Lebenskrise, die nicht länger als 1 Monat andauert.
- Anpassungsstörung mit längerer depressiver Reaktion (F43.21):
  siehe oben, aber nicht länger als 2 Jahre.
- Angst/Depression gemischt (F43.22):

  - wenn gleichzeitig Angstsymptome bestehen.
  - Symptome reichen nicht für die alleinige Diagnose Angst oder Depression.

- Schizodepressive Störung (F25.1):
  Wenn während einer Krankheitsphase eindeutige Symptome einer Depression und einer Schizophrenie gleichzeitig bestehen.
- Postschizophrene Depression (F20.4):
  Wenn Kriterien einer depressiven Episode erfüllt sind und der Patient innerhalb der letzten 12 Monate an einer schizophrenen Episode gelitten hat und noch einige schizophrene Symptome vorhanden sind.
- Organisch depressive Störung (F06.32):
  Depression als Symptom einer organischen Erkrankung.
- Sekundäre Depression (im Rahmen einer anderen psychiatrischen Erkrankung):
  Psychiatrische Erkrankungen, die häufig zu sekundäre Depressionen führen:

  - Angsterkrankungen,
  - Essstörungen,
  - somatoforme Störungen,
  - Suchterkrankungen.

Eigen-, Fremdbeurteilungsskalen:

- Fragebögen: Selbstbeurteilungsskala (Beck-Depressives-Inventar, BDI)
- Fremdbeurteilungsskalen:
    - Hamilton-Depressions-Skala (HAMD)
    - Montgomery-Asberg-Depressions-Rating-Scale (MADRS)

WHO-5-Well-Being-Index (1998)

In den letzten 2 Wochen:

	die ganze Zeit	meistens	> als 1/2 d. Zeit	< als 1/2 d. Zeit	ab und zu	nie
Ich war froh und guter Laune	5	4	3	2	1	0
Ich habe mich ruhig und entspannt gefühlt	5	4	3	2	1	0
Ich habe mich aktiv und energisch gefühlt	5	4	3	2	1	0
Beim Aufwachen habe ich mich frisch und ausgeruht gefühlt	5	4	3	2	1	0
Mein Alltag war voller Dinge, die mich interessieren	5	4	3	2	1	0

Je größer die Zahl, desto besser das Wohlbefinden.

Ab einem Punktwerte < 13 ist eine Depressionsabklärung erforderlich.

Organische Ausschlussdiagnostik:

- internistische/neurologische Untersuchung,
- Eigen- und Fremdanamnese,
- Labordiagnostik,
- EKG, EEG,
- zerebrale Bildgebung,
- Lumbalpunktion.

12.3.4 Therapie

Nur 15% der depressiv Erkrankten werden adäquat diagnostiziert und behandelt.
Es gibt 3 Stadien in der Therapie affektiver Störungen:

1. Akuttherapie,
2. Erhaltungstherapie, um einen Rückfall zu verhindern,
3. rezidivprophylaktische Therapie, um eine Neuerkrankung zu verhindern.

Akuttherapie depressiver Episoden:
Es gibt 2 Therapieverfahren:

1. Pharmakotherapie,
2. Psychotherapie.

Weitere Verfahren:

- Schlafentzugstherapie,
- Lichttherapie,
- Elektrokonvulsionstherapie (EKT) und repetitive transkranielle Magnetstimulation bei therapieresistenten und wahnhaften Depressionen.

Pharmakotherapie depressiver Episoden:

		mittlere Dosis (mg)
trizyklische Antidepressiva	Imipramin	150
	Amitriptylin (Saroten)	150
	Nortriptylin (Nortrilen)	100-150
	Doxepin (Aponal)	150-200
tetrazyklische Antidepressiva	Maprotinil (Ludomil)	75-150
Serotoninwiederaufnahmehemmer (SSRI)	Fluoxetin (Fluctin)	20-40
	Panexetin (Seroxat)	20-40
	Fluvaxamin (Fevarin)	150-200
	Citalopram (Cipramil)	20-40
	Escitalopram (Cipralex)	10-20
	Sertralin (Zoloft)	50-100
Monoaminooxidase-Hemmer (MAO-Hemmer)	Tranylcypromin (Jatrosom)	20-40
	Moclobemid (Aurorix)	300-600
Serotonin-Noradrenalin-Wiederaufnahmehemmer (SNRI)	Deboxetin (Edronax)	6-10
selektive Serotonin-Noradrenalin-Wiederaufnahmehemmer (SSNRI)	Venlafaxin (Trevilor)	150-375
	Duloxetin (Cymbalta)	60
α2-Antagonisten (präsynaptisch und postsynaptisch)	Mianserin (Tolvin)	30-90
	Mirtazapin (Remergil)	15-45
$5HT_2$- Antagonismus (präsynaptisch und postsynaptisch) und MT_1- und MT_2-Agonist	Agomelatin (Valdoxan)	25-50
duale Serotonin-2a-Antagonisten und Serotonin-Wiederaufnahmehemmer	Trazodon (Thombran)	100-300

		mittlere Dosis (mg)
Substanzen mit anderen Wirkmechanismen	Trimipramin (Stangyl) Bupropion (Elontil)	100-200 150-300
pflanzliche Präparate	Johanniskrautextrakte	je nach Extrakt

Wirksamkeit der Antidepressiva:

- alle zugelassenen Antidepressiva sind Placebo überlegen,
- trizyklische Antidepressiva sind bei schweren Depressionen besser wegen ihres dualen Wirkprinzips,
- neuere Antidepressiva sind besser verträglich als die alten Antidepressiva,
- Johanniskraut nur bei leichten Depressionen.

Kriterien für die Auswahl der geeigneten Antidepressiva:

- frühes Ansprechen auf ein Antidepressivum,
- Bevorzugung eines Antidepressivums durch den Patienten,
- Nebenwirkungsprofil der Substanz,
- Prägnanztyp des depressiven Syndroms (mehr Schlafstörung z.B. Saroten),
- psychiatrische Komorbidität (Angst): Citalopram,
- internistische/neurologische Begleiterkrankungen: SSRIS (wenig anticholinerg),
- gleichzeitige Einnahmen anderer Medikamente,
- Erfahrung des Arztes,
- Alter des Patienten,
- bei Suizidrisiko: klassische Antidepressiva meiden,
- Kosten.

Praktisches Vorgehen bei der Behandlung mit Antidepressiva:

Vor Therapiebeginn:

- körperliche Untersuchung,
- Labor, EKG, EEG,
- Aufklärung des Patienten,
- Auswahl des Antidepressivums.

Therapiephasen:

- langsame Aufdosierung unter Beobachtung der Nebenwirkungen,
- zügiges Erreichen einer antidepressiv wirksamen Dosis,
- Benzodiazepine und Neuroleptika bei Patienten mit Angst oder Suizidgedanken und wahnhaften Störungen,
- Wahl einer geringen Dosis bei älteren Patienten,
- Gabe der Hauptdosis abends, bei antriebssteigernden Antidepressiva morgens,
- tritt nach 2-3 Wochen keine Wirkung auf, sollte eine Aufdosierung bis zur Maximaldosis unter Bestimmung des Plasmaspiegels erfolgen,
- zeigt sich nach 3-6 Wochen unter der Maximaldosis weiterhin keine Wirkung, sollte eine Umstellung auf ein anderes Depressivum erfolgen,
- die Wirkung eines Antidepressivums zeigt sich frühestens nach 8-14 Tagen.

Beendigung der Therapie nie abrupt, nur ausschleichend absetzen!

Behandlung besonderer Subtypen depressiver Störungen:

- Psychotische Depression:
    - Antidepressivum plus Neuroleptikum,
    - bei Therapieresistenz Elektrokonvulsionstherapie (EKT).

- Saisonale Depression:

    - SSRIS (Fluctin, Cipramil),
    - MAO-Hemmer (Moclobemid).

- Atypische Depression:

    - MAO-Hemmer.

- Rezidivierende kurze depressive Störung:

    - MAO-Hemmer,
    - Lithium.

Psychotherapie depressiver Episoden:

1. Kognitive Psychotherapie.
2. Verhaltenstherapie.
3. Interpersonelle Psychotherapie.

- Bei leichten und mittelschweren Depressionen genauso wirksam wie Antidepressiva,
- bei schweren Depressionen plus Antidepressiva,
- Therapieerfolg in 12-20 Wochen,
- in der Rückfallprophylaxe ist die Psychotherapie womöglich der Pharmakotherapie überlegen.

Kognitive Psychotherapie: Depressionsmodell von Beck.
Ziel: Erfassung dieser verzerrten Wahrnehmung und die Erarbeitung alternativer Kognitionen und Verhaltensmuster.

Interpersonelle Psychotherapie:

- Annahme: Depression entwickelt sich infolge interpersoneller Konflikte.
- Von Klerman (1984) wurde die interpersonelle Psychotherapie als manualisierte Kurzform von 12-20 wöchentlichen Einzelsitzungen konzeptionalisiert.

Der therapeutische Prozess gliedert sich in 3 Phasen:

1. Initiale Phase (1.-3. Sitzung):
   Psychoedukation und Identifikation der 4 Problembereiche:
   - Verlusterleben,
   - interpersonelle Auseinandersetzung,
   - Rollenwechsel,
   - interpersonelle Defizite.
2. Mittlere Phase (4.-13. Sitzung):
   - Problemfixierung,
   - am Problem arbeiten (Klärung, Affektminderung, Trauerarbeit, Rollenspiel).
3. Beendigungsphase (14.-16. Sitzung):
   - Vorbereitung auf Therapieende.

Verhaltenstherapie bei Depressionen:

- Aktivitätstraining„
- soziales Kompetenztrainierung,
- Selbstkontrollverfahren (Gedankenstop).

Tiefenpsychologische Therapie:

- psychodynamische Kurzzeittherapie,
- tiefenpsychologisch fundierte Psychotherapie,
- Psychoanalyse.

Psychoedukation:

- psychotherapeutische Basisintervention,
- Selbsthilfepotential der Patienten aktivieren,
- Angehörige informieren bzw. aufklären.

Andere nicht-medikamentöse Therapieverfahren:

- Schlafentzugstherapie,
- Lichttherapie,
- bei wahnhaften und therapieresistenten Depressionen Elektrokonvulsionstherapie (EKT).

Erhaltungstherapie bei unipolaren Depressionen:

- Erhaltungstherapie für 6 Monate in der vollen Dosis oder gar 12 Monate,
- bei Lithium mindestens 12 Monate,
- danach ausschleichen unter kontinuierlicher Kontrolle der Symptomatik.

Rezidivprophylaxe bei unipolaren Depressionen:

- wenn innerhalb der letzten 5 Jahre 2 depressive Episoden aufgetreten sind, sollte eine rezidivprophylaktische Therapie begonnen werden,
- Lithium und Antidepressiva (SSRIs, Venlafaxin) sind geeignet,
- Carbamazepin und interpersonelle Psychotherapie oder kognitive Therapie,
- Therapiedauer: mindestens 2 Jahre,
- ausschleichen,
- bei Rezidiv: lebenslange Prophylaxe.

12.3.5 Gegenüberstellung der Symptomatik depressiver und manischer Episoden

	Depressionen	Manie
Affektivität	Niedergeschlagene Grundstimmung. Verlust von Freude und Interesse.	Euphorische Stimmungslage mit vielfältigen Interessen und großer Initiative.
Antrieb	gehemmt	gesteigert
formales Denken	verlangsamt/gehemmt	Beschleunigung des Gedankenganges/Gedankenjagen/Ideenflucht.
inhaltliches Denken	synthyme Wahnideen: - (Verarmungswahn) - Versündigungswahn	Größenideen oder Größenwahn
Psychodynamik	gehemmt	gesteigert
Schlaf	Schlafstörung	Schlafbedürfnis ohne Leidensdruck reduziert.

12.4 Manie

Die Manie kann als Umkehrbild der Depression betrachtete werden.

Die ICD-10 unterscheidet folgende Subtypen von Manien:

- Hypomanie,
- Manie ohne psychotische Symptome,
- Manie mit psychotischen Symptomen,
- hypomanische Episode bei bipolarer affektiver Störung,
- manische Episode ohne psychotische Symptome bei bipolarer affektiver Störung,
- manische Episode mit psychotischen Symptomen bei bipolarer affektiver Störung.

Unterscheidung im klinischen Alltag:

- Euphorische Manie mit vorherrschendem Glücksgefühl und Fröhlichkeit.
- Dysphorische Manie mit Gereiztheit und Aggressivität. Sie kann mit einer erheblichen Fremdgefährdung einhergehen.
- Gemischte Episoden oder affektive Mischzustände mit depressiven und manischen Symptomen gleichzeitig oder im raschen Wechsel.

Diagnostik nach ICD-10:
Schweregrade der Manie:

- Hypomanie (F30.0),
- Manie ohne psychotische Symptome (F30.1),
- Manie mit psychotischen Symptomen (F30.2):
    - mit synthymen psychotischen Symptomen (F30.20),
    - mit parathymen psychotischen Symptomen (F30.21).

Diagnostische Kriterien für die Hypomanie und die Manie:

- anhaltende gehobene Stimmung,
- Antriebssteigerung,
- gesteigerte Leistungsfähigkeit,
- gesteigerte Geselligkeit,
- gesteigerte Vertraulichkeit,
- gesteigerte Libido,
- Schlafbedürfnis ist vermindert,
- Konzentrations- und Aufmerksamkeitsstörungen,
- übertriebene Geldausgaben.

Diagnosekriterien der Manie ohne psychotische Symptome:
Zusätzlich zu den oben genannten Symptomen:

- Antriebssteigerung,
- Hyperaktivität,
- Rededrang,
- Verlust sozialer Hemmungen,
- Aggressivität,
- intensives Erleben von Farben und Gerüchen.

Diagnosekriterien der Manie mit psychotischen Symptomen:
Zusätzlich zu den oben genannten Symptomen kommen noch psychotische Symptome mit hinzu:

- Wahnvorstellungen,
- Größenwahn,
- Beziehungswahn,
- religiöser Wahn,
- Halluzinationen.

Diagnostik der Manie und der Hypomanie:

- die Patienten müssen mindestens 1 Woche unter mindestens einem Hauptsymptom und unter mindestens 3 Nebensymptomen leiden,
- leichtere Verlaufsformen werden als Hypomanie bezeichnet.

3 Kardinalsymptome der Manie (Hauptsymptome):

- gehobene, ansteckende und leicht irritierbare Stimmung,
- Steigerung des Antriebs,
- ideenflüchtiges Denken.

Weitere, bei der Manie häufig vorkommende Symptome (Nebensymptome):

- fehlendes Krankheitsgefühl,
- mangelnde Kritikfähigkeit,
- vermindertes Fremdwertgefühl,
- Verlust der Selbstreflexion,
- Logorrhoe,
- Selbstüberschätzung bis hin zum Größenwahn,
- Gewichtsverlust trotz gesundem Appetit,
- ausgeprägte Anregbarkeit und Ablenkbarkeit,
- negative Vitalgefühle fehlen,
- Gehobenheit der Vitalgefühle mit vermindertem Schlafbedürfnis und Libidosteigerung.

Affektivität:

- Stimmung gehoben, ansteckend, leicht irritierbar,
- heiter, ausgelassen (euphorische Manie),
- gereizt, streitsüchtig (dysphorische Manie).

Formale Denkstörung:

- ideenflüchtiges Denken,
- einfallsreiches Denken,
- Wechsel des Denkziels,
- erhöhte Ablenkbarkeit durch Außeneindrücke,
- ausgeprägte Anregbarkeit,
- Themenwechsel (sprunghaft),
- Gedankengänge sind aber noch weitgehend nachvollziehbar,
- Denkzerfahrenheit statt Ideenflucht (verworrene Manie).

Inhaltliche Denkstörung:

- Größenideen (deren Inhalte wechseln),
- Selbstüberschätzung bis hin zum Größenwahn.

Wahnwahrnehmungen:
treten bei der Manie nicht auf.

Antrieb/Psychomotorik:

- Antriebssteigerung,
- Bewegungs- und Betätigungsdrang,
- umsetzten von Gedanken und Antrieb in Entschlüsse und Handlungen:
    - unsinniges Geld ausgeben,
    - Vertragsabschlüsse,
- Enthemmung:
    - Distanzlosigkeit,
    - Verlust des Schamgefühls,
- Logorrhoe.

Eigen-, Fremdgefährdung:

- Fremdgefährdung (anders nicht abwendbare akute Gefahr, dass Dritte zu Schaden kommen),
- Eigengefährdung, Verschuldung, depressive Phase, können zum Suizid führen,
- Mischformen.

Manie mit psychotischen Symptomen:
Bei 50% aller manischen Patienten treten psychotische Symptome auf:

- Größenwahn,
- Verfolgungswahn,
- akustische Halluzinationen,
- beschleunigter Gedankengang (formale Denkstörung),
- Gedankenzerfahrenheit (verworrene Manie).

Psychiatrische Differentialdiagnosen der Manie:

- Schizophrenie (F20.0),
- schizomanische Störung (F25.0) (wenn die Kriterien einer Manie und einer Schizophrenie erfüllt sind),
- organisch manische Störung (F06.30).

Organische Differentialdiagnose manischer Syndrome:
Organische Ursachen:

- Medikamenteneinnahme,
- metabolisch endokrine Störungen (Morbus Cushing, Hyperthyreose),
- zerebrale Tumore,
- zerebrale Infektionskrankheiten,
- neurologische Erkrankungen.

Therapie

Akuttherapie manischer Episoden:
Probleme: fehlende Krankheitseinsicht, Complianceproblem!
Abschirmung von Außenreizen.

Pharmakotherapie der Manie:

1. Stimmungsstabilisierer:
    - Lithium:
      Lithiumplasmaspiegel 0,8-1,2 mmol/l,
      Wirkung setzt erst nach einer Woche ein, daher initial Gabe von Neuroleptika und Benzodiazepinen.
    - Valproat:
      20 mg/kg/KG am ersten Tag,
      Plasmaspiegel 50-125 μg/ml.
    - Tegretal (Blutplasmaspiegel 6-12 μg/ml).
    - Lamictal (50-200 mg).

2. Antipsychotika:
   - schwere manische Syndrome oder psychotische Symptome,
   - Atypika (Zyprexa, Risperdal, Seroquel, Zeldox).
3. Benzodiazepine:
   - Sedierung,
   - schlaffördernde Wirkung oder niedrigpotente Neuroleptika.
4. Symptomatische Therapie bei organisch-manischen Syndromen.

12.5 Bipolare affektive Störungen

- Bipolare affektive Störungen: depressive und hypomane/manische Episoden wechseln sich im Verlauf ab,
- können als gemischte Form bestehen,
- wurden früher als manisch-depressiv bezeichnet,
- Lebenszeitrisiko: 1-2%.

Erstmanifestation:

- bipolare affektive Störungen beginnen früher als unipolare Depressionen,
- Alter bei Erstmanifestation: 16-18 Jahre,
- erste Behandlung im Durchschnitt mit 22 Jahren,
- erste Hospitalisation mit ungefähr 26 Jahren,
- kein Geschlechterunterschied.

Verlauf:

- Verlauf schwerer als bei unipolaren Depressionen,
- sie beginnen häufiger mit der Manie als mit der Depression,
- nach 2 aufeinander folgenden depressiven Episoden beträgt die Wahrscheinlichkeit nur noch 10%, dass sich ein bipolarer Verlauf einstellt, nach drei depressiven Episoden ist die Wahrscheinlichkeit für eine bipolare Erkrankung sehr gering,

- Patienten mit bipolaren Störungen sind insgesamt längere Zeit depressiv als manisch.

Diagnostik nach DSM-IV:

1. Bipolar I
   Kombination von depressiven Episoden im Wechsel mit manischen Episoden (rezidivierende depressive und manische Episoden).
2. Bipolar II
   Wechsel zwischen depressiven Episoden und hypomanen Episoden (rezidivierende depressive Episoden und mindestens einer hypomanischen Episode).

Rapid cycling

- mindestens vier affektive Krankheitsepisoden treten in einem Jahr auf,
- es entwickelt sich bei etwa 5-15% der Patienten mit bipolaren affektiven Störungen,
- Entstehung im späteren Verlauf der Erkrankung,
- 80-90% der Patienten mit „rapid cycling“ sind Frauen.

Prognose und Mortalität des Rapid cycling:

- Depressionen und Manien im Rahmen bipolarer affektiver Störungen remittieren zwar in der Mehrzahl der Fälle,
- bei 20-30% der Patienten kommt es auch in den freien Intervallen zu Störungen im Sinne einer Stimmungslabilität.

Verschlechterung der Prognose durch folgende Komorbiditäten:

- Alkoholabhängigkeit,
- Medikamenteabhängigkeit,
- Drogenabhängigkeit.

Die Suizidhäufigkeit bei Rapid cycling ist mit 15-30% höher als bei unipolaren Depressionen.

Therapie

Akuttherapie von Depressionen im Rahmen bipolarer Störungen:

- Gefahr: „Switch“ bei Gabe von trizyklischen Antidepressiva und SSRIs,
- Antidepressiva und Stimmungsstabilisierer:
    - Lamictal bei depressiven Episoden im Rahmen bipolarer Störungen,
    - Seroquel bei depressiven Episoden im Rahmen bipolarer Störungen.

Akuttherapie mäßiger bis schwerer manischer Episoden einer Bipolar-I-Störung beim Erwachsenen:
Asenapin (Sycrest):

- atypisches Neuroleptikum,
- Einzeltherapie:
    - initial: 2 x 10 mg/Tag,
    - im Verlauf: 2 x 5 mg/Tag.
- Kombinationstherapie:
    - initial: 2 x 5 mg/Tag,
    - im Verlauf: 2 x 10 mg/Tag.

Erhaltungsmedikation bei bipolaren Störungen:
Dauer der Therapie einige Monate.

Rezidivprophylaxe:

- Rezidivprophylaxe bei 2 Phasen innerhalb von 4 Jahren,
- oder nach Auftreten der ersten manischen Episode.

Phasenprophylaxe bei Behandlung bipolarer Störungen:

- Lithium ret. (Quilonium) 500-1.350 mg/Tag,
- Carbamazepin 200-1200 mg/Tag,
- Quetiapin (für Bipolar II) 300-600 mg/Tag,
- Lamotrigen 20-40 mg/Tag,
- Valproat 150-2.400 mg/Tag,
- Olanzapin 5-20 mg/Tag,
- Ziprasidon 40-160 mg/Tag,
- Aripizprazol (für Bipolar I) 15-30 mg/Tag,

Off-label Use:

- Risperidon,
- Clozapin.

12.6 Anhaltende affektive Störungen

Anhaltende affektive Störungen (F34) werden unterteilt in Zyklothymien und Dysthymien.

Zyklothymien (F34.0):

- chronische, dass heißt über mindestens 2 Jahre andauernde Erkrankungen mit einem Wechsel von depressiver und gehobener Stimmung, die jedoch nicht die Kriterien einer depressiven Episode oder Hypomanie/Manie erfüllen,
- Lebenszeitprävalenz: 0,4-1%,
- in 15-30% der Fälle gehen die Störungen in eine Bipolare I- oder Bipolare II-Störung über.

Dysthymien (F34.1):

- chronische, dass heißt über mindestens 2 Jahre verlaufende leichte depressive Störungen, die niemals die Kriterien einer depressiven Episode erreichen,
- Lebenszeitprävalenz 6-10%,
- im Verlauf kommt es häufig zur Ausbildung eines Vollbildes einer depressiven Episode,
- Krankheitsbeginn (meist) zwischen dem 15.-25. Lebensjahr,
- Männer sind genauso häufig betroffen wie Frauen,
- Suizidversuche sind häufig (Mortalität 10-15%),
- Rezidivrate: 80-90%.

Ätiologie:

- Äthiopathogenese affektiver Störungen ist bis heute nur teilweise vorhanden,
- Entstehungsbedingungen sind komplex,
- multifaktoriele Genese,
- genetisch,
- Vulnerabilitäts-Stress-Modell,
- Transmitterfunktionsstörung,
- Störung der zirkardianen Rhythmik.

Modell: Integrative biologische, psychologische, soziale Modelle (biochemisch/ psychologisch/soziale Aspekte) berücksichtigen folgende Faktoren:

- eine genetische Prädisposition besteht, Vulnerabilität zu erkranken wird vererbt,
- entwicklungsbedingte Prädisposition durch frühe Verlust- und Separationsereignisse,
- somatische Stressoren,
- psychosoziale Stressoren,
- neurobiologische Veränderungen (z.B. Transmitterinbalance),
- eine Genlokalisation ist noch nicht gelungen.

Biochemisch-neurobiologische Hypothesen:

1. Monoamin-Mangelhypothese:

   - Mangel an Noradrenalin und Serotonin im synaptischen Spalt,
   - durch Wiederaufnahmehemmung dieser Substanzen kann Defizit ausgeglichen werden.

2. Supersensitivität noradrenerger Betarezeptoren:

   - Antidepressiva können Verminderung der Empfindlichkeit der β-Rezeptoren induzieren.

3. Cholinerg-aminerge Imbalance-Hypothese:

   - Überwiegen des cholinergen Systems während der Depression,
   - Überwiegen des noradrenergen Systems während der Manie und
   - Veränderungen auf Transmitter- und Rezeptorebene über Secound-Messenger-Systeme und Transkriptionsfaktoren sowie Genregulationsprozesse (stimmungsstabilisierende Medikamente wie Lithium, Valproat und Carbamazepin wirken modulierend auf Secound-Messenger wie Adenylatcyclase). Dies führt zu einer intrazellulären Freisetzung von Kalzium.

Weitere Befunde im Rahmen depressiver Störungen:

- Veränderungen des Schlafes:
    - REM-Schlaf-Veränderungen: Verkürzung der REM-Latenz und Verlängerung der ersten REM-Phase,
    - REM-Intensität verändert sich: Augenbewegungsdichte steigt.
- Neuroendokrine Veränderungen:
    - Überaktivität der Hypothalamus-Hypophysen-Nebennierenrinden-Achse führt zu Hyperkortisolismus.
- Störungen im Bereich neurotropher Faktoren:
    - Neuroneogenese.

Diagnosekriterien:

In ICD-10 existieren keine expliziten operationalisierten Diagnosekriterien für Dysthymien und Zyklothymien, daher werden für diese Störungen die amerikanischen Klassifikationskriterien des DSM-IV herangezogen.

DSM-IV-Diagnosekriterien für die dysthyme Störung:

A. depressive Verstimmung, über die Hälfte des Tages über 2 Jahre

B. plus weitere 2 der folgenden Symptome:

- Appetitlosigkeit,
- Schlaflosigkeit,
- Energiemangel,
- geringes Selbstwertgefühl,
- Konzentrationsstörungen,
- Gefühl der Hoffnungslosigkeit.

C. wenn in den letzten 2 Jahre kein Zeitraum von mehr als 2 Monaten ohne A. und B. stattgefunden hat,

D. in den ersten 2 Jahre der Störung bestand keine Episode einer depressiven Episode,

E. zu keinem Zeitpunkt bestand eine manische, gemischte oder hypomanische Episode,

F. die Störung tritt nicht ausschließlich im Verlauf einer psychotischen Störung auf,

G. die Störung ist nicht auf eine direkte Wirkung einer Substanz zurückzuführen,

H. die Symptome verursachen Leiden im Alltag.

DSM-IV-Diagnosekriterien für die zyklothyme Störung:

A. über eine Dauer von 2 Jahren bestehen zahlreiche Perioden mit hypomanischen Symptomen und zahlreichen Perioden mit depressiven Symptomen,
B. während dieser 2 Jahresperiode besteht keine Symptomfreiheit die länger als 2 Monate anhält,
C. während der ersten 2 Jahre der Störung bestand keine Episode einer depressiven, manischen oder gemischten Episode,
D. die Symptome aus A. können nicht besser durch eine schizoaffektive Störung erklärt werden,
E. die Symptome sind nicht auf eine direkte Wirkung einer Substanz zurückzuführen,
F. die Symptome verursachen Leiden im Alltag.

Differentialdiagnosen:

- Schizophrenie,
- schizoaffektive Erkrankungen,
- Persönlichkeitsstörungen,
- Anpassungsstörungen,
- Drogen-, Medikamenteninduzierte affektive Störung,
- organische affektive Störung.

Zusatzdiagnostik:

- Anamnese,
- körperliche Untersuchung,
- Labor (Blutbild, Leberwerte, Nierenwerte, TSH, Drogenscreening, Hepatitisserologie, HIV-Test),
- Bildgebung (cCT, cMRT),
- EEG.

Eine genetische Vulnerabilität führt zu:

1. Non-Compliance hinsichtlich der Medikation,
2. gestörter zirkardianer Rhythmus plus gestörter sozialer Rhythmus,
3. Stress, Life Events.

Dies führt zu:

1. Störung des Schlaf-Wach-Rhythmus,
2. Störung des Biorhythmus mit
3. der Folge eines Rezidivs!

Therapie

Therapie der Dysthymien:
Antidepressiva plus Psychotherapieverfahren (kognitiv-behaviorale Psychotherapie und die interpersonelle Psychotherapie).

Erhaltungstherapie:

- dann, wenn die Akutsymptomatik abgeklungen ist, aber nicht die darunter liegende Krankheitsperiode,
- innerhalb der ersten 6-12 Monate kann es zu einem Rückfall kommen.

Rezidivprophylaxe:

- ab dann, wenn die letzte Episode beendet ist,
- ein Wiederaufleben der Symptomatik gilt als Wiedererkrankung,
- Lithium: Spiegel 0,6-0,8 mmol/l,
- Olanzapin oder Valproat (ggf. in Kombination),
- bei rapid cycling: Lithium plus Valproat bzw. Lamictal.

Eine Reduktion der Suizidalität ist nur für Lithium nachgewiesen!

Therapie der Zyklothymien:

- Psychopharmaka,
- Überprüfung der Indikation für eine stationäre Behandlung (insbesondere bei Eigen- und/oder Fremdgefährdung),
- Elektrokonvulsionstherapie (EKT) bei Therapieversagen der Medikation (EKT plus Psychopharmaka).

Psychopharmakatherapie:

- Lithium: 900-1.350 mg (Spiegel 0,8-1 mmol/l),
- Valproat,
- atypische Neuroleptika (Olanzapin, Quetiapin, Risperidon) initial evtl. zusätzlich Benzodiazepine.

Psychotherapie:
Evidenz-basierte Behandlungsverfahren:

- kognitive Verhaltenstherapie,
- Interpersonal social Rhythm Therapie,
- Family Focused Therapy,
- Psychoedukation.

Ziel:

- Förderung der Krankheitseinsicht,
- Förderung der Compliance,
- Förderung einer regelmäßigen Tagesstruktur,
- Abbau von Risikoverhalten,
- Aufklärung von Angehörigen.

13 Schizophrenien und andere psychotische Störungen

Kurt Schneider (1887-1967):
Im Gegensatz zu den affektiven Störungen stehen sogenannte abnorme Erlebnisweisen, dass heißt Störungen, die das Empfinden und Wahrnehmen, Vorstellung und Denken, Fühlen und Werten, Streben und Wollen sowie das Ich-Erlebnis betreffen. Kurt Schneider teilte die Symptome in Erst- und Zweitrangsymptome ein.

Emil Kraepelin (1856-1926):
Beschrieb das Krankheitsbild der Schizophrenie 1896 erstmals als „Dementia praecox“ und grenzte es vom „manisch-depressiven Irresein“ ab. Er beobachtete, dass sich die „Dementia praecox“ im 2. und 3. Lebensjahrzehnt manifestiert und progredient zu einem „dementiellen Abbau“ führt, während manisch-depressive Erkrankungen in jedem Lebensalter auftreten können und einen phasenhaften und günstigen Verlauf zeigen.

Kennzeichnend für die „Dementia praecox“ waren laut Kraepelin somit:

- kognitive Störungen,
- Wahn, Halluzinationen,
- psychomotorische Auffälligkeiten,
- sozialer Rückzug.

Eugen Bleuler (1857-1939):
Führte 1911 den Begriff der „Schizophrenie“ ein. Die „Dementia praecox“ sei entbehrlich, die Erkrankung beginne auch später und weise keinen progredienten Verlauf auf. Er beschreibt Grundsymptome und akzessorische Symptome.

Heute: ICD-10 und DSM-IV
Heute stehen operationalisierte Diagnosekriterien zur Verfügung, die neben den Grundsymptomen Bleulers und der Bedeutung des Verlaufs, die Kraepelin betonte, insbesondere die Erst- und Zweitrangsymptome der Schizophrenie nach Kurt Schneider beinhalten.

13.1 Klassifikation

Klassifikation der Schizophrenien im triadischen System:
Im triadischen System wurden die Schizophrenien (schizophrene Psychosen, Psychosen aus dem schizophrenen Formenkreis) zu den „endogenen Psychosen“ gezählt. „Endogen“ heißt, dass den Schizophrenien eine körperliche, auf heredo-konstitutionelle Faktoren beruhende Ursache zugrunde liegt, die allerdings bis heute nicht definiert werden konnten.
Von den endogenen Schizophrenien wurden im triadischen System die organisch bedingten Schizophrenien abgegrenzt, die auch als symptomatische Schizophrenien bezeichnet werden und die Folge einer organischen Hirnerkrankung sind.

Klassifikation der Schizophrenie und anderen psychotischen Störungen in der ICD-10:

- F20.x Schizophrenien,
- F21 schizotype Störung,
- F22.x anhaltende wahnhafte Störung,
- F23.x vorübergehende akute psychotische Störungen,
- F24 induzierte wahnhafte Störung,
- F25.x schizoaffektive Störung.

Schizophrenie:

- kommt in allen bisher untersuchten Ländern, Kulturen, Klimazonen in etwa gleicher Häufigkeit vor,
- häufigste Behinderung:
    - Depression,
    - Alkohol,
    - Schizophrenie.
- neben der Sucht: die teuerste psychische Erkrankung überhaupt,
- unter optimaler Therapie sind ungefähr 10% der Erkrankten dauerhaft behindert,
- 80% sind auf öffentliche Unterstützung angewiesen,
- die Mortalität ist auf 10% erhöht.

Positiv-Negativ-Konzept:

T. Crow schlug 1980 eine Unterscheidung in eine Typ-I und eine Typ-II-Schizophrenie vor.

Typ I:

- Die Patienten leiden demnach vor allem unter Plussymptomen (positiv oder produktive Symptome).
- Sie sprechen relativ gut auf Neuroleptika an.

Typ II:

- Hier dominieren Minussymptome (negativ Symptome), die schlechter durch Neuroleptika beeinflussbar sind.

13.2 Epidemiologische Daten für das Auftreten der Schizophrenien

- Erkrankungsrisiko/Lebenszeitprävalenz (Wahrscheinlichkeit, mindestens einmal im Leben an einer Schizophrenie zu erkranken): 1%,
- ungefähr 800.000 Patienten sind in Deutschland betroffen, weltweit sind es zwischen 60-70 Millionen Patienten,
- Prävalenz (Häufigkeit zu einem bestimmten Zeitpunkt): 0,3%,
- Geschwister: 10%,
- eineiige Zwillinge: 46%.

Alter bei der Erstmanifestation:

- eine Erstmanifestation ist vom 1. bis zum 7. Lebensjahrzehnt möglich,
- vor dem 14. Lebensjahr: 2%,
- zwischen der Pubertät und dem 30. Lebensjahr: 50%,
- zwischen dem 30. und dem 40. Lebensjahr: 25%,
- insgesamt kommt es in über 75% der Fälle zu einer Erstmanifestation vor dem 40. Lebensjahr .

Männer und Frauen erkranken gleich häufig, aber:

- Männer erkranken im Durchschnitt früher als Frauen,
- Manifestationsgipfel bei Männern: 15.-25. Lebensjahr,
- Manifestationsgipfel bei Frauen: 25.-35. Lebensjahr,
- Frauen haben im Allgemeinen eine bessere Langzeitprognose.

13.3 Komorbiditäten

- Häufiges Auftreten mit Suchterkrankungen (Alkohol, Cannabis, Kokain, Benzodiazepine, Halluzinogenen, Antiparkinsonmitteln, Kaffee, Nikotin).
- Körperliche Erkrankungen treten bei schizophren Erkrankten relativ häufig auf.

Bei 50-80% wird eine relevante somatische Erkrankung nachgewiesen.

13.4 Ätiologie und Krankheitsmodelle

- Ätiologie ungeklärt,
- 80% treten sporadisch auf,
- multifaktorielle Genese:
    - ungefähr 70% genetisch,
    - 30% nicht genetisch,
- Subtypen durch unterschiedliche pathogenetische Faktoren.

Integratives Modell zur Konzeptionalisierung der Ätiologie der Schizophrenien:

Vulnerabilitäts-Stress-Modell (Zubin, Spring):

- verschiedene genetische und
- entwicklungsbiologische Faktoren.
- Folge: Neuropathologische/biochemische Veränderungen im Gehirn, die schon lange vor Ausbruch der Erkrankung bestehen. Diese stellen eine „Verletzbarkeit“ (Vulnerabilität) für die Entstehung einer Schizophrenie da. Zusammen mit Umweltfaktoren wie z.B. Stress stellen diese eine Belastung für das Gehirn da. In deren Folge kommt es zum Ausbruch der Erkrankungen.

Veränderungen von Neurotransmittersystemen:

- das dopaminerge System,
- das glutamaterge System,
- das serotonerge System.

Dopaminhypothese der Schizophrenie:
Von Snyder/Carlsson in den 70er Jahren formuliert:
Prä/postsynaptische Regulationsstörungen des Dopaminstoffwechsels, die in einer dopaminergen Überaktivität in limbischen Hirnregionen (Verursachung produktiv-psychotischer Symptome) und in einer dopaminergen Unteraktivität im Frontalhirn (Verursachung negativer Symptome) resultiert.

Die Dopaminhypothese beruht im Wesentlichen auf folgenden Beobachtungen:

- Wirksame Antipsychotika führen zu einer Blockade von Dopaminrezeptoren, vor allem des D2-Typ.

→ Klinische antipsychotische Dosis der verschiedenen Substanzen korreliert mit ihrer Affinität zum Dopaminrezeptor.

- Die chronische und hochdosierte Einnahme von Amphetaminen kann Psychosen verursachen. Diese sind schwer von Schizophrenien zu unterscheiden. Amphetamin fördert die synaptische Freisetzung von Dopamin und hemmt dessen Inaktivierung durch präsynaptische Wiederaufnahmehemmung.

Folgende Befunde sind weniger gut mit der Dopaminhypothese vereinbar:

- Die Dopamin-D2-Rezeptor-Blockade setzt innerhalb von Minuten bis Stunden ein, während sich die antipsychotische Wirkung der Neuroleptika erst über Tage bis Wochen einstellt.
- Schizophrene Negativsymptome sprechen weniger gut auf Neuroleptika an. Hier sind wahrscheinlich sogar Dopaminagonisten besser wirksam.

Aripiprazol (2004):

Neben seiner guten antagonistischen Wirkung am Dopamin-D2-Rezeptor entfaltet es an diesem Rezeptor auch eine intrinsische agonistische Wirkung bei dopaminerger Interaktivität.

→ Gute Wirkung bei schizophrener Minussymptomatik.

Die glutamaterge Hypothese der Schizophrenie:

Wurde in den 80er Jahren entwickelt. Als Ursache wurde eine glutamaterge Unteraktivität angenommen.

Hinweis:

Non-kompetitiver Glutamatrezeptor-Antagonist Phencyclidin hat psychotrope Effekte, die einer schizophrenen Symptomatik sehr ähneln.

- Löst positive und negative Symptome aus.
- Die Phencyclidin-Psychose dient derzeit als bestes Modell für schizophrene Erkrankungen.

Studie 2007:

Gentamat-Agonist hat vergleichbare antipsychotische Effekte wie ein antidopaminerges Antipsychotikum.

Das serotonerge System bei der Schizophrenie:

- Atypische Neuroleptika wie Clozapin und Risperidon blockieren auch serotonerge (5-HT2)-Rezeptoren.
- Postmortal wurden Veränderungen von 5-HT2-Rezeptoren bei schizophrenen Patienten gefunden.

Neuropathologische Befunde:

Bildgebung schizophrener Patienten:

- Erweiterte Seitenventrikel mit Linksbetonung.
- Erweiterter 3. Ventrikel und Erweiterung der Hirnfurchen gegenüber Gesunden.
- Funktionelle Bildgebung: Hypofrontalität.
- Resonanzspektroskopische Untersuchung: Minderung von N-Acetylaspartat.

Neuropathologische Untersuchungen:

Volumenminderung der grauen Substanz um ungefähr 10-15% in limbischen Regionen des Temporallappens sowie Zellzahlminderung im Hippokampus, in der Amygdala und im Gyrus parahippocampalis nachgewiesen.

Die Schizophrenie als neuronale Netzwerkstörung:

Eine Dysfunktion des limbischen Systems wird als zentrales morphologisches Korrelat der Schizophrenien angesehen, sowie eine Veränderung im Bereich des Frontallappens sowie des Thalamus, der Basalganglien und des Kleinhirns angesehen.

Es besteht eine Funktionsstörung im koordinierten Zusammenwirken. Die Schizophrenie manifestiert sich als kognitive Störung mit produktiv-psychotischer Symptomatik.

Schizophrenie als Hirnentwicklungsstörung:
Ursachen für eine gestörte Hirnentwicklung:

- genetisch,
- durch Umweltfaktoren.

Dafür sprechen folgende Befunde:

- Typische neurodegenerative Zeichen wie z.B. Zunahme von Gliazellen fehlen bei der Schizophrenie. Dies spricht gegen eine Neurodegeneration und für eine Hirnentwicklungsstörung.
- Im Verlauf der Erkrankung nehmen die morphologischen Veränderungen nicht zu.
- Kinder, die später an Schizophrenie erkranken, zeigen verzögerte Entwicklungsmeilensteine wie einen späteren Spracherwerb, verzögertes Erlernen des Laufens usw.

Psychosoziale- und Umweltfaktoren:
Ungünstige Familienatmosphäre mit „high expressed emotions“:

- häufige kritische Kommentare,
- allgemeine Feindseligkeit,
- Überbehütung,
- Double-bind-Situation: Widersprüche zwischen verbaler und non-verbaler Kommunikation.

Umweltfaktoren:

- Schwangerschaft-, Geburtskomplikationen,
- erhöhtes Risiko für Winter- und Frühjahrsgeburten (Hinweis für Virusinfektionen).

13.5 Symptomatik

- Die Diagnose gründet sich bis heute noch allein auf den psychopathologischen Befund:
    - Verlaufsbeobachtungen der Erkrankung,
    - Ausschluss einer organischen Ursache der Symptomatik,
- bisher gibt es keinen Parameter, der spezifisch für die Diagnose einer Schizophrenie wäre,
- kein psychopathologisches Symptom kommt allein nur bei der Schizophrenie vor. Nichts ist somit spezifisch für diese Erkrankung.

Bedeutende Forscher der Psychopathologie der Schizophrenie sind Bleuler und Schneider. Beide haben Eingang in die ICD-10 und die DSM-IV gefunden.

Symptome der Schizophrenie nach Eugen Bleuler (1857-1939):

a. Grundsymptome: (charakteristisch für Schizophrenie)
    - Assoziationslockerung (formale Denkstörung, Denkzerfahrenheit),
    - Affektstörung (z.B. Parathymie),
    - Autismus (Störung des Antriebs),
    - Ambivalenz.

b. Akzessorische Symptome: (gehäuft auch bei anderen Psychosen)
    - Wahrnehmungsstörung (Halluzinationen),
    - inhaltliche Denkstörungen (Wahn),
    - katatone Störungen.

Kurt Schneider (1887-1967):

Abnorme schizophrene Erlebnisweisen wurden von ihm zu den Erst- und Zweitrangsymptome der Schizophrenie gerechnet.

Erst- und Zweitrangsymptome der Schizophrenie nach K. Schneider:

	Symptome 1. Ranges	Symptome 2. Ranges	uncharakteristische Symptome
Wahrnehmungsstörung	Dialoge, kommentierende, imperative Stimmen Gedankenlautwerden leibliches Beeinflussungserleben (Leibhalluzinationen)	optische, olfaktorische, gustatorische, taktile Halluzinationen Zönästhesien	Sensorische Störung illusionäre Verkennung
Ich-Störung	Gedankeneingebung Gedankenentzug Gedankenausbreitung Willensbeeinflussung		Depersonalisation Derealisation
inhaltliche Denkstörung	Wahnwahrnehmung (Personenverkennung)	Wahneinfall	

Symptomatik der akuten Schizophrenie

Dominanz von „positiven“ oder „produktiv-psychotischen“ Symptomen wie Wahn, Halluzinationen und Ich-Störungen.
Plussymptome:

- Mangel an Krankheitseinsicht,
- akustische Halluzinationen,
- Beziehungsideen (erfundene/konstruierte Beziehung),
- Misstrauen,
- Affektverflachung,
- Wahnstimmung,
- Verfolgungswahn,
- Gedankeneingebung,
- Gedankenlautwerden,
- Anspannung,
- Erregung,
- Feindseligkeit.

Symptomatik der chronischen Schizophrenie

Negativsymptome/Minussymptome führen zu:

- sozialem Rückzug,
- verminderter Aktivität/vermehrter Aktivität,
- Antriebslosigkeit, mangelnde Spontanität,
- neigen zum Grübeln,
- Freudlosigkeit,
- Verarmung des Sprechens etc.,
- Verlangsamung,
- seltsame Ideen, Depressivität,
- Vernachlässigung des Äußeren,
- seltsame Haltung und Bewegungsabläufe,
- Drohung und/oder Gewalttätigkeiten,
- ungewöhnliches Sexualverhalten.

Inhaltliche Denkstörungen (Wahn)

- Wahnwahrnehmung,
- Personenverkennung (Symptom 1. Ranges nach K. Schneider),
- Wahneinfälle/Wahnideen (Symptome 2. Ranges).

Wahneinfälle:

Verfolgungs-, Vergiftungs- oder Beeinträchtigungswahn, Größenwahn oder Abstammungswahn.

Wahnideen:

Magisch-mystischer Charakter (bizarr).

Wahnwahrnehmung/Wahneinfall:

Eine sogenannte Wahnstimmung geht voraus: Dem Patienten kommt alles unheimlich, verändert und verdächtig vor.

Formale Denkstörungen

K. Schneider:

- Für ihn besitzen sie eine geringe diagnostische Bedeutung.
- Sie zählen für ihn zu den schizophrenen Ausdrucksstörungen.

Bleuler:

- Rechnet sie zu den Grundsymptomen der Schizophrenie (Assoziationslockerung, Denkzerfahrenheit).
- Typische formale Denkstörungen bei Schizophrenien:
    - Denkzerfahrenheit: Begriffszerfall, Begriffsverschiebung, Kontamination und Symboldenken,
    - Gedankensperrung und Gedankenabreißen.
- Sowie anderweitig vorkommende formale Denkstörung:
    - gehemmtes, umständliches Denken,
    - Vorbeireden, Danebenreden:
        - Begriffszerfall: Begriffe verlieren ihre genaue Bedeutung und werden nicht scharf von anderen Begriffen abgegrenzt.
        - Begriffsverschiebung: Begriffe werden nicht mehr in ihrer übertragenen Bedeutung verstanden, sondern wörtlich genommen.
        - Kontamination: unsinnige Wortkombinationen („Gott ist die Wirbelsäule").
        - Symboldenken: Beispiel: Eine Patientin hört in ihrem Leib einen Storch klappern. Sie will sagen, dass sie schwanger ist.
        - Verbigeration: Wiederholung (sinnlos) immer wieder bestimmter Wörter.
        - Neologismen: Wortneubildungen (unverständlich).

Halluzinationen

- Akustische Halluzinationen sind am häufigsten. Leibhalluzinationen bzw. leibliche Beeinflussungserlebnisse stehen im Vordergrund (Symptome 1. Ranges nach K. Schneider).
- Optische, Geruchs- und Geschmackshalluzinationen sowie Zönästhesien sind weniger typisch und werden daher zu den Symptomen 2. Ranges gerechnet.
- Einfache Wahrnehmungsveränderungen (sensorische Störungen) und illusionäre Verkennung sind uncharakteristische Symptome.

Akustische Halluzinationen:

- Dialog (Rede-Gegenrede),
- kommentierende Stimmen,
- imperative Stimmen,
- Gedankenlautwerden.

Halluzinationen und Wahnerlebnisse:
paranoid-halluzinatorische Form der Schizophrenie.

Leibliche Beeinflussungserlebnisse oder Leibhalluzinationen haben im Gegensatz zu den Zönästhesien den „Charakter des von außen Gemachten“ (bei 40% aller Schizophrenien zu beobachten).
Beispiele: Elektrisierung, Bestrahlung, sexuelle Beeinflussung (1. Rangsymptom nach K. Schneider).

Zönästhesien:

- eigenartige Leibesmissempfindungen,
- Charakter des von außen Gemachten,
- Patienten fühlen sich, „als ob sie aus Stein wären“,
- 2. Rangsymtom.

Ich-Störungen

Störung der Meinhaftigkeit, dass heißt die Grenze zwischen Denken, Fühlen, Handeln und dem Anderen sind aufgelöst.
Gehören nach K. Schneider zu den Erstrangsymptomen:
Betreffen sie das Denken:

- Gedankeneingebung,
- Gedankenentzug,
- Gedankenausbreitung,
- von außen gemacht (Willensbeeinflussung).

Depersonalisation/Derealisationserlebnisse:

- gehören zu den Ich-Störungen,
- haben kein diagnostisches Gewicht in der Schizophrenie.

Störungen von Affektivität und Antrieb

Werden von Bleuler zu den Grundsymptomen der Schizophrenie gerechnet.
In der ICD-10-Klassifikation ist der verflachte und inadäquate Affekt von diagnostischer Relevanz:

- Anhedonie und depressive Verstimmung,
- maniforme Gereiztheit und „läppische Affektivität",
- Affektverflachung,
- Parathymie (inadäquater Affekt),
- Angst,
- Ambivalenz,
- Autismus.

Anhedonie und depressive Verstimmung

Anhedonie:

- Unfähigkeit Lust und Freude zu empfinden,
- Kernsymptome der Negativsymptomatik,
- wenige Freizeitinteressen,
- geringes sexuelles Interesse,
- beeinträchtigte Fähigkeit, Intimität und Nähe zu fühlen,
- geringer Kontakt zu Freunden und Altersgenossen.

Innerhalb von 12 Monaten nach Ablauf einer Schizophrenie:

- depressive Episode und noch einige schizophrene Symptome,
- ICD-10: postschizophrene Depression.

Affektverflachung und parathymer Affekt

Affektverflachung:

- Gefühlsleere,
- Gefühlsabstumpfung,
- Gleichgültigkeit und Trägheit,
- verminderte emotionale Ansprechbarkeit.

Parathymer Affekt:
Gefühlsausdruck und aktuelle Situation oder Kommunikation.

Weitere Störungen der Affektivität

Läppische Affektivität:
laut, enthemmt, rücksichtslos.

Angst:

- vor Angst die Sprache verschlagen,
- Erstarren bis hin zu Stupor und Autismus,
- Erregung, Aggressivität, Selbst-, Fremdgefährdung.

Ambivalenz:
ein Nebeneinander von gegensätzlicher Gefühlserregung.

Autismus (Bleuler):
Allgemeine Absonderung von der Gemeinschaft und der gemeinsamen Welt/ Wirklichkeit mit Rückzug auf das subjektive „Binnen-Leben".
Gründe:

- Gefangensein im eigenen Wahnerleben,
- Reaktion darauf, dass emotionale Beanspruchung und Kontakt mit Mitmenschen als nachteilig erfahren wird.

Primärer Autismus:

- Abkehr von der Umwelt,
- Minderung des Kontaktbedürfnisses,
- Patient wirkt abwesend, in sich gekehrt, isoliert,
- Patient redet vor sich hin.
- Extremform: Autismus, Stupor.

Sekundärer Autismus:

- Folge von Bewältigungs-, Schutz- und Selbsthilfestrategien (coping behaviour).
- Patienten vermeiden Situationen, die die Symptome verschlimmern.

Antriebsstörung:

- Steigerung und Minderung möglich,
- Antriebsminderung zusammen mit Störung der Affektivität und des Denkens im Rahmen chronischer Residualzustände.

Störung der Psychomotorik (katatone Symptomatik)

Katatone Symptome:

- Störungen der Motorik und des Antriebs,
- stehen katatone Symptome im Vordergrund der schizophrenen Symptomatik: katatone Schizophrenie.

Diese äußern sich in:

1. Hyperphänomen (psychometrische Hyperkinesen):
    - Erregung, psychomotorisch oder sprachlich,
    - starker Bewegungsdrang,
    - ständige Unruhe,
    - schreien, heulen, schimpfen,
    - selbst- oder fremdaggressiv,
    - Bewegungs-, Sprachstereotypen (Verbigeration/Neologismen).
2. Hypophänomen (psychomotorische Hypokinesen):
    - Sperrung des Antriebs (halten mitten in einem Bewegungsablauf inne),
    - Stupor (Extremform einer Sperrung, bewusstseinsklar aber bewegungs- und regungslos),
    - Autismus (Sprechen gesperrt).

Befehlsautomatie:

- Gegenstück zum Negativismus,
- Echopraxie: Handlung und Bewegungen der Umgebung werden nachgeahmt,
- Echolalie: gestörte Wörter/Sätze vom Patienten werden „mechanisch" nachgesprochen.

Manierismus:

- unnatürliche Sprachtechnik (übertriebene, gezielte Artikulationen und Bewegungsabläufe),
- ist die Mimik betroffen: Grimassieren.

Negativismus und Ambitendenz:

- Widerstreben gegen jede äußere Einwirkung (Aufforderungen, Befehle),
- auch gegenüber der eigenen Intention (sogenannter innerer Negativismus):
    - Patienten machen immer das Gegenteil von dem, was man ihnen aufträgt,
    - wenn Antrieb und Gegenantrieb nebeneinander bestehen, spricht man von Ambitendenz.

Katalepsie und Haltungsstereotypen:
Passiv gegebene, noch so unbequeme Körperhaltungen werden abnorm lange, dass heißt für Stunden oder Tage, beibehalten.

Flexibilitas cerea (wächserne Biegsamkeit):
Bei passiver Bewegung der Gliedmaßen des Patienten verspürt der Untersucher einen zähen Widerstand (wie beim Formen einer Wachspuppe).

Vegetative Symptome:

- häufig, in verschiedener Ausprägung,
- z.B. Schlafstörungen, Herzfrequenzänderungen, Gewichtsschwankungen, Störung der Speichel- und Schweißdrüsensekretion, Tachypnoe sowie gastrointestinale und urogenitale Symptome.

13.6 Subtypen

In der ICD-10 werden ebenfalls verschiedene Subtypen der Schizophrenien unterschieden.
Unterformen: „zönästhetische Schizophrenie“ und „Positiv-/Negativschizophrenie“ sind hier nicht als gesonderte Formen aufgeführt.

Paranoide Schizophrenie

- Im Vordergrund stehen wahnhafte (paranoide) und halluzinatorische Erlebnisweisen sowie Ich-Störungen,
- in 75% der Fälle als initiale Form,
- beginnt in der Regel später als andere Formen,
- bei über 80% der Schizophrenien, die sich nach dem 40. Lebensjahr manifestieren.

Prognose:
Günstig: sprechen gut auf Antipsychotika an.

Leitsymptome:

- Wahnwahrnehmung, bizarrer Wahn,
- Stimmenhören,
- Ich-Störungen.

Hebephrene (desorganisierte) Schizophrenie

Trias:
Affekt-, Denk- und Antriebsstörung in Verbindung mit einer heiter-läppischen Gestimmtheit.

- Enthemmung: albernes und ungeniert distanzloses Benehmen,
- Erregungs-, Unruhezustände,
- pathetischer Ausdruck, Geziertheit und Altklugheit,
- schizophrene Erst- und Zweitrangsymptome sowie katatone Störungen fehlen weitgehend,
- Beginn meistens in oder nach der Pubertät.

Prognose: Besonders bei Frauen eine eher ungünstige Prognose.

Katatone Schizophrenie

- Katatone Symptome stehen im Vordergrund (wie Erregungszustände, Stupor oder Autismus),
- beginnt oft akut,
- wird selten bei Spätschizophrenien beobachtet.

Prognose: außer im Jugendalter relativ günstig.

Maximale Steigerung der Katatonie: akute perniziöse oder febrile Katatonie.
Wechsel an schwer ausgeprägten hypo-hyperkinetisch katatonen Symptomen (Stupor und Bewegungssturm) plus hohes Fieber plus langandauernde Tachykardien führen zu CK-Erhöhung im Labor.

Undifferenzierte Schizophrenie

Nach ICD-10:
Allgemeine Kriterien der Schizophrenie sind erfüllt, ohne dass jedoch das klinische Bild einer paranoiden, hebephrenen oder katatonen Schizophrenie entspricht.

Postschizophrene Depression

- Innerhalb der letzten 12 Monate waren die Diagnosekriterien einer Schizophrenie erfüllt,
- ein oder einige schizophrene Symptome sind noch vorhanden,
- die depressive Symptomatik erfüllt die Kriterien einer depressiven Episode mit mindestens 2-wöchiger Dauer,
- die depressive Symptomatik dominiert das klinische Bild.

Schizophrenes Residuum

Nach ICD-10-Kriterien:

- in der Vorgeschichte trat mindestens ein psychotisches Zustandsbild auf, das die Kriterien einer Schizophrenie erfüllte,
- in den letzten 12 Monaten waren ausgeprägte Negativsymptome vorhanden, während floride Symptome, wie z.B. Wahn und Halluzinationen, mit geringer oder wesentlich verminderter Intensität auftraten,
- kann zeitlich begrenzt sein, z.B. im Übergang von der akuten Krankheitsphase zur vollständigen Remission oder kontinuierlich über Jahre mit und ohne akuter Exazerbation,
- der Residualzustand ist nicht zwangsläufig irreversibel.

Schizophrenia simplex

- Symptomarmer Verlauf mit einem langsam progredienten blanden Wesenswandel (blande Psychose),
- die Diagnose einer einfachen Schizophrenie ist dann zu stellen, wenn ausgeprägte Negativsymptome bestehen, ohne dass jemals zuvor eine nennenswerte floride psychotische Symptomatik bestand.

Prognose:

- schlecht, weil sie anfangs leicht, doch dann chronisch progredient verläuft,
- häufig Bildung von schizophrenen Residualzuständen.

Zönästhetische Schizophrenie

- Zönästhetische Körpermißempfindungen und Leibhalluzinationen,
- mit negativen, motorischen und sensorischen Symptomen verknüpft,
- Symptome wie Wahn, Halluzinationen, Ich-Störungen treten nur passager auf,
- läuft chronisch progredient zu Residualzuständen,
- die Therapie ist schwer.

13.7 Diagnostik/ Differentialdiagnostik

Diagnose stützt sich auf:

- Psychopathologischen Befund,
- Ausschluss einer anderen psychischen Störung,
- Ausschluss einer körperlichen Erkrankung.

Traditionelle Diagnostik nach K. Schneider/E. Bleuler:
Symptome, bei deren Vorliegen die Diagnose Schizophrenie gestellt werden kann, wenn der Patient bei klarem Bewusstsein ist und eine körperlicher Grunderkrankung ausgeschlossen wurde.
In diesem Sinne war es möglich eine Schizophrenie zu diagnostizieren, wenn:

- ein Erstrangsymptom nach K. Schneider vorliegt,
- mehrere Zweitrangsymptome nach K. Schneider vorliegen,
- oder Grundsymptome der Schizophrenie nach E. Bleuler vorliegen.

Diagnostische Kriterien nach ICD-10 und des DSM-IV (operationalisierte Diagnosekriterien):
Schneider´sche Kriterien haben hier weitgehend Eingang gefunden.

Standardisierte Diagnosekriterien

DSM-IV:

Strengere Operationalisierung, ein strengeres Zeitkriterium (6 Monate statt 1 Monat in der ICD-10) und die Bedingung, dass auch auf sozialer Ebene eine krankheitsbedingte Beeinträchtigungen bestehen.

ICD-10:

Nach ICD-10 kann die Diagnose einer Schizophrenie dann gestellt werden, wenn folgende aufgeführten Kriterien erfüllt sind und eine organische Hirnerkrankung oder Intoxikation ausgeschlossen wurde:
Wenn mindestens ein eindeutiges Symptom der Gruppe 1-4 oder mindestens zwei Symptome der Gruppe 5-9 für einen Zeitraum von mindestens einem Monat bestanden haben:

1. Ich-Störung (Gedankenlautwerden, Gedankeneingebung, Gedankenentzug, Gedankenausbreitung, Willensbeeinflussung).
2. Inhaltliche Denkstörung in Form von Kontrollwahn, Beeinflussungswahn, Gefühl des Gemachten, Wahnwahrnehmungen.
3. Akustische Halluzinationen (kommentierende, dialogische oder andere Stimmen).
4. Anhaltender unangemessener oder völlig unrealistischer, bizarrer Wahn (z.B. das Wetter kontrollieren können).
5. Anhaltende Halluzinationen jeder Sinnesmodalitäten.
6. Formale Denkstörungen: Gedankenabreißen, Einschiebung in den Gedankenfluss (Zerfahrenheit, Danebenreden, Wortneubildungen).
7. Katatone Symptome (Erregung, Haltungsstereotypien, Negativismus, Autismus, Stupor).
8. Negative Symptomatik (auffällige Apathie, Sprachverarmung, verflachter, inadäquater Affekt, sozialer Rückzug, verminderte soziale Leistungsfähigkeit).
9. Eindeutige, durchgängige Veränderungen umfassender Aspekte des Verhaltens (Ziellosigkeit, Trägheit, einer „in sich selbst verlorenen Haltung“, sozialer Rückzug).

Entscheidungsablauf für die Diagnose Schizophrenie:

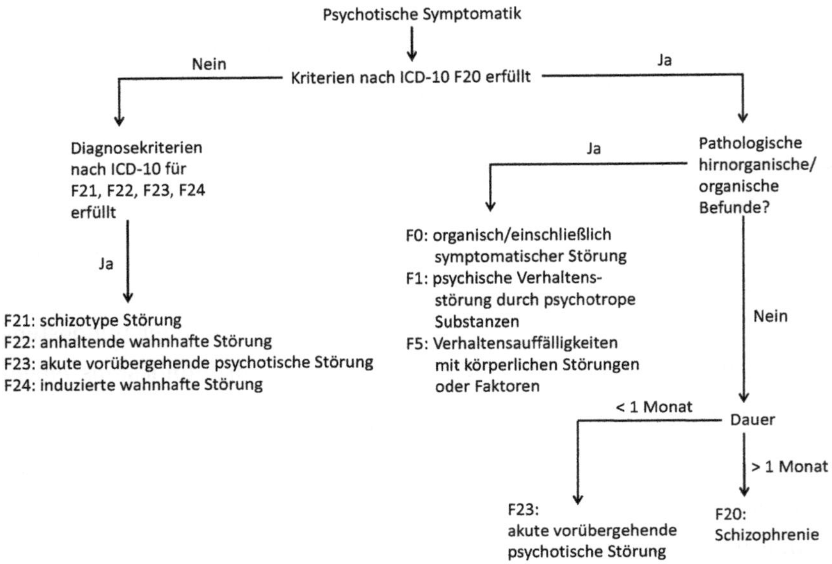

Kriterien der Schizophrenie nach DSM-IV:

A. Mindestens 2 Symptome für einen Monat:

- Wahn,
- Halluzinationen,
- desorganisierte Sprechweise,
- desorganisierte Verhaltensweise,
- negative Symptome.

B. Soziale/berufliche Leistungseinbuße.

C. Ausreichende Dauer (insgesamt mindestens 6 Monate, mindestens einen Monat A).

D. Ausschluss schizoaffektiver oder affektiver Störung.

E. Ausschluss von Substanzeinfluss/medizinischer Krankheitsfaktor.

> Eine Schizophrenie kann nicht laborchemisch oder bildmorphologisch diagnostiziert werden.

Standardisierte Symptomerfassung (Skalen)

Skalen, um schizophrene Symptomatik operationalisiert zu erfassen.

SANS (Scale for the Assessment of Negative Symptoms):
Gliedert sich in 5 Symptomgruppen:

- Affektverflachung,
- Alogie (Sprachverarmung),
- Abulie (Willenlosigkeit, Apathie),
- Anhedonie, sozialer Rückzug,
- Aufmerksamkeitsstörung.

SADS (Scale for the Assessment of Positive Symptoms):
Gliedert sich in 4 Symptomgruppen:

- Halluzinationen,
- Wahn,
- bizarres Verhalten,
- positiv formale Denkstörung.

PANSS (Positive and Negative Symptom Scale).

BPRS (Brief Psychiatric Rating Scale):
Erfasst das aktuelle psychopathologische Zustandsbild des Patienten. Die Schwerpunkte sind auf die Positivsymptomatik gelegt.

Psychiatrische Differentialdiagnosen

Psychotische Zustandsbilder bei organischen Erkrankungen oder substanzinduzierten Störungen.
Dies bezeichnet man als sekundäre oder symptomatische Schizophrenie (organisch wahnhafte Störung F06.2).

- Schizoaffektive Erkrankungen,
- bipolare affektive Störungen, vor allem Manie mit psychotischen Symptomen,
- akute vorübergehende psychotische Störungen,
- anhaltende wahnhafte Störungen,
- psychotisch „wahnhafte“ Depression,
- Zwangsstörung,
- Autismus,
- schizotype Störung,
- paranoide Persönlichkeitsstörung.

Organische Differentialdiagnosen

(Symptomatische Schizophrenien)
In ICD-10 als „organische wahnhafte (schizophreniforme) Störungen“ (F06.2) bezeichnet.
Beispiele für organische Ursachen schizophrener Syndrome:

1. Zerebrale Erkrankungen:

    - Infektionen: Neurolues, Herpesencephalitis,
    - endokrin: Hypothyreose, Hyperthyreose, Morbus Cushing.

2. Immunologische Erkrankungen:

    - systemischer Lupus erythematodes,
    - Intoxikationen,
    - Medikamente: Steroide, L- Dopa, Anticholinergika, Benzodiazepine, Barbiturate,

- Drogen: Psychostimulanzien (vor allem Kokain, Amphetamine), Halluzinogene (vor allem LSD und PCP), Alkohol (z.B. Alkoholhalluzinose).

Organische Ausschlussdiagnostik

- Komplette internistische und neurologische Untersuchung,
- Fremdanamnese,
- Labordiagnostik,
- Drogenscreening,
- cCT,
- Lumbalpunktion.

13.8 Therapie

Akut-/Langzeittherapie:

- Therapie mit Antipsychotika ist von zentraler Bedeutung,
- je früher die Behandlung beginnt, umso besser ist die Langzeitprognose,
- in Kombination mit Psycho-Soziotherapie.

Indikation für eine stationäre Aufnahme:

- Durchführung der Diagnostik,
- medikamentöse Ein- bzw. Neueinstellung,
- Schutz des Patienten bzw. der Umwelt bei Eigen- und Fremdgefährdung,
- ausgeprägte Realitätsstörung,
- desorganisiertes Verhalten,
- Unfähigkeit sich zu versorgen.

Therapieverfahren zur Behandlung von Schizophrenien

- Psychopharmakotherapie mit Antipsychotika,
- Akut-/Langzeittherapie,
- Elektrokonvulsionstherapie (EKT),
- Psycho- und Soziotherapie,
- psychotherapeutische Basisbehandlung,
- Problemlösungstraining und soziales Kompetenztraining,
- kognitive Trainingsverfahren/Verhaltenstherapie,
- Familientherapie,
- Frühinterventionsprogramme,
- Hilfesysteme.

Therapien mit klassischen und atypischen Neurolptika

- Klassische und atypische Neuroleptika sind dem Placebo signifikant überlegen. Die Besserungsraten liegen bei ungefähr 75% gegenüber 25% bei Placebo.
- Zwischen den einzelnen Substanzen gibt es im wesentlichen keine Wirksamkeitsunterschiede.
    - Wahl des Medikamentes daher nach Wirksamkeit bei früherer Behandlung oder Nebenwirkungsprofil.
    - Lediglich für Leponex (Clozapin, Atypikum) konnte eine überlegene Wirksamkeit bei therapieresistenten Schizophrenien sicher nachgewiesen werden.
- Behandlung der Negativsymptomatik (Atypika sind besser als andere Antipsychotika).
- Neuroleptika sollten 4-8 Wochen in ausreichender Dosis verabreicht werden, bevor eine Umstellung auf ein anderes Präparat erwogen wird.

Klassische Neurolektika

Vorteile der klassischen, hochpotenten Neuroleptika:

- im Notfall: auch i.m. oder i.v. (neuerdings auch Atypika wie Olanzopiremid und Ziprasidon),
- gute, schnelle antipsychotische Wirkung,
- bei notwendiger Langzeitbehandlung ist auch eine i.m.-Gabe als Depopräparat möglich (neuerdings auch das Atypikum Risperdal Consta).

Nachteile:

- fehlende Sedierung, daher häufig Kombination mit niederpotenten Neuroleptika (z.B. Chlorprothixen) und Benzodiazepinen notwendig,
- häufige extrapyramidale Störungen.

Atypische Neuroleptika

- Werden heute auch zur Primärbehandlung akuter Schizophrenien eingesetzt,
- haben eine bessere Verträglichkeit,
- wenig extrapyramidale Störungen,
- Compliance ist besser.

Vorteil:
Initiale Sedierung wie z.B. bei Olanzapin.

Nachteil:

- die meisten atypischen Neuroleptika können nicht parenteral verabreicht werden,
- Gewichtszunahme,
- Entwicklung eines metabolischen Syndroms (Olanzapin, Clozapin),
- Blutbildveränderungen (vor allem unter Clozapin),
- Prolaktinerhöhung (vor allem unter Amisulprid),
- QT-Zeitverlängerung (Ziprasidon),
- Non-Compliance-Raten bei Mehrfacherkrankten zwischen 50-70% (kein Unterschied zwischen klassischen und atypischen Neuroleptika).

Auswahl des geeigneten Neuroleptikums und Dosierung

- Früheres Ansprechen,
- Vermeidung von Nebenwirkungen,
- allgemeines Nebenwirkungsprofil der Substanz,
- Präferenz des Patienten für ein bestimmtes Medikament,
- die langfristig geplante Darreichungsform als orale oder Depotgabe.

Optimale Tagesdosisbereiche klassischer Neuroleptika (Auswahl):

Wirkstoff	Handelsname	Dosis (mg)
Haloperidol	Haldol	3-15
Perphenacin	Decentan	8-20
Fluphenazin	Lyogen	10-20
Flupentixol	Fluauxol	3-15
Bromperidol	Impromen	5-10
Benperidol	Glianimon	1,5-6

Optimale Tagesdosisbereiche atypischer Neuroleptika (Auswahl):

Wirkstoff	Handelsname	Dosis (mg)
Amisulprid	Solian	400-800
Aripiprazol	Abilify	10-15
Clozapin	Leponex	200-450
Olanzapin	Zyprexa	10-20
Quetiapin	Seroquel	300-750
Risperidon	Risperdal	3-6
Paliperidon	Invega	3-9
Sertindol	Serdolect	12-20
Ziprasidon	Zeldox	80-160

Behandlung von speziellen Zielsyndromen

Erregte Patienten:

- Sedierung (Eigen-, Fremdgefährdung),
- durch niederpotente klassische Neuroleptika (Neurocil),
- durch Benzodiazepine,
- Atypika wie Zyprexa reichen nicht aus (meistens ist eine zusätzliche Gabe von Benzodiazepinen erforderlich).

Akute paranoid-halluzinatorische Symptomatik:

- hochpotente klassische Neuroleptika, neuerdings vermehrt auch mit Atypika,
- meist ist zusätzlich eine sedierende Medikation notwendig.

Katatoner Stupor und lebensbedrohliche Katatonien:

- hochpotente klassische Neuroleptika oder atypische Neuroleptika in Kombination mit Benzodiazepinen,
- bei lebensbedrohlichen, perniziösen Katatonien kann eine Elektrokonvulsionstherapie lebensrettend sein.

Schizophrene Negativsymptomatik:
atypische Neuroleptika.

Behandlung postschizophrener Depression:

- Antidepressiva,
- Cave: kann psychotische Exazerbation verursachen.

Behandlung älterer Patienten:

- bei einer Zunahme klassischer extrapyramidaler Störungen,
- kardiale Vorerkrankungen,
- 1/3 der Dosis von jungen Patienten,
- Risperdal ist bestens geeignet (Aggressivität, psychotische Symptome bei Demenz).

Vorgehen bei Therapieresistenz

20-30% sprechen nicht auf initial gegebenes Neuroleptikum an.
4-8 Wochen muss die Behandlung mit ausreichend hoher Dosierung und mit sicherer Compliance durchgeführt werden. Sollte hierunter keine Wirkung auftreten:

- Maximaldosis oder ein anderes Neuroleptikum (möglichst aus einer anderen chemischen Gruppe) oder
- Augmentierung mit einem zweiten Neuroleptikum oder Stimmungsstabilisierer oder mit einem Antidepressivum.

Bei einer Therapieresistenz von mindestens 2 Neuroleptika kann auf Clozapin umgestellt werden:

- schwache Wirkung,
- Augmentierung mit einem D2-Rezeptor-Antagonisten (z.B. Risperdal, Haldol, Fluphenasin oder Amisulprid).

Kommt es weiterhin zu keiner Besserung: Elektrokrampftherapie (EKT).

Sinnvoll:
Bei Therapieresistenz Plasmaspiegel des Medikaments überprüfen:

- Compliance?
- Ultrarapid-Metabolizer.

Bei Complianceproblemen sollte eine Umstellung auf ein Depotneuroleptikum erfolgen.

Erhaltungstherapie und Rezidivprophylaxe Behandlungsdauer:

- Rückfall 1. Jahr 60% (ohne neuroleptische Rezidivprophylaxe).
- Rückfall 2. Jahr 80% (ohne neuroleptische Rezidivprophylaxe).

Nach Abklingen einer akuten schizophrenen Episode müssen daher die Antipsychotika für unterschiedliche Zeitintervalle weitergegeben werden:

- Therapie nach schizophrener Ersterkrankung und vollständiger Remission:
  Erhaltungsdosis 1-2 Jahre, langsames Absetzen über 3-6 Monate.
- Therapie nach einem ersten Rezidiv und vollständiger Remission:
  Mindestens 5 Jahre, Reduktion um 20% alle 6 Monate.
- Therapie bei chronischen Schizophrenien:
  lebenslange Medikation.

Depot und Langzeitneuroleptika

Wirkstoff	Handelsname	Intervall	Dosierung (mg)
Zuchopenthixal-Decanoat	Ciatyl-Z-Depot	2-3 Wochen i.m.	100-400
Flupentixal-Decanoat	Fluanxol-Depot	2-3 Wochen i.m.	20-60
Fluphenazin-Decanoat	Lyogen-Depot, Dapotum D	2-4 Wochen i.m.	12,5-100
Haloperidol-Decanoat	Haldol-Decanoat	4 Wochen i.m.	50-300
Perphenazin-Enanthat	Decentan-Depot	2-4 Wochen i.m.	50-200
Fluspirilen	Imap	1 Woche i.m.	2-12
Risperidon	Risperdal Consta	2 Wochen i.m.	25-50

Wahl des Antipsychotikums

- Orale Langzeittherapie lässt sich durchführen.
- Aus folgenden Gründen wird auf Depot (i.m.)-Präparate zurückgegriffen:
    - Verbesserung der Compliance,
    - günstige Pharmakokinetik:
        - Umgehung des „First-Pass-Effekts“,
        - geringe Schwankung der Plasmakonzentration,
        - geringe Wirkstoffbelastung des Organismus durch geringere Dosen pro Tag als bei täglicher oraler Applikation.

Absetzversuch:

- langsames Ausschleichen,
- nach 12-monatigem symptomlosen Intervall.

Elektrokonvulsionstherapie (EKT)

Indikation:

- seltene lebensbedrohliche perniziöse Katatonie,
- schwere, therapieresistente Schizophrenien.

Psycho-Soziotherapie

- Information,
- Edukation,
- Training sozialer Kompetenzen,
- Beratung:
    - psychotherapeutische Basisbehandlung,
    - Problemlösetraining und soziales Kompetenztraining,
    - kognitive Trainingsverfahren,
    - Familientherapie/Angehörigenarbeit,
    - Ergotherapie,
    - spezifische Reha-Programme,
    - Frühinterventionsprogramme.

Psychotherapeutische Basisbehandlung:

1. Aufbau einer tragfähigen Beziehung.
2. Krankheitsmodell erläutern:
    - Entstehung,
    - Symptomatik,
    - Behandlung.
3. Resourcenmobilisierung.
4. Krisenplan.

Problemlösetraining und soziales Kompetenztraining:

- Training sozialer Wahrnehmung,
- Training sozialer Fertigkeiten.

Kognitive Trainingsverfahren:

- Training des verbalen Langzeitgedächtnisses,
- Training der Daueraufmerksamkeit,
- Training verbaler Merkfähigkeit.

Kognitive Verhaltenstherapie: (für Wahn und Halluzinationen)

- Eduktion,
- Copingstrategien,
- Prävention,
- Techniken zur Modulation wahnhafter Überzeugungen.

Familientherapie:

- Identifikation und Bearbeitung von High-Expressed-Emotion-Mustern familiärer Kommunikation.
- Identifikation von Stressfaktoren, die im Sinne des Vulnerabilität-Stress-Modells das Wiedererkrankungsrisiko erhöhen (Aufbau stützender Interventionen).
- Vermittlung von Wissen/Information über die Erkrankung.

Soziotherapie:

- Ergotherapie: Strukturierung, Kreativität, Phantasie, Eigeninitiative,
- Arbeitstherapie: Eigenständigkeit, Selbstverantwortung,
- berufliche Reha-Programme: Übergangseinrichtungen, Stufenrehabilitation,
- sozialpsychiatrischer Dienst,
- betreute Wohneinrichtungen,
- Tagesstätten,
- Selbsthilfegruppen und Angehörigengruppen.

Ziel: Verkürzung stationärer Behandlungszeiten.

Frühinterventionsprogramme:

- Früherkennung psychotischer Störungen, Frühbehandlung,
- Förderung von Krankheitsverarbeitung und Krankheitsakzeptanz,
- Förderung der Bereitschaft zur pharmakologischen Rezidivprophylaxe,
- Reintegration in den Alltag und Vermittlung von Hilfestellungen.

13.9 Verlauf und Prognose schizophrener Erkrankungen

Der Verlauf kann sehr unterschiedlich sein.
Bekannteste Studie (von Manfred Bleuler 1972):

- ungefähr 1/3 führen zur Heilung oder zu leichten Residualzuständen,
- ungefähr 1/3 verläuft zu mittelschweren und charakteristischen Residualzuständen mit gelegentlichen Exazerbationen,
- ungefähr 1/3 verläuft zu schweren Residualzuständen oder chronischen Schizophrenien.

3 Phasen des Krankheitsverlaufes:

1. Prodromalphase:

   - uncharakteristisch (kann für einige Monate bis zu vielen Jahren bestehen),
   - hier treten vor allem Negativsymptome auf:
     - Empfindsamkeit,
     - Reizbarkeit,
     - reduzierte Leistungsfähigkeit,
     - Rückzug,
     - „Knick“ in der Lebenslinie.

2. Aktive Krankheitsphase:

   - ist durch das Auftreten einer positiven bzw. produktiv-psychotischen Symptomatik gekennzeichnet,
   - psychotische Phasen kündigen sich durch Frühwarnzeichen an, die oft Tage bis Wochen vor Ausbruch der eigentlichen schizophrenen Symptomatik bestehen,
   - Aufklärung über typische Frühwarnzeichen einer Schizophrenie ist ein wichtiger Baustein in der Therapie.
   - Frühwarnsymptome:
     - Ruhelosigkeit,
     - Nervosität und Angespanntheit, innere Unruhe,
     - Stimmungsschwankungen,
     - Schlafstörungen,
     - Schwierigkeiten bei der Arbeit, sozialer Rückzug,
     - Überforderungsgefühl,
     - Konzentration und Gedächtnisstörungen,

3. Langzeitverlauf:

- die Schizophrenie ist keine unheilbare Erkrankung,
- sie verläuft auch nicht überwiegend ungünstig,
- wiederholte Erkrankungsphasen, Chronifizierung und Residualzustände sind nicht die Regel,
- der Verlauf kann sehr unterschiedlich sein:
  - einfache Verläufe:
    - akut zu schweren chronischen Zuständen (selten),
    - chronisch zu schweren chronischen Zuständen,
    - akut zu leichten chronischen Zuständen,
    - chronisch zu leichten chronischen Zuständen,
  - wellenförmige Verläufe:
    - wellenförmig zu schweren chronischen Zuständen,
    - wellenförmig zu leichten chronischen Zuständen,
    - Heilung nach wellenförmigem Verlauf,
  - andere Verläufe.

In Langzeituntersuchungen von M. Bleuler und G. Huber wurde gezeigt, dass nach der Erstmanifestation im Langzeitverlauf:

- ungefähr 22% eine Vollremission,
- ungefähr 43% ein uncharakteristisches Residualsyndrom und
- ungefähr 35% ein charakteristisches Residualsyndrom erreichen.

Uncharakteristische Residualsyndrome:

- irreversibles, dass heißt länger als 3 Jahre kontinuierlich persistierendes Syndrom,
- mit unterschiedlichen Formen kognitiver/dynamischer Defizite:
    - Konzentrations-, Gedächtnisstörungen,
    - körperliche, geistige Erschöpfung,
    - Leistungsinsuffizienz,
    - Energie ↓,
    - Zönästhesien,
    - Schlafstörungen,
    - schizophrene Erst- und Zweitrangsymptome sowie Symptome der charakteristischen Residualzustände fehlen völlig,
    - diese Residualzustände sind nur schwach ausgeprägt,
    - Anpassung des Verhaltens an die Einbußen,
    - eine „soziale Heilung" ist möglich.

Charakteristische Residualsyndrome:

- gemischtes Residuum oder typisches schizophrenes Residualsyndrom,
- einzelne reversible schizophrene Symptome,
- vornehmlich die schizophrenen Ausdrucksstörungen nach K. Schneider, aber auch Erst- und Zweitrangsymptome.
- Symptome:
    - eigentümlich, unzulänglich,
    - Kontakt-, Realitätsferne,
    - Antriebsverlust/Passivität,
    - parathymer Effekt,
    - formale Denkstörungen,
    - Autismus und fehlende Krankheitseinsicht.

Prognose:

- zu Beginn der Erkrankung ist eine Einschätzung nicht möglich,
- 60-80% der an einer Schizophrenie Erkrankten erleiden innerhalb von 2 Jahren einen Rückfall,
- durch Psychopharmaka: Vollremission sowie leichte Residualzustände sind häufiger geworden,
- durch Neuroleptika ist die Rückfallquote um mindestens 50% reduziert,
- die Mortalität ist durch eine Suizidrate von 10-15% gegenüber der Normalbevölkerung erhöht,
- 50% der Patienten unternehmen mindestens 1 Mal im Leben einen Suizidversuch.

Risikofaktoren:

- depressive Symptomatik,
- junges Alter,
- hoher prämorbider Status.

Prädikatoren für einen guten/schlechten Verlauf der Schizophrenie:
Gute Prognose:

- verheiratet,
- weiblich,
- guter Umgang in Beruf und Freizeit,
- Lebenskrisen/Stress vor Ausbruch der Erkrankung,
- frühzeitiger Therapiebeginn,
- seltene, kurze Krankheitsphasen,
- akuter Krankheitsbeginn,
- affektive Auffälligkeiten.

Schlechte Prognose:

- geschieden, getrennt,
- männlich,
- soziale Isolation,
- Anpassungsprobleme während der Adoleszenz,
- lange pharmakologisch unbehandelt,
- lange, häufige Krankheitsphasen,
- schleichender Krankheitsbeginn,
- negativ Symptomatik, Halluzinationen, Wahnideen.

Soziale Heilung:
Von sozialer Heilung spricht man, wenn der Patient nach Ablauf der akuten Erkrankung wieder auf frühem beruflichem Niveau oder auch darunter dauerhaft tätig sein kann.
In diesem Sinne sind nach Huber:

- ungefähr 60% sind nach jahrzehntelangem Verlauf sozial geheilt,
- 40% leben auf prämorbidem Niveau,
- 20% sind unter dem früheren Niveau voll arbeitsfähig,
- im Erwerbsleben sind ungefähr 20% erwerbsfähig,
- erwerbsunfähig sind ungefähr 10%,
- völlig arbeitsunfähig sind ungefähr 10%.

13.10 Andere psychiotische Störungen

Schizotype Störung (F21):
Exzentrisches Verhalten, Anomalien des Denkens und der Stimmung, die schizophren wirken, obwohl sie wie eindeutige und charakteristische schizophrene Symptome auftreten.

Anhaltende wahnhafte Störung (Paranoia) (F22):

- chronischer Verlauf mit Entwicklung einer einzelnen Wahnidee oder mehrere aufeinander bezogene Wahninhalte (systematischer Wahn).
- Verfolgungswahn, Eifersuchtswahn (Othello-Syndrom).

Vorübergehende akute psychotische Störungen (F23):
Kurzer (< 1 Monat), gutartiger Verlauf.

Induzierte wahnhafte Störung (Folie à deux) (F24):
Übernahme wahnhafter Überzeugungen eines psychisch Kranken durch eine ansonsten gesunde Person.

Schizoaffektive Störung (F25):

- Störungen bei denen sowohl affektive als auch schizophrene Symptome in der gleichen Krankheitsphase auftreten.
- Subtypen:
    - depressiv,
    - manisch,
    - gemischt.

Schizotype Störung

Nach ICD-10 müssen 3 der folgenden Symptome für mindestens 2 Jahre bestehen, die ständig oder episodisch auftretend sind:

1. Inadäquater oder eingeschränkter Effekt (Patient scheint unnahbar).
2. Seltsames, exzentrisches Verhalten und Erscheinung.
3. Wenig soziale Bezüge, Tendenz zum sozialen Rückzug.
4. Seltsame Glaubensinhalte und magisches Denken.
5. Misstrauen, paranoide Ideen.
6. Zwanghaftes Grübeln ohne inneren Widerstand (aggressive, sexuelle Inhalte).
7. Ungewöhnliche Wahrnehmungserlebnisse/Illusionen, Depersonalisation, Derealisationserleben.
8. Denken und Sprache vage, umständlich, metaphorisch, stereotyp.
9. Gelegentliche vorübergehende quasipsychotische Episoden.

Schizophrenie-Spektrumstörungen: es kann von Schizotypen über paranoide bis hin zu schizoiden Persönlichkeitsstörungen gehen.

Anhaltende wahnhafte Störung

Ausgehend von einer Wahnidee zum systematischen Wahn. Häufigste Themen: (nicht bizarr, sondern in verschiedenen Aspekten nachvollziehbar)

- Verfolgung und Eifersucht (Othello-Syndrom),
- Liebe/Sexualität (Erotomanie),
- Größe/Bedeutung (Megalomanie),
- Hypochondrie,
- Querulanz.

Verlauf/Prognose:

- mittleres bis späteres Lebensalter,
- je akuter, je jünger: desto günstiger.

Diagnose und Differentialdiagnose (ICD-10):
über 3 Monate durchgehend.

Differentialdiagnose:

- vorübergehende psychotische Störungen (kürzere Schizophrenien, typische Krankheitsmuster, Krankheitsdauer),
- affektive Erkrankungen mit psychotischer Symptomatik,
- degenerative Demenzen,
- metabolische Enzephalopathie,
- extrapyramidale Erkrankung,
- alkoholischer Eifersuchtswahn,
- paranoide Persönlichkeitsstörung.

Therapie:
Bei fehlender Krankheitseinsicht:

- Betreuung,
- Pharmakotherapie und psychotherapeutische oder kognitiv-behaviorale Verfahren.

Vorübergehende akute psychotische Störungen

Hierzu gehören 3 Störungsbilder:

1. Die akute polymorphe psychotische Störung ohne Symptome einer Schizophrenie (F23.0).
2. Die akute polymorphe psychotische Störung mit Symptomen einer Schizophrenie (F23.1).
3. Die akute schizophreniforme psychotische Störung (F23.2).

Für alle 3 Störungen sind charakteristisch:

- akuter Beginn innerhalb von 2-3 Wochen,
- das Vorhandensein typischer Symptome (schnell wechselndes und unterschiedliches Erscheinungsbild mit oder ohne Symptomen einer Schizophrenie),
- das Vorliegen einer akuten Belastung im Vorfeld,
- der gutartige Verlauf: in der Regel vollständige Remission innerhalb von Tagen bis Wochen.

Diagnose/Therapie:

- kurze Krankheitsdauer $<$ 1 Monat,
- fluktuierendes Symptombild,
- Antipsychotika und Benzodiazepine.

Induzierte wahnhafte Störung

- Übernahme wahnhafter Überzeugungen zum Beispiel vom Partner.
- Soziale Isolation/Verlust der Realitätskontrolle. Diese können sowohl Ursache als auch Folge einer induzierten wahnhaften Störung sein.
- Häufigste Wahnideen: Verfolgungs-, Größenwahn, religiöse Wahninhalte, Querulantenwahn.
- Nach Trennung vom Partner kann es zur Spontanremission kommen.

Schizoaffektive Störung

Definition:

- Schizophrene Symptomatik und ausgeprägte affektive Störungen (wie manische/depressive Verstimmung).
- Affektive Störungen sollten ausgeprägt sein und teilweise das Krankheitsbild beherrschen.

ICD-10 unterscheidet 3 Subtypen schizoaffektiver Störungen:

1. Schizoaffektive Störung, gegenwärtig manisch (F25.0).
2. Schizoaffektive Störung, gegenwärtig depressiv (F25.1).
3. Gemischte schizoaffektive Störungen (F25.2).

Verlauf und Prognose:

- ist besser als bei den schizophrenen und schlechter als bei den affektiven Störungen,
- je ausgeprägter die schizophrene Symptomatik, desto schlechter die Langzeitprognose,
- 20% haben einen chronischen Verlauf.

Erstmanifestation:
späteres Jugendalter/früheres Erwachsenenalter.

Therapie:

- schizomanische Symptome: Antipsychotika und Stimmungsstabilisatoren,
- schizodepressive Symptome: primär Antipsychotika und Antidepressiva,
- Phasenprophylaxe: Antipsychotika und Stimmungsstabilisatoren.

14 Suchterkrankungen

WHO:

Sucht: entscheidendes Merkmal ist die psychische Abhängigkeit.

Gewöhnung: körperliche Abhängigkeit.

Beides ist nicht scharf trennbar.

ICD-10:

Unterscheidet psychische und Verhaltensstörungen durch psychotrope Substanzen nach neuen Kategorien. Für jede der Kategorien kann in der ICD-10 die Art der Störung weiter klassifiziert werden:

- Intoxikation (F1x.0),
- Missbrauch/schädlicher Gebrauch (F1x.1),
- Abhängigkeitssyndrom (F1x.2),
- Entzugssyndrom (F1x.3),
- Entzugssyndrom mit Delir (F1x.4),
- psychotische Störung (F1x.5),
- amnestisches Syndrom (F1x.6),
- Restzustand und verzögert auftretende psychotische Störung (F1x.7),
- psychische oder Verhaltensstörung (F1x.8),
- nicht näher bezeichnete psychische oder Verhaltensstörung (F1x.9).

Für die unterschiedlichen Substanzen gelten eigene Zahlen an zweiter Stelle der ICD-Klassifikation:

0 Alkohol,
1 Opioide,
2 Cannabinoide,
3 Sedativa oder Hypnotika,
4 Kokain,
5 andere Stimulanzien, einschließlich Koffein,
6 Halluzinogene,
7 Tabak,
8 flüchtige Lösungsmittel,
9 multipler Substanzgebrauch und Konsum anderer psychotroper Substanzen.

ICD-10 Diagnosekriterien für das Vorliegen einer Abhängigkeit von psychotropen Substanzen:

Es müssen irgendwann innerhalb des letzten Jahres mindestens 3 der folgenden Kriterien gleichzeitig vorhanden gewesen sein:

- starker Wunsch oder Art Zwang, psychotrope Substanzen zu konsumieren,
- verminderte Kontrollfähigkeit bezüglich des Beginns, der Beendigung und der Menge des Konsums,
- ein körperliches Entzugssyndrom bei Beendigung oder Reduktion des Symptoms,
- Nachweis einer Toleranz,
- fortschreitende Vernachlässigung anderer Vergnügungen und Interessen,
- anhaltender Substanzkonsum trotz Nachweises eindeutiger schädlicher Folgen.

14.1 Terminologie (ICD-10)

Abhängigkeit:

Von einer Abhängigkeit spricht man, wenn innerhalb eines Jahres bestimmte Diagnosekriterien (siehe ICD-Kriterien) erfolgt sind. Die wichtigsten Kriterien sind dabei das Auftreten von Entzugssymptomen, Toleranzentwicklung und Kontrollverlust.

Missbrauch oder schädlicher Gebrauch:

Hierunter versteht man das Konsumverhalten, das zu einer körperlichen und psychischen Gesundheitsschädigung führt.
Kein Beweis für einen schädlichen Gebrauch sind:

- wiederholte akute Intoxikationen,
- häufiger „Kater".

Psychische Abhängigkeit:

starkes, unwiderstehliches Verlangen nach einer Droge.

Körperliche Abhängigkeit:

- Toleranzentwicklung,
- Entzugssyndrom.

Toleranzentwicklung:

- Gewöhnung an Drogen (Absinken der Empfindlichkeit),
- verzögerte Resorption,
- Dosissteigerung.

Suchtpotential:

- die Fähigkeit einer Substanz, bei einem Menschen eine Abhängigkeit zu erzeugen,
- das Suchtpotential ist höher, je schneller die Abhängigkeitsentwicklung erfolgt,
- sehr hohes Suchtpotential bei Heroin (Abhängigkeitsentwicklung erfolgt sehr schnell),
- relativ niedriges Suchtpotential bei Alkohol.

14.2 Abhängigkeitspotential

Ausmaß der psychischen und physischen Abhängigkeit bei verschiedenen psychotropen Substanzen:

	psychische Abhängigkeit	körperliche Abhängigkeit
Opioide	+++	+++
Alkohol/ Barbiturate	++	++
Kokain	++	(+)
Stimulanzien	++	-
Cannabinoide	++	(+)
Halluzinogene	++	-

14.3 Der Schritt vom kontrollierten Konsum zur Sucht

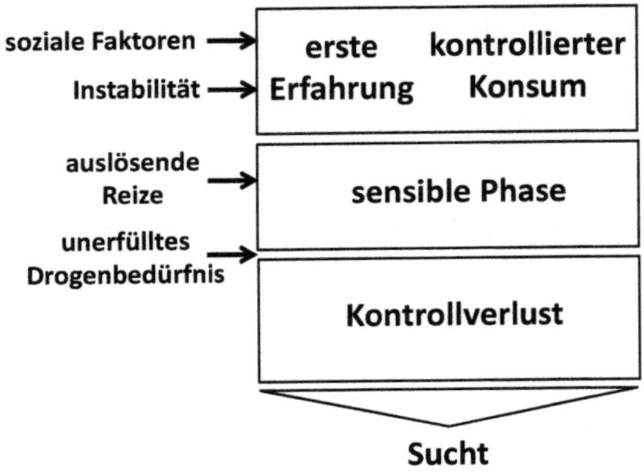

14.4 Modelle zur Suchtentstehung

Unterschiedliche Faktoren führen zur Entwicklung einer Sucht. Diese setzen sich zusammen aus genetischen Faktoren, sozialen Faktoren, psychologischen Faktoren und neurobiologischen Faktoren. Hinzu kommt die Anpassungsfähigkeit des Gehirns. Unter längerem Substanzmissbrauch kann sich die Verknüpfung der Neuronen im Gehirn verändern. Dies kann zu irreversiblen Veränderungen von biochemischen Abläufen im Gehirn führen.

14.4.1 Triasmodell

Das Triasmodell setzt sich aus den drei Komponenten der Persönlichkeit, des Millieus und des Suchtmittels zusammen.

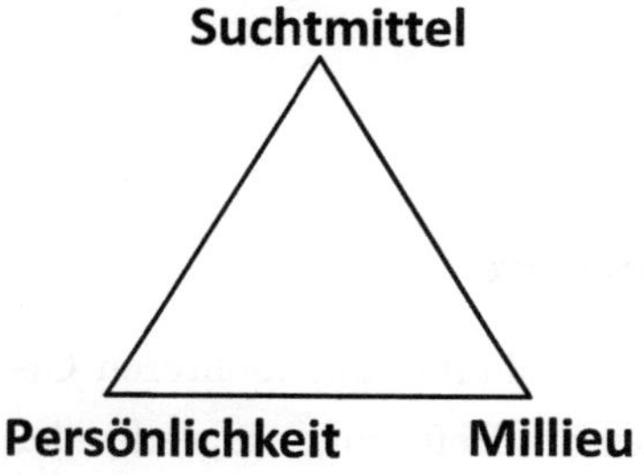

Suchtmittel:

- Verfügbarkeit,
- Dosis,
- Mittel,
- Dauer und Art der Einnahme.

Persönlichkeit:

- Depression,
- Angst,
- Frustrationstoleranz,
- Risikobereitschaft,
- Geschlecht,
- genetische Faktoren.

Millieu:

- Familienstruktur,
- Leistungsorientiert,
- Drogenorientiert,
- Gruppendruck, Gruppendynamik.

Ziel:

- Bewältigung des Alltages,
- Probleme verdrängen,
- psychische Erkrankungen lindern,
- innere Leere beseitigen,
- Traumataverarbeitung.

14.4.2 Biochemisches Modell zur Suchtentstehung

Im ventralen Tegmentum im Zentrum des Gehirns laufen aus mehreren Gebieten des limbischen Systems die Informationen des Befriedigungsgrades der Grundbedürfnisse wie Nahrung, Ausscheidung, Sexualität und körperliche Unversehrtheit zusammen. Diese Informationen werden an den Nucleus accumbens weitergeleitet. Mithilfe dieses Schaltkreises werden die für den Menschen wichtigen Handlungen eruiert und verstärkt. In ähnlichen Situation werden dann später die gleichen Handlungen ausgeführt. Dopamin dient hierbei als Transmitter. Dopamin wird also vom Gehirn bei einer positiven und unvorhergesehenen Konsequenz eines Verhaltens in einer bestimmten Situation ausgeschüttet. Dies entspricht einem regelrechten Lernsignal. Dopamin ist damit für das neurologische Belohnungssystem verantwortlich.

Im Nucleus accumbens können „Gedächtniszellen“ gebildet werden, bei denen bestimmte Reize mit einer Bedürfnisbefriedigung verknüpft werden. Dies führt zu einer Dopaminausschüttung bereits dann, wenn ein Reiz einen Erfolg erahnen lässt. Somit wird schon potentiell erfolgreiches Handeln belohnt.

Allen Suchtmittel ist gemeinsam, dass sie auf das Belohnungssystem einwirken. Amphetamine und Kokain greifen an dieser Stelle an. Sie erhöhen die Verfügbarkeit von Dopamin und vermindern dessen Abbau. Das Belohnungssystem wird übermäßig aktiviert. Andere Drogen wie Heroin erhöhen den Dopaminanteil im synaptischen Spalt, indem es die Ausschüttung des hemmenden GABA vermindert. Diese Effekte führen zu einer Verstärkung der Lernleistung. Es kommt schon nach kurzer Zeit zur Ausbildung eines „Suchtgedächtnisses“.

Durch das Überangebot von Dopamin kommt es im Verlauf zu einer „Toleranzentwicklung“, indem es zu einer Verminderung der Dopaminrezeptoren im synaptischen Spalt kommt. Der Süchtige muss daher im Verlauf die Drogendosis immer weiter erhöhen. Ein normales Empfinden ist ohne die Droge nicht mehr möglich.

Im Rahmen eines Langzeitentzuges kann die Dopaminrezeptoranzahl im Verlauf wieder angehoben werden. Das „Suchtgedächtnis“ kann hingegen ein Leben lang erhalten bleiben. Daher kann bei diesen Patienten schon ein einfacher Reiz, wie das Ansehen eines nackten Armes durch einen Heroinabhängigen, zu einer Dopaminausschüttung führen. Wichtige biologische Reize, wie die Fürsorge für das eigene Kind oder Hunger werden hingegen nur noch schwach oder gar nicht mehr wahrgenommen. Man bezeichnet dieses zwanghafte Verlangen nach einer Substanz als „Craving“. Es treibt den Süchtigen zu zwanghaften Verhaltensweisen an und kann den Entzug über eine sehr lange Zeit überdauern.

Je nachdem ob die Substanz anregend, dämpfend oder halluzinogen auf den Körper einwirkt, kommt es zu einer unterschiedlichen Schnelligkeit der Toleranzausbildung, der Symptome eines Entzuges sowie der kurz- und langfristigen Folgen des Konsums.

14.5 Sucht

Drogen:

- pflanzliche Stoffe, auch alle Arten von synthetischen Medikamenten,
- wirken psychotrop auf das zentrale Nervensystem.

Polytoxikomanie:
multipler Substanzmissbrauch.

Definition:
Der Betroffene konsumiert über einen Zeitraum von 6 Monaten wiederholt psychotrope Substanzen aus mindestens 3 Kategorien (z.B. Alkohol, Cannabis, LSD).

Diagnose der Polytoxikomanie nach ICD-10:
Die Substanzaufnahme ist wahllos und chaotisch oder der Betroffene vermischt Bestandteile verschiedener Substanzen miteinander.

Ursachen:

- wechselnde Verfügbarkeit der Substanzen,
- Substanz wird gegen Nebenwirkung oder Entzugserscheinung eines anderen Stoffes eingesetzt (z.B. führen Psychostimulanzien zu Schlafstörungen, die dann wiederum mit Hypnotika behandelt werden).

Epidemiologie:

- gehören zu den häufigsten psychischen Erkrankungen,
- Alkoholabhängigkeit dominiert (6 x häufiger als alle anderen drogenbedingten Störungen),
- Alkoholabhängigkeit gehört nach der unipolaren Depression weltweit zu den 10 Erkrankungen, die am stärksten die Lebensqualität einschränken,
- ungefähr 7,8 Mio. Menschen in Deutschland betreiben einen riskanten Alkoholkonsum, 2,4 Mio. betreiben einen Alkoholmissbrauch und ungefähr 2 Mio. Menschen sind in Deutschland alkoholabhängig,
- ungefähr 2 Mio. Menschen konsumieren in Deutschland Cannabis,
- ungefähr 1,5 Mio. Menschen sind in Deutschland medikamentenabhängig,
- ungefähr 1 Mio. Menschen konsumieren in Deutschland häufig Amphetamine wie z.B. Ecstasy,
- ungefähr 150.000 Menschen konsumieren in Deutschland Heroin.

Ätiologie:

Multifaktorielle Genese:

- genetische Faktoren: polygenetisches Geschehen,
- Verhaltens- und Lernfaktoren: Belohnungssystem: Dopaminanstieg,
- soziale Faktoren: in allen Schichten gleich, Verfügbarkeitsumfeld, Tradition,
- komorbide psychische Erkrankungen: Persönlichkeitsstörungen, depressive Störungen, Angststörungen.

Prinzipien der Therapie:

Die Therapie verläuft in 4 Stufen:

1. Kontaktphase: Ambulanz, Praxis, Beratungsstelle.
   Motivation zu einer Therapie/Entwerfung eines Therapieplanes.
2. Entgiftungsphase: psychiatrisches oder internistisches Krankenhaus.
   Beendigung der chronischen Intoxikation/komplette Abstinenz.
3. Entwöhnungsphase: hauptsächlich in speziellen Kliniken für Suchterkrankte.
   Langzeittherapie (4-6 Monate).
4. Nachsorgephase: niedergelassene Ärzte, Suchtberatungsstellen, Selbsthilfegruppen, therapeutische Wohngruppen.
   Stabilisierung des Zustandes: Selbsthilfegruppen, Gesundheitsamt, Caritas etc.

Prognose:

- nicht günstig,
- Rezidivquote nach 5 Jahren bei Alkohol: 50-80%,
- Rezidivquote nach 5 Jahren bei Heroin: 80-90%,
- Langzeittherapien bieten die größten Erfolgsaussichten.

14.6 Störungen durch Alkohol

14.6.1 Diagnostik

- Alkoholabhängigkeit kann diagnostiziert werden, wenn bei Konsum von Alkohol mindestens 3 von 6 allgemeinen Abhängigkeitskriterien nach ICD-10 erfüllt sind.
  Wichtig: Kontrollverlust, Entzungserscheinungen, Toleranzentwicklung.
- Folgende Laborparameter sind bei 70% der Alkoholabhängigen erhöht:
  - γ-GT,
  - GOT,
  - GPT,
  - MCV,
  - CDT (Carbohydrate Deficient Transferrin, Carbohydrat definiertes Transferrin): hohe Spezifität.

14.6.2 Berechnung des Blutalkoholgehaltes

Widmark´sche Formel:

Promillewert:

$$\frac{konsumierteAlkoholmenge(g) - Resorptionsdefizit(10-20\%)}{(\text{Körpergewicht}xReduktionsfaktor[\text{Männer}0,7/Frauen0,6])}$$

Seit Trinkbeginn müssen pro Stunde 0,1-0,2 Promille abgezogen werden, eventuell einmalig noch 0,2 Promille.

> Wichtig: Die Gefahr der Entwicklung einer Leberzirrhose besteht schon bei einem täglichen Alkoholkonsum von 60 g bei Männern (z.B. eine Flasche Wein) und 20 g bei Frauen (z.B. 0,5 l Bier).

In Deutschland werden pro Jahr und pro Person 11 Liter Alkohol konsumiert.

14.6.3 Einstufung der Alkoholabhängigkeit

Fragen nach Konsumverhalten:

- Trinken Sie Alkohol?
- Wie viel trinken Sie an einem typischen Tag?
- An wie vielen Tagen pro Woche trinken Sie Alkohol?

Fragen (CAGE = Screeningfragen zur Diagnose der Alkoholabhängigkeit):

- Haben Sie jemals das Gefühl gehabt, Sie müssten ihren Alkoholkonsum vermindern?
- Haben andere Personen Sie geärgert, da sie Ihr Trinkverhalten kritisiert haben?
- Haben Sie Schuldgefühle aufgrund Ihres Alkoholkonsums?
- Haben Sie jemals als erstes morgens Alkohol getrunken, um sich zu beruhigen?

Riskantes Trinken besteht bei einem Alkoholkonsum von

- $>$ 170 g pro Woche oder $>$ 50 g pro Anlass (Männer),
- $>$ 80 g pro Woche oder $>$ 40 g pro Anlass (Frauen),
- oder mindestens einer mit „Ja" beantwortete Frage zum CAGE.
- Zudem besteht ein riskantes Trinken, wenn der Alkoholkonsum die empfohlene risikoarme Trinkmenge übersteigt oder wenn der Alkoholkonsum unter risikobehafteten Umständen (Schwangerschaft, Autofahren) besteht.
- Gibt es Hinweise auf Alkoholprobleme in der Vorgeschichte oder eine positive Familienanamnese?

Problematisches Trinken:

- 1 oder 2 der Fragen zum CAGE wurden mit „Ja“ beantwortet.
- Es gibt Hinweise auf aktuelle alkoholbezogene medizinische Probleme wie z.B. Blutdruck, Schlafstörungen, Depressionen, Unfallverletzung, abdominelle Schmerzen, Leberfunktionsstörungen, sexuelle Störungen, Filmrisse.
- Es gibt verhaltensbedingte Probleme wie z.B. Probleme mit der Familie oder bei der Arbeit bzw. in der Schule, Unfälle, Verletzungen.

Verdacht auf Alkoholabhängigkeit:

- 3 oder 4 der Fragen zum CAGE wurden mit „Ja“ beantwortet.
- Hinweise auf eines oder mehrere der folgenden Symptome:
    - Zwang zum Trinken,
    - Unfähigkeit mit dem Trinken aufzuhören,
    - Trinken um Entzugssymptome zu vermeiden,
    - Hinweise auf Entzugssymptome,
    - Toleranzentwicklung.

14.6.4 Prognose

- Hohe Mortalität (42.000/Jahr in Deutschland),
- Zahl der Todesfälle an Leberzirrhose korreliert eng mit dem mittleren Alkoholkonsum in der Bevölkerung,
- Deutschland: 11 Liter/Person/Jahr,
- erhöhte Suizidalität: ungefähr 25% unternehmen einen oder mehrere Suizidversuche, 5-10% sind erfolgreich,
- die Erfolgsraten bei stationären Entwöhnungsbehandlungen liegen bei 50-70%,
- längerfristig kann eine stabile Besserung nur bei 40-50% der Patienten erreicht werden.

14.6.5 Komorbide Erkrankungen

Ungefähr 30-60% der Frauen und 20-40% der Männer leiden an einer komorbiden psychischen Störung. Häufig handelt es sich hierbei um:

- Angststörungen,
- affektive Störungen: vor allem unipolare Depressionen, bipolare Störungen,
- Persönlichkeitsstörungen: vor allem antisoziale Persönlichkeitsstörungen (Männer),
- Abhängigkeit von anderen psychotropen Substanzen.

Eine Alkoholabhängigkeit kann sich sekundär entwickeln:

- als Folge eines inadäquaten Behandlungsversuches der psychischen Störung: z.B. Trinken, um Angst zu beseitigen,
- die komorbide Erkrankung kann Folge des Alkoholkonsums sein,
- die Komorbidität verschlechtert die Gesamtprognose im Allgemeinen.

14.6.6 Entwicklung der Alkoholabhängigkeit

4 Stadien nach Jellinek:

Die Dauer für das Durchlaufen dieser Stadien beträgt 6-12 Jahre.

Die einzelnen Phasen können durch folgende Merkmale gekennzeichnet sein:

1. Präalkoholische Phase:
   - Trinken Alkohol bei bestimmten Gelegenheiten, um Spannungen zu beseitigen,
   - die Alkoholtoleranz steigt.
2. Prodromalphase:
   - Die Toleranzentwicklung nimmt deutlich zu,
   - heimliche Trinker,
   - amnestische Lücken,
   - dauerndes Denken an Alkohol.
3. Kritische Phase:
   - Starke psychische Abhängigkeit,
   - Kontrollverlust,
   - beginnende Wesensveränderungen.
4. Chronische Phase:
   - Prolongierte Räusche,
   - beginnende Alkohlintoleranz,
   - morgendliche Entzugserscheinungen.

14.6.7 Typologien

Typologien nach Jellinek:

α-Typ	5%, Konflikttrinker, kein Kontrollverlust, fähig zur Abstinenz.
β-Typ	5%, Wochenendtrinker, kein Kontrollverlust, fähig zur Abstinenz.
γ-Typ	65%, süchtiger Trinker, Kontrollverlust, zeitweilig fähig zur Abstinenz.
δ-Typ	20%, Gewohnheitstrinker, kein Kontrollverlust, nicht abstinenzfähig.
ϵ-Typ	5%, Quartalstrinker, Kontrollverlust, fähig zur Abstinenz.

Als „alkoholabhängig" werden der γ-Typ und der δ-Typ bezeichnet.
Der α-Typ, der β-Typ und der ϵ-Typ stellen häufig Vorformen der erstgenannten Typen dar.

Typologie nach Clominger:

Typ I Alkoholiker	Typ II Alkoholiker
späterer Krankheitsbeginn	Beginn vor dem 25. Lebensjahr
kaum familiäre Belastung	erhöhte familiäre Belastung
keine Geschlechterprävalenz	Dominieren des männlichen Geschlechts
	antisoziale Eigenschaften
bessere Prognose	schlechte Prognose

14.6.8 Symptome und Folgen der Alkoholabhängigkeit

Symptome:

- Kreislaufbeschwerden,
- vegetative Störungen,
- Allgemeinzustandsverschlechterung,
- Inappetenz und Gewichtsabnahme,
- gerötete Gesichtshaut mit Teleangiektasien,
- Spider-Nävi,
- Muskelatrophien, vor allem an der Wade,
- Gastritis sowie Magen- und Doudenalulcerationen,
- Erbrechen, Durchfälle,
- vermehrte Schweißneigung,
- feuchte, kühle Akren,
- Schlafstörungen,
- Potenzstörungen,
- Polyneuropathien.

Körperliche Folgen:

- Organische Psychosyndrome:
    - Alkoholrausch,
    - Delirium tremens,
    - Alkoholhalluzinose,
    - amnestisches Syndrom,
    - Wahnbildung.
- Enzephalopathien:
    - hepatische Enzephalopathie,
    - Wernicke-Enzephalopathie.
- Steatosis hepatis, Leberzirrhose,
- akute/chronische Pankreatitis,
- Impotenz,

- Polyneuropathie,
- Alkoholtremor,
- Gatritis, Magenulcera,
- zentrale pontine Myelinolyse,
- Großhirn-, Kleinhirnatrophie,
- Marchiafava-Bignami-Syndrom (Entmarkungsherde im Balken).

Neuropsychiatrische Symptome und Folgeschäden:
akute Alkoholintoxikation („einfacher Rausch").

Symptomatik:

- gehobene Stimmung,
- Abbau von Ängsten und Hemmung,
- Steigerung von Antrieb und Motorik,
- Störung von Aufmerksamkeit und Urteilskraft,
- Dysphorie, Gereiztheit,
- Gesichtsrötung, Augentränen,
- Tachykardie, Schwitzen, Übelkeit,
- zerebelläre Ataxie,
- Dysarthrie.

Leichter Alkoholrausch (0,5-1,5 Promille):
Enthemmung, vermehrter Rede- und Tätigkeitsdrang, gestörte Psychomotorik.

Mittelschwerer Alkoholrausch (1,5-2,5 Promille):
Euphorie oder Aggressivität, Explosivität, herabgesetzte Kritikfähigkeit.

Schwerer Alkoholrausch (2,5-3,5 Promille):
Bewusstseinsstörung, Desorientiertheit, schwere Erregungszustände, Ataxie, Schwindel, Dysarthrie.

Lebensgefahr: $>$ **3,5 Promille:**
Intensivmedizinische Überwachung.

Pathologischer Rausch:
Der Begriff ist unscharf (viele Autoren halten den Begriff für entbehrlich).

- Auslösung durch schon kleine Mengen Alkohol,
- oft nur kurze Dauer (einige Minuten bis zu Stunden),
- komplette Amnesie für den Zustand (Dämmerzustand, der im Schlaf endet),
- persönlichkeitsfremde Verhaltensstörung (für den Betroffenen nicht typisches aggressives oder gewalttätiges Verhalten).

Alkoholentzugssyndrom (Prädelir)

Beim Entzug entwickelt sich in der Regel ein vegetatives Alkoholentzugssyndrom (Prädelir). Bei 1/3 der Fälle ist eine medikamentöse Behandlung erforderlich.
Dauer: 3-7 Tage.
Symptome:

- gastrointestinale Symptome: Brechreiz, Durchfälle,
- Kreislauf und Atmung: Tachykardie, Hypertonie, Tachypnoe,
- vegetative Symptome: Schwitzen, Tremor, Muskelschmerzen.
- ZNS-Symptome:
    - Schlaflosigkeit, innere Unruhe,
    - depressive oder dysphorische Stimmung,
    - Angst und Schreckenhaftigkeit, Antriebssteigerung,
    - Konzentrationsstörungen und leichte Ablenkbarkeit,
    - gesteigerte Empfindlichkeit für optische und akustische Reize sowie flüchtige Halluzinationen, vor allem auf optischem Gebiet, illusionäre Vorstellungen, von denen sich die Patienten aber sogleich distanzieren,
    - generalisierte Krampfanfälle (Grand-mal-Anfall).

Alkoholdelir

Ein Delirium tremens tritt bei ungefähr 5-15% der Alkoholabhängigen auf.

Man unterscheidet 2 Formen:

1. Das Kontinuitätsdelir, das aus der Kontinutät des Trinkens heraus entsteht (seltener).
2. Das Alkoholentzugsdelir, das sich etwa 1-3 Tage nach dem Alkoholentzug entwickelt (häufiger).

Auslöser bei beiden Formen:

- Infekte,
- Unfälle.

Bei nicht-adäquater Behandlung beträgt die Letalität bis zu 25%!

Dauer:

3-5 Tage, maximal 20 Tage.

Symptomatik:

- Bewusstseinseintrübung,
- Desorientiertheit,
- Situations- und Personenverkennung,
- optische Halluzinationen und Akoasmen,
- paranoides Erleben,
- erhöhte Suggestibilität,
- Hypermotorik (Nesteln, Herumsuchen),
- ausgeprägte negative, psychische und körperliche Symptomatik.

Alkoholhalluzinose (F10.5)

Akustische Halluzinationen im Rahmen einer chronischen Alkoholabhängigkeit. Diese kann Tage bis Monate anhalten. Sie ist gekennzeichnet durch:

- fehlende Orientierungsstörung, fehlende vegetative Entgleisung,
- das Wissen der Patienten, dass sie halluzinieren (Pseudohalluzinose), es liegt aber keine Realitätsstörung vor,
- ängstliche Grundstimmung.

> Die Alkoholhalluzinose verschwindet bei Abstinenz und Therapie mit Neuroleptika oft innerhalb von Tagen bis Wochen. Sie kann beim Fortsetzten des Trinkens in eine chronische Form übergehen.

Alkoholischer Eifersuchtswahn

Relativ seltene, isolierte Wahnbildung.

Häufig:
Verfolgungswahn, Eifersuchtswahn.

Ursache:

- Impotenz,
- Eheprobleme,
- hirnorganische Faktoren.

Behandlung:
Unterstützung beim Erreichen einer Abstinenz und begleitende medikamentöse Therapie.

Wernicke-Encephalopathie

- Schwerste Alkoholfolgeerkrankung,
- tritt bei bis zu 10% aller chronisch alkoholabhängigen Patienten auf.

Ursache:
Mangel an Vitamin B1 (Thiamin).

Symptome:

- Bewusstseinseintrübung,
- amnestisches Syndrom,
- pathologischer Nystagmus,
- Augenmuskellähmungen, besonders Abduzensparese,
- Pupillenstörung,
- Ataxie.

Pathologie:
Spongiöser Gewebszerfall vor allem im Bereich um den Aquädukt und im Höhlengrau des III. und IV. Ventrikels mit Kapillardilatation und petechialen Blutungen.

Typisch: Corpora mamillaria verkleinert, rostbraun verfärbt.

Therapie:
Vitamin B1-Substitution (Betabion 100 mg/Tag).

Residualzustand: oft Korsakow-Syndrom.

Im Rahmen einer Wernicke-Enzephalopathie, aber auch durch Mangelernährung oder bei zu schneller Korrektur einer Hyponatriämie kann es zu einer zentralen pontinen Myelinolyse mit Entmarkungen im zentralen Bereiche der Pons kommen.

Symptome der pontinen Myelinolyse:
Bulbärhirnsymptomatik: schlaffe Paresen, Muskelatrophie, Faszikulationen, Diplopie, Dysphagie.

Korsakow-Syndrom

Das Korsakow-Syndrom wird auch als amnestisches Psychosyndrom bezeichnet.

Ursache:

- Alkohol,
- Schädelhirntrauma,
- Wernicke-Enzephalopathie,
- Kohlenmonoxid-Vergiftung,
- Infektionen.

Symptome (Trias):

- Desorientiertheit zu Zeit, Ort und eventuell zur eigenen Person,
- Merkfähigkeitsstörung (besonders des Kurzzeitgedächtnises),
- Konfabulation (Fragen werden mit erfundenen Aussagen beantwortet).

Alkoholbedingter Korsakow:

- Entwickelt sich langsam, allmählich,
- öfter im Anschluss an ein Alkoholdelir,
- ein akutes Korsakow-Syndrom ist rückbildungsfähig,
- beim chronischen Korsakow-Syndrom liegt die Letalität zwischen 15-20%.

Mögliche soziale Folgen der Alkoholabhängigkeit

- Gestörte Partnerbeziehung,
- Probleme im Berufsleben,
- gestörtes Verhältnis zu den Kindern,
- gestörte Wohnverhältnisse,
- Konflikt mit Gesetzen,
- Verkehrsdelikte.

Sozialer Abstieg:

- Beruf: Verlust des Arbeitsplatzes,
- Familie: Verlust der Familie,
- Verkehrstüchtigkeit: Verlust des Führerscheines.

14.6.9 Therapie

Frühintervention:
bei noch nicht manifester Alkoholabhängigkeit.

Qualifizierte Entzugsbehandlung:
bei Alkoholmissbrauch/ -abhängigkeit.

Entwöhnungsbehandlung:
bei chronischer Abhängigkeit/ gescheiterten qualifizierten Entzugsbehandlungen.

Voraussetzung für jede Therapie:
Motivation zur Abstinenz!

Die Motivation beinhaltet:

- Krankheitseinsicht,
- Krankheitsmodell und innere Einstellung zur Erkrankung,
- soziale Unterstützung,
- Angst vor Sanktionen (Verlust von Partner, Arbeitsplatz, Führerschein).

Häufig Fremdmotivation:
Ziel: Aufbau einer eigenen Behandlungsmotivation.

Folgende Faktoren sind bei der Motivationsarbeit entscheidend:

- Informationsvermittlung über z.B. Epidemiologie sowie psychische, körperliche und soziale Folgen der Alkoholabhängigkeit,
- Besprechung bereits eingetretener negativer Folgen des Alkoholismus,
- konkrete Formulierung von Zielen und Maßnahmen zur Zielerreichung,
- Informationsvermittlung über mögliche Therapieformen,
- Empathie von Seiten des Therapeuten mit Vermittlung von Hoffnung und Zuversicht.

Frühintervention:
Bei schädlichem Gebrauch von Alkohol bzw. während der frühen Phase der Entwicklung einer Alkoholabhängigkeit sollten aufklärende und konfrontierende Gespräche stattfinden. Ziel:

- Motivationsarbeit,
- Psychoedukation.

Therapie der akuten Alkoholintoxikation

Erregungszustände:

- beruhigende Gespräche,
- initial: 5-10 mg Haloperidol.

Akute Intoxikation:
keine sedierenden Medikation wie Benzodiazepine und Distraneurin geben.

Bei Stürzen mit Kopfverletzungen:
cCT, Kontroll-cCT zum Ausschluss einer subduralen Blutung oder anderer intrakranieller Blutungen.

Suizidversuch:
auf Überdosis anderer Medikamente achten.

Lebensgefährliche Alkoholintoxikation:
Intensivstation, ggf. Intubation und Beatmung.

Qualifizierte Entzugsbehandlung

Entzugsbehandlung (Entgiftung):

- stationär,
- Entgiftung und Motivation,
- Langzeittherapie.

Medikamentöse Behandlung des Alkoholentzugssyndroms

Bei 30-50% der Entzugsbehandlungen muss eine medikamentöse Therapie durch sedierende Pharmaka erfolgen.

- Clomethiazol (Diastraneurin) ist Mittel der Wahl in Deutschland, in den USA nicht zugelassen,
- Benzodiazepine,
- Neuroleptika (Haloperidol 5-10 mg), Auslösung der Krampfanfälle gering,
- Flüssigkeits- und Elektrolytsubstitution,
- Anfallsprophylaxe: Tegretal (200 mg ret. 1-2 x/Tag),
- bei leichter Entzugssymptome: Aponal (25 mg zur Nacht),
- bei noradrenerger Hyperaktivität während des akuten Alkoholentzugssyndroms: i.v.-Gabe des zentralen α-2-Agonisten Clonidin (Paracefan),
- Korsakow-Syndrom/ Wernicke-Enzephalopathie-Vorbeugung: Vitamin B1-Substitution.

Distraneurin

- 1 Kapsel: 192 mg
- 1 Tablette: 500 mg
- 5 ml: 250 mg

Wirkung:

- sedierend,
- hypnotisch,
- antikonvulsiv,
- kann die Entwicklung eines Delirs verhindern.

Gabe:

- oral (bis max. 16-20 Kapseln/Tag),
- bei Alkoholdelir wird es i.v. verabreicht (Clomethiazol 0,8% 500-1500 ml, max. 2000 ml/Tag). Aufgrund der Nebenwirkungen bei der i.v.-Gabe wird es selten verabreicht und sollte unter intensivmedizinischer Kontrolle erfolgen.

Cave:

- Atem- und Kreislaufdepression,
- i.v.-Gabe nur unter intensivmedizinischer Überwachung,
- Distraneurin erst geben, wenn Alkoholspiegel auf unter 1 Promille gesunken ist,
- besitzt hohes Abhängigkeitspotential,
- Schleimbildung.

Therapierichtlinien:

- Nur stationäre Therapie. Die ambulante Gabe von Distraneurin ist aufgrund der hohen Gefahr der Abhängigkeit kontraindiziert.
- Überwachen von Bewusstseinslage, Atemfunktion, Blutdruck, psychischem Befinden mit Überwachungsbogen (AESB = Alkoholentzugssymptombogen).
- Höchstdauer der Therapie 2-3 Wochen.

Psychotherapeutische Behandlungsstrategien

Einzel-, Gruppentherapieprogramme:

- Informationsvermittlung (Gruppe),
- Entspannungsverfahren (Gruppe),
- Vermittlung von Techniken zur Rückfallprävention (Gruppe/Einzeltherapie),
- Verhaltensanalyse und kognitive Umstrukturierung (Einzeltherapie),
- Selbsthilfeliteratur.

Langzeitentwöhnungsbehandlung

- Festigung der Abstinenz,
- Dauer: 2-4 Monate, schwere Fälle: 4-6 Monate,
- 1% aller Alkoholabhängigen machen pro Jahr eine Langzeitherapie,
- Schwerpunkt: psychotherapeutische Arbeit,
- beste langfristige Erfolge (40-50%) durch Langzeittherapie.

Pharmakotherapie zur Rezidivprophylaxe

Das Verlangen nach Alkohol wird reduziert („Anticraving-Substanzen").

Acamprosat (Campral):
Indikation:

- Alkoholabhängigkeit ohne Komorbidität mit Craving,
- Dosis: 3 x 2 Kapseln/Tag,
- Dauer: 6 Monate nach der Entzugsbehandlung.

Naltrexon (Naltrexin):
Dieser Opiat-Antagonist wird für mindestens 3 Monate in einer Dosis von 50 mg/Tag gegeben.

Disulfiram (Antabus):

- Aversivbehandlung,
- Voraussetzung: kooperativer, stabiler Patient,
- Disulfiram plus Alkohol erzeugt: Erbrechen, Angst, Schwindel etc.

Ambulante Nachbetreuung

Elemente der Nachbetreuung:

- Selbsthilfegruppen,
- Hausarzt,
- ambulante Psychotherapie.

In den letzten Jahren hat ein Paradigmenwechsel in der Therapie der Alkoholabhängigkeit stattgefunden. Das Ziel ist zwar weiterhin die komplette Abstinenz, aber auch ein reduzierter Alkoholkonsum wird schon als Erfolg angesehen!

14.7 Störungen durch Drogen

ICD-10 unterscheidet nicht zwischen „weichen" Drogen (Cannabis) und „harten" Drogen (Heroin, Kokain).
Zu den wichtigsten Drogen zählen:

- Opioide (F11.x),
- Cannabinoide (F12.x),
- Kokain (F14.x),
- andere Stimulanzien (F15.x),
- Halluzinogene (F16.x),
- Phencyclidin.

Cannabis wird weltweit am häufigsten konsumiert (200-300 Mio. Menschen). In Deutschland: 17% (Männer), 9% (Frauen). Die Dunkelziffer könnte aber weitaus höher liegen.

Diagnostik und Differentialdiagnostik:
Anamnese/Fremdanamnese.

Labor/Drogenscreening:

- 30-35% falsch positive Befunde,
- „Liquid ecstasy“ und Ketamine/Nitrite sind im Urin nicht nachweisbar,
- Haarfollikelanalyse zur retrospektive, chemische Analyse einer Haarprobe zum Nachweis von Suchtstoffen und Arzneimitteln im Rahmen der Rechtsmedizin (Canabis, Kokain, Ecstasy, Heroin, Alkohol, Dopingmittel).

Drogenscreening im Urin:

Substanz	übliche Nachweisdauer	maximale Nachweisdauer
Amphetamine	48 Stunden	
Barbiturate	7 Tage	
Benzodiazepine	3 Tage	je nach Halbwertzeit: Wochen
Cannabinoide	5 Tage	> 3 Wochen
Kokain	3 Tage	ca. 1 Woche
Codein	48 Stunden	
Morphin	48 Stunden	
Methadon	3 Tage	
Phencyclidin	3-8 Tage	

Komorbiditäten:

- affektive Störungen/Angststörungen,
- Schizophrenien und andere psychotische Störungen,
- Verhaltensstörungen mit Beginn in der Kindheit oder Jugend sowie Persönlichkeitsstörungen,
- bei der Mehrheit der Patienten bestand die komorbide psychische Störung vor dem Auftreten der Suchterkrankung.

14.7.1 Störung durch opioide Substanzen

Morphin, Heroin, Dihydrocodein.

Morphinderivate:

- Hydromorphon,
- Methadon-Racemat,
- L-Methadon (L-Polamidon),
- Tramadol (Tramal),
- Pethidin (Dolantin),
- Piritramid (Dipidolor),
- Buprenorphin (Subulex, Temgesic),
- Pentazocin (Fortral),
- Fentanyl (Durogesic),
- Dextropropoxyphen (Develin retard).

Ihre Wirkung wird als sogenannte Äquivalenzdosis zu 10 mg Morphin veranschaulicht.

Äquivalenzdosen wichtiger Opioide:

Wirkstoff	Handelsname	Äquivalenz zu 10 mg Morphin i.v. bzw. 30 mg oral	Wirkdauer der unretardierten Form (h)	Halbwertzeit aktiver Metaboliten (h)
Morphin		5-10 mg p.o.	2-4	2,5
L-Methadon	L-Polamidon	2,5-5 mg i.m./p.o.	5-7	15-60
Buprenorphin	Temgesic	0,4 mg i.m. 0,4-1 mg s.c.	5-7	15-60
Dihydrocodein	Remedacen	200 mg p.o.	6-10	2-3
Tramadol	Tramal	50-120 mg i.m./p.o.	2-4	6-9
Tilidin	Valoron	100-120 mg	3	3

Heroin/Morphin:

Wirkung über (euphorisierende) Bindung an μ-Opiat-Rezeptoren.

- Hemmung der Spontanaktivität von Neuronen im Locus coerulens dem Ursprungsgebiet des noradrenergen Systems (Sympathikus),
- daraus lässt sich eine Vielzahl der Symptome der Opiatintoxikationen erklären:
    - Bradykardie,
    - Atemdepressionen,
    - Opiatentzugssyndrom,
    - Toleranzentwicklung bei euphorisierender Wirkung,
    - Miosis und Obstipation (keine Toleranz).

Komplikationen/Folgen:

- psychische/körperliche Abhängigkeit (insbesondere bei Heroin),
- meistens i.v. injiziert (Hepatitis/HIV-Infektionen),
- Intoxikation,
- Überdosis.

Formen der Substanzaufnahme:

- Inhalation: Heroin erhitzen,
- intranasal: „sniefen“,
- oral: Codein, Methadon, andere Opioide,
- s.c.: Heroin, Abszessgefahr.

Opiatentzugssyndrom

- Opiate führen schneller zur Abhängigkeit als andere Suchtstoffe,
- die Entzugssymptome treten bei Heroin 8 Stunden nach der letzten Dosis auf, Maximum: 1-2 Tage,
- die Entzugssymptome dauern bei Heroin 1-2 Wochen an,
- die Entzugssymptome sind nach Ende einer Substitutionsbehandlung (vor allem unter Methadon) deutlich länger anhaltend.

Psychisch:
die folgenden Symptome können wochenlang anhalten:

- Verlangen ist sehr stark („Craving"),
- Suchtdruck ist massiv,
- Depressionen/Schlafstörungen/Angst/Unruhe.

Physisch:
Die folgenden Symptome bestehen meist für ungefähr 1 Woche:

- Übelkeit, Erbrechen, Diarrhoe,
- Zittern, Schwitzen, Gänsehaut,
- Muskelschmerzen, Muskelkrämpfe,
- Mydriasis,
- Tränenfluss, Rhinorrhoe,
- Hypertonus, Tachykardie,
- Fieber.

Stadien des Opiatentzugs:

Stadium	Symptomatik	nach Morphin (h)	nach Heroin (h)	nach Methadon
0	Angst und Craving	6	4	12 h
1	Zusätzlich: Gähnen, Schwitzen, Tränenfluss, Rhinorrhoe, unruhiger Schlaf	14	8	32-48 h
2	Mydriasis, Tremor, Piloarrektion, Muskelzucken, Muskelschmerzen, Anorexie	16	12	2-3 Tage
3	Schlaflosigkeit, Blutdruck- und Temperaturanstieg, Tachykardie, Übelkeit, Hyperventilation	24-36	18-24	> 2 Tage
4	Fieber, Erbrechen, Durchfall, Spontanejakulation, Muskelkrämpfe, Leukozytose, Blutzucker- und Laktatanstieg	36-48	24-36	> 2 Tage

Therapie

Therapiestufen:

1. Kontaktaufnahme, Schadensminderung.
2. Körperliche Entgiftung und Motivationsförderung.
3. Entwöhnungsbehandlung.
4. Substitutionsbehandlung mit Opiatagonisten und/oder mit Opiatantagonisten.
5. Nachsorge.

Kontaktaufnahme und Schadensminderung:

Niederschwellige Hilfsangebote:

- Ansprechen durch Straßensozialarbeiter,
- Fixerräume,
- Kontaktladen, geschützte Räume (Duschen etc.),
- Selbsthilfegruppen,
- Schulung,
- Spritzenbehälter, Kondomautomaten,
- Impfprogramme,
- Drogennottelefon.

Entgiftungs- und Entwöhnungsbehandlung:

- stationär,
- wie bei der qualifizierter Entgiftung des Alkohols.

Die Entgiftung von Opiatabhängigen kann folgendermaßen durchgeführt werden:

1. Kalter Entzug:

   a) Ohne Medikamente:

      - abruptes Absetzen,
      - Physiotherapie, Entspannungsverfahren,
      - die Abbruchrate ist hoch.

   b) Medikamentengestützt:
   Clonidin (6 x 150 mg) (gegen adrenerge Überaktivität)
   plus
   Doxepin (3 x 50 mg)
   plus
   Ibuprophen (3 x 600 mg).

   c) Keine Benzodiazepine!

2. Opioidgestützter „warmer“ Entzug:

   - illegale Drogen werden durch Ersatzstoffe wie Buprenorphin oder Methadon ersetzt und anschließend schrittweise ausgeschlichen,
   - niedrige Abbruchrate.

3. Forcierter Entzug („Turboentzug“):

   - nur in spezialisierten Zentren,
   - unter intensivmedizinischer Beobachtung,
   - Entgiftung unter Narkose (Einsatz von Opiatantagonisten, Narkosemitteln, Clonidin, Benzodiazepinen sowie Ondansetron).

   → Hiervon wird abgeraten.

> Merke:
> Die Entwöhnungsbehandlung opioidabhängiger Patienten sollte in speziellen stationären oder ambulanten Entwöhnungsprogrammen erfolgen.

Substitutionsbehandlung mit Opiatagonisten:
Wenn eine Abstinenz nicht möglich ist, muss eine Substitutionsbehandlung mit Opiatagonisten (z.B. Methadon, Buprenorphin) durchgeführt werden.

Primäres Ziel:

- psychosoziale Stabilisierung,
- Entkriminalisierung,
- Distanzierung von der Drogenszene,
- Verbesserung der psychischen und körperlichen Gesundheit,
- Reintegration in den Arbeitsprozess,
- Teilhabe am Leben.

→ Ziel: vollständige Abstinenz über Dosisreduktion.

Voraussetzung für die Durchführung der Opiatsubstitution:
Fachkunde „Suchtmedizinische Grundversorgung".

Methadonsubstitutionsbehandlung:

- synthetischer Opiatagonist am μ-Rezeptor (lange Wirkdauer: 1-2 Tage, daher Einmalgabe pro Tag),
- keine euphorisierende Wirkung,
- in Racemat-Form als trinkfertige 1%ige Apothekenrezeptur und als L-Methadon (Polamidon teurer, ohne wesentliche Vorteile) auf dem Markt (BTM-Rezept).

Kriterien für eine Substitutionsbehandlung mit Methadon:

- Alter > 18 Jahre,
- die Opiatabhängigkeit muss länger als 2 Jahre bestehen,
- eine drogenfreie Therapie ist nicht durchführbar,
- soziale Substitutionsfähigkeit (fester Wohnsitz, regelmäßiges Erscheinen).

Richtlinien der Bundesärztekammer:

- Hauptvoraussetzung: Vorliegen einer Opiatabhängigkeit,
- Älter als 18 Jahre (in Ausnahmefällen Alter unter 18 Jahren),
- Erkrankungsdauer mindestens 2 Jahre,
- Substitutionsmittel unter Aufsicht des Arztes,
- eine „Take-home"-Vergabe für 7 Tage ist erst nach 6 Monaten Behandlung möglich,
- Dauer: mehrere Monate bis mehrere Jahre.

Dosierung:

Initial:

- nicht mehr als 30-40 mg Methadon als Einzeldosis,
- bei begleitender Gabe von Benzodiazepinen: Methadon in niedriger Dosis verabreichen,
- Methadondosis täglich um 5-10 mg steigern bis Opiatverlangen des Patienten vermindert ist,
- in der Regel bis 80-120 mg Methadonracemat (8-12 ml einer 1%igen Methadonrezeptur).

Behandlung mit partiellen Opiatagonisten:

- partieller μ-Opiat-Rezeptor-Agonist (Buprenorphin = Temgesic),
- ist mit dem Methadon vergleichbar in der Behandlung/Substitution,
- Vorteil:
  - geringe Atemdepression,
  - lange Halbwertszeit (48-72 Stunden),
  - in der Schwangerschaft besser als Methadon.

Kontrollierte Heroinabgabe:

Versuche: synthetisch hergestelltes Heroin an Schwerstabhängige.

Behandlung mit Opiatantagonisten:

- bei abstinenzwilligen, kooperativen Patienten kann die Gabe von Naltrexon erfolgen,
- Dosis: bis zu 3 x wöchentlich (montags 100 mg, mittwochs 100 mg, freitags 150 mg),
- bei einem Rückfall ist Heroin ohne Effekt.

14.7.2 Störung durch Cannabinoide

- Cannabis ist die am häufigsten konsumierte illegale Droge,
- die Konsumenten werden immer jünger (Einstiegsalter 16,7 Jahre),
- 4-7% sind in Deutschland abhängig (ungefähr 240.000),
- Einstiegsdroge.

Substanz und Wirkmechanismus:
Hauptwirkstoff: Δ-9-Tetrahydrocannabinol (THC).
Hanfpflanze (Cannabis sativa).

Haschisch:
Das wirksamere Haschisch (Hartz der weiblichen Blütenstauden). Amerikanische Bezeichnungen: dope, shit, tea.
Marihuana:
tabakartiges Gemisch aus getrockneten Blüten und Blättern.

Symptomatik:
Haschisch:

- wird meist geraucht („kiffen“) oder gegessen,
- beim Rauchen treten die zentralnervösen Wirkungen bereits innerhalb einer Minute nach der Inhalation ein und erreichen ihr Maximum nach 20-30 Minuten, Dauer: 2-3 Stunden,
- orale Aufnahme: Wirkung nach etwa 30 Minuten, erreicht nach etwa 2-3 Stunden ihr Maximum, hält 3-6 Stunden an,
- der Rauscheffekt ist individuell sehr unterschiedlich.

Symptome des einfachen Rausches:

- angenehme Indifferenz und heitere Euphorie,
- Veränderung von Raum- und Zeiterleben,
- Intensitätssteigerung optischer und akustischer Wahrnehmung,
- Denkstörung (vermindertes Abstraktionsvermögen, Ideenflucht, Denken in Bruchstücken).

Körperliche Symptome:

- adrenerge und anticholinerge Symptome (Tachykardie, Mydriasis, Mundtrockenheit),
- psychische Abhängigkeit, führt wahrscheinlich nicht zu einer körperlichen Abhängigkeit,
- kann kumulieren und somit den Rausch deutlich verstärken,
- misstrauisch-dysphorische Stimmung,
- schizophrenartige Psychosen (paranoid-halluzinatorisch),
- amotivationales Syndrom,
- Konzentrations-, Gedächtnisstörung,
- Apathie/Planlosigkeit.

Cannabisentzugssyndrom:

- Stimmungsänderung (Reizbarkeit/Ängstlichkeit),
- physiologische Veränderungen (Schwitzen, Übelkeit, Schlafstörungen, Tremor).

Therapie:
Behandlung der Cannabisabhängigkeit:

- Motivation,
- kognitive Verhaltenstherapie,
- Behandlung der Komorbidität,
- keine etablierte Pharmakotherapie.

14.7.3 Störung durch Kokain und andere Stimulanzien

Kokain:

- Gewinn aus den Blättern des Kokastrauches,
- wird meistens geschnupft oder gekaut,
- billigstes Kokain-Derivat: Crack (wird geraucht),
- Crack ist eine Mischung aus Kokainhydrochlorid und Natriumbicarbonat, die beim Rauchen ein typisches Geräusch („crackling sound") hervorrufen,
- Crack wirkt schneller, intensiver,
- Suchtentwicklung,
- Kokain wird häufig mit Heroin gemischt und injiziert („Speedball").

Amphetamine:

- Amphetamin,
- Metamphetamin („Speed", „Cristal" = eine besonders reine kristalline Form),
- Ecstasy.

Kokain führt, wie auch die anderen Stimulanzien, zu einer starken psychischen, nicht aber körperlichen Abhängigkeit.

Wirkmechanismus:
Kokain und Amphetamine aktivieren mesolimbische und mesokortikale dopaminerge Neurone.
Kokain hemmt dabei im Wesentlichen reversibel den Rücktransport von synaptisch freigesetztem Dopamin in den Nervenzellen (und auch von Noradrenalin und Serotonin).

Amphetamine wirken primär über eine verstärkte Freisetzung von Dopamin, Serotonin und Noradrenalin im synaptischen Spalt.

Diagnostik:

Nach DSM-IV müssen zur Diagnose einer Kokain- bzw. Amphetaminintoxikation 2 oder mehr der folgenden Kriterien erfüllt sein:

- Tachykardie oder Bradykardie,
- Pupillendilatation,
- Hypertonie oder Hypotonie,
- Schwitzen oder Frösteln,
- Übelkeit und Erbrechen,
- Gewichtsverlust,
- psychomotorische Agitiertheit oder Verlangsamung,
- Muskelschwäche, Atemdepression, Brustschmerz, Herzrhythmusstörungen,
- Verwirrtheit, Krampfanfälle, Dyskinesien, Dystonien oder Koma.

Symptomatik:

Stimulanzienrausch und Substanzintoxikation.

Kokain:

- angenehme Gefühlslage,
- Wachheit,
- Euphorie,
- Wohlbefinden,
- Unterdrückung von Hunger und Ermüdungsgefühl,
- Leistungs-, Antriebssteigerung,
- Reizabschirmung,
- Verstärkung des sexuellen Erlebens,
- „rush“ hält meist nur für Minuten an.

Ecstasy:

- amphetaminähnliche Stimulation,
- Entspannung,
- Angstfreiheit,
- Glücksgefühl.

Eine Intoxikation kann lebensbedrohlich sein. Die Symptome ähneln dem malignen neuroleptischen Syndrom:

- Koma,
- starke Hyperthermie,
- Hyponatriämie,
- Koagulopathie,
- Rhabdomyolyse,
- akutes Nierenversagen,
- kardiale Arrhythmien,
- Myokardinfarkt,
- Schlaganfall,
- Leberversagen.

Für die Klinik:

- eine Kombination aus Kokain/Amphetamin und Antidepressiva ist gefährlich,
- Neuroleptika wirken eher antagonistisch,
- gute Behandlung auch mit Benzodiazepinen.

Entzugssyndrom nach DSM-IV (Kokain und Amphetamin):

Es muss eine dysphorische Stimmung plus 2 oder 3 der folgenden Kriterien vorliegenden:

- Müdigkeit,
- lebhafte, unangenehme Träume,
- Schlaflosigkeit oder Hypersomnie,
- Appetitsteigerung,
- psychomotorische Verlangsamung oder Unruhe.

14.7.4 Störung durch Halluzinogene

Substanzen:

- synthetische Mutterkornalkaloid-Derivate (LSD: Lysergsäurediethylamid),
- Phenylalkylamin-Derivat (Mescalin),
- Indolalkaloid (Psilocybin).

Wirkungmechanismus:

Aktivierung zentraler serotonerger 5-HT-2- sowie 5-HT-1-Rezeptoren.

Symptomatik:

- negative Reizerscheinungen: Schwindel, Tachykardie, Übelkeit, innere Unruhe,
- psychodelische Wirkungen: Pseudohalluzinationen (optisch) mit Szenen, illusionäre Verkennung, Intensivierung der Wahrnehmungsinhalte.
- „Trip" dauert 6-8 Stunden,
- in der Endphase: Depressionen,
- Horrortrip: „paranoide" Inhalte (kann zu Eigen- und Fremdaggression führen),
- Flash-back-Erlebnisse (Echo-Phänomene, Nachhall-Phänomene) nach Tagen und Wochen möglich,
- psychische, keine körperliche Abhängigkeit,
- gegen LSD-Wirkung entwickelt sich schnell eine Toleranz,
- nach Absetzen kein Entzugssyndrom.

14.7.5 Störung durch Partydrogen

Methamphetamin, Ecstasy, Kokain.

Ephedrin:

- Amphetaminanalog,
- wurden früher zur Gewichtsabnahme eingenommen (Bodybuilding),
- Wirkung ähnlich wie bei Ecstasy.

Gamma-Hydroxy-Buttersäure:

- GABA-Analoga,
- euphorisierend, sedativ,
- werden in oraler und flüssiger Form eingenommen (geschmacksneutral),
- „date rape“ (K.O.-Tropfen),
- es kann sich eine körperliche Abhängigkeit entwickeln,
- Überdosierung:
    - Verwirrtheitszustände,
    - Krampfanfälle,
    - Atemdepression,
    - Koma.

Ketamin:

- nicht-kompetitiver NMDA-Rezeptor-Antagonist, 1960 als Anästhetikum eingeführt,
- wird missbräuchlich als Flüssigkeit oder Pulver injiziert, oral eingenommen oder geraucht,
- psychodelische Effekte von ungefähr 1 Stunde Dauer:
    - lebhafte Träume,
    - Halluzinationen.
- Überdosis:
    - Nahtod-Erfahrungen,
    - Erregungszustände,
    - paranoide Psychosen.

Nitrite:

- rasche Wirksamkeit mit „high feeling“,
- verlangsamte Zeitwahrnehmung, Wohlbefinden,
- Intensivierung sexueller Gefühle,
- werden inhaliert („poppers“),
- Toleranzentwicklung.

14.8 Störung durch flüchtige Lösungsmittel

Lösungs-/ Reinigungsmittel (Benzin, Äther, Chlorophorm, Lack, Klebstoffe).

Symptome:

- euphorisierende Wirkung,
- „Duchgangssyndrom".

Neurologische Symptome:

- Dysarthrie,
- Gangataxie,
- Tremor,
- Bewusstlosigkeit.

Chronischer Missbrauch führt zu Schäden des zentralen Nervensystems:

- organische Wesensveränderung,
- Polyneuropathie,
- Epilepsien,
- Herzrhythmusstörungen.

Schnüffeln:
starke psychische, schwache körperliche Abhängigkeit.

14.9 Medikamentenmissbrauch und Medikamentenabhängigkeit

Abhängigkeitspotential:

- Opioide,
- Benzodiazepine, Barbiturate, Clomethiazol,
- andere Analgetika.

Häufigkeit der Verschreibung:

- Benzodiazepine 78,1%,
- nichtbarbiturathaltige und nichtopioithaltige Analgetika 25,1%,
- Barbiturate 20,5%,
- Clomethiazol 5,7%.

14.9.1 Benzodiazeine, Barbiturate und Clomethiazol

- Benzodiazepine sollten maximal 8 Wochen verordnet werden,
- die Anzahl der Abhängigen (Benzodiazepine) beträgt in Deutschland 1,2 Mio.,
- die Gesamtsterblichkeit ist auf das 1,8 fache erhöht,
- die Benzodiazepinabhängigkeit nimmt ab dem 40. Lebensjahr zu und ist bei Frauen höher.

Intoxikation:

- Somnolenz bis hin zum Koma,
- Hypertonie,
- Atemdepression, Atemstillstand: bei Barbituraten und Clomethiazol rascher.

Therapie:

Akute Intoxikation:

- Sicherung der Vitalfunktionen,
- Giftelimination,
- Benzodiazepine: Anexate (kompetitiver Benzodiazepinantagonist 0,1 mg i.v.). Kann minütlich bis maximal 1-2 mg gegeben werden.
- Unter Anexatgabe kann es zu folgenden Symptomen kommen:
    - Entzug,
    - Delir,
    - Krampfanfälle.

Entzugssymptom:

Psychisch:

- Angstzustände,
- Unruhe,
- Reizbarkeit,
- depressive Verstimmung,
- delirantes Syndrom: Verwirrtheit, psychisches Erleben.

Körperlich:

- Blutdruckanstieg,
- Kopfschmerzen,
- Muskelschmerzen,
- Anstieg der Herzfrequenz,
- gastrointestinale Symptome (Übelkeit, Erbrechen),
- Zittern,
- Hyperhidrose,
- epileptische Anfälle.

Therapie:

- 1. Tag: Dosis belassen und beobachten.
- Schrittweise Reduktion an den Folgetagen.

Reduktionsschema:

- Reduktion auf 50% innerhalb von wenigen Tagen.
- Anschließend langsame Reduktion um 25% alle 6 Tage.
- Die letzten Reduktionsschritte über Wochen.

Begleitende Pharmakotherapie:

- Doxepin (in niedriger Dosis),
- niederpotente Neuroleptika (Promethazin),
- Beta-Blocker,
- bei einem epileptischen Anfall in der Vorgeschichte: Gabe eines Antiepileptikums (Tegretal oder Valproat).

14.9.2 Analgetika

- Einfache, sogar rezeptfreie Analgetika (z.B. Thomapyrin),
- Entzugserscheinungen sind möglich:
    - Kopfschmerzen/Schlafstörungen,
    - Verstimmungszustände/ängstliche Unruhe,
    - Durchfall/Tremor,
    - Krampfanfälle.

14.10 Störung durch Tabak

Nach ICD-10 kann die Tabakdiagnose gestellt werden, wenn mindestens 3 der folgenden Kriterien im Verlauf eines Jahres erfüllt waren:

- zwanghafter Tabakkonsum,
- Toleranzentwicklung,
- körperliche Entzugssymptomatik bei Abstinenz,
- fortgesetzter Tabakkonsum trotz Folgeschäden,
- Veränderung der Lebensgewohnheiten, um Tabakkonsum aufrecht zu erhalten,
- eingeschränkte Kontrolle über das Rauchverhalten.

Um die Stärke einer Tabakabhängigkeit zu erfassen, eignet sich der Fagerström-Test für Nikotinabhängigkeit. Dieser besteht aus 6 Fragen:

1. Wann nach dem Aufwachen rauchen Sie Ihre erste Zigarette?

   a) Innerhalb der ersten 5 min (3 Punkte),
   b) innerhalb von 6 - 30 min (2 Punkte),
   c) innerhalb von 30 - 60 min (1 Punkt),
   d) später (0 Punkte).

2. Finden Sie es schwierig, an Orten, wo das Rauchen verboten ist, das Rauchen zu unterlassen?

   a) Ja, es fällt mir schwer (1 Punkt),
   b) nein, es macht mir nichts aus (0 Punkte).

3. Auf welche Zigarette würden Sie nicht verzichten? Auf die 1. am Morgen oder auf die Weiteren im Verlaufe des Tages?

   a) Auf die erste Zigarette am Morgen (1 Punkt),
   b) auf andere (0 Punkte).

4. Wie viele Zigaretten rauchen Sie im Allgemeinen?

   a) Bis 10 (0 Punkte),

b) 11 bis 20 (1 Punkt),
c) 21 bis 30 (2 Punkte),
d) 31 und mehr (3 Punkte).

5. Rauchen Sie am frühen Morgen im Allgemeinen mehr als am Rest des Tages?

   a) Ja (1 Punkt),
   b) nein (0 Punkte).

6. Rauchen Sie auch wenn Sie krank sind?

   a) Ja (1 Punkt),
   b) nein (0 Punkte).

Punktesystem:

0-2: geringe Abhängigkeit
3-5: mittlere Abhängigkeit
6-7: schwere Abhängigkeit
8-10: sehr schwere Abhängigkeit

Epidemiologie:

- ungefähr 28% der über 15 Jahre alten Menschen sind in Deutschland Raucher (ungefähr 20 Mio. Menschen),
- der durchschnittliche Zigarettenkonsum pro Tag beträgt etwa 15 Zigaretten,
- 70-80% der Raucher erfüllen die Kriterien einer Nikotinabhängigkeit,
- hohe Mortalität:
  - 50% sterben frühzeitig an Folgeerkrankungen,
  - jeder Raucher verliert im Schnitt 8 Jahre seines Lebens,
  - in Deutschland sterben an den Folgen des Tabakkonsums pro Jahr ungefähr 140.000 Menschen.

Ätiologie:

Biologisch: Veränderungen auf Transmitterebene

- Nikotin steigert über nikotinerge Acetylcholinrezeptoren die Dopaminausschüttung im Bereich des Belohnungssystems (mesolimbisches dopaminerges System mit Projektion zum Nucleus accumbens).
- Bei Ausbleiben der Nikotinzufuhr kommt es zu einer relativen Vermehrung der nicotinergen Acetylcholinrezeptoren (Entzugssymptomatik).

Nikotin ist in niedriger Dosis nikotinerg und in hoher Dosis dopaminerg.

Lerntheoretisch:

- klassische und operante Konditionierungsprozesse,
- positive Effekte des Rauchens werden an bestimmte Tätigkeiten/ Situationen (Kneipe, Auto) gekoppelt,
- operante Konditionierung:
  der psychotroper Effekt von Nikotin kann zur Spannungsreduktion, Stimmungsverbesserung, erhöhten Selbstsicherheit sowie zum Wegfall von Entzugssymptomen führen.

Komorbidität:

- Alkohol-, Drogenabhängigkeit,
- Schizophrenie,
- Depressionen.

Nikotinentzugssyndrom:
entwickelt sich bereits nach wenigen Stunden.

Symptome:

- Rauchverlangen, Ungeduld, Ängstlichkeit, Konzentrationsstörung,
- Absinken von Herzfrequenz und Blutdruck,
- Hungergefühl,
- Gewichtszunahme,
- Durchschlafstörung,
- Depressivität.

Therapie:
Verhaltenstherapie:
Gruppen- und Einzeltherapieverfahren in 6-10 Sitzungen:

- soziale Unterstützung,
- Problemlösetraining,
- Fertigkeitentraining,
- Erlernen von Bewältigungsstrategien,
- kognitive Vorbereitung auf Abstinenz.

Medikamentöse Therapie:

Darreichungsformen:

- Pflaster,
- Kaugummi,
- Nasenspray.

Nikotinersatzpräparate in ausschleichender Dosierung (12 Wochen).

Bupropion (Zyban):

- Antidepressiva,
- zur Rauchentwöhnung,
- es wirkt über Wiederaufnahmehemmung von Noradrenalin und Dopamin,
- Dosis: 150-300 mg/Tag.

Vareniclin (Champix):

- partieller Agonist an nikotinergen Acetylcholinrezeptoren,
- durch Blockade von Nikotin-Rezeptoren sollen positive Empfindungen ausbleiben,
- langfristig werden Abstinenzraten von 23% erreicht,
- Nebenwirkungen: Übelkeit.

15 Neurotische, Belastungs- und somatoforme Störungen

ICD-10: Neurotische, Belastungs- und somatoforme Störungen (F4).

Phobische Störungen (F40):

- Agoraphobie (mit/ohne Panikattacken),
- soziale Phobie,
- spezifische Phobien.

Sonstige Angststörungen (F41):

- Panikstörungen,
- generalisierte Angststörung.

Zwangsstörungen (F42):

- vorwiegend Zwangsgedanken oder
- Grübelzwang,
- vorwiegend Zwangshandlungen (Zwangsrituale),
- Zwangsgedanken und Zwangshandlungen gemischt.

Reaktion auf schwere Belastungen und Anpassungsstörungen (F43):

- akute Belastungsreaktion,
- Anpassungsstörungen,
- posttraumatische Belastungsstörung.

Dissoziative Störungen (Konversionsstörung) (F44):

- dissoziative Amnesie,
- dissoziative Fugue,
- dissoziativer Stupor,
- Trance- und Besessenheitszustände,
- dissoziative Bewegungsstörungen,
- dissoziative Krampfanfälle,
- dissoziative Sensibilitäts- und Empfindungsstörungen.

Somatoforme Störungen (F45):

- Somatisierungsstörung,
- undifferenzierte Somatisierungsstörung,
- hypochondrische Störung,
- somatoforme autonome Funktionsstörung,
- anhaltende somatoforme Schmerzstörung.

Sonstige neurotische Störungen (F48):

- Neurasthenie,
- Depersonalisationssyndrom,
- Derealisationssyndrom.

Begriffsdefinitionen

Neurotische Störungen:

Hierzu gehören:

- Angsterkrankungen (Phobien und andere Angststörungen) (Angstneurose),
- dissoziative bzw. Konversionsstörungen (hysterische Neurose),
- Zwangsstörungen (Zwangsneurose).

Diese Erkrankungen wurden in der psychiatrischen Tradition, und gelegentlich auch heute noch im klinischen Sprachgebrauch, mit Begriffen wie „Angstneurose“, „Zwangsneurose“ oder „hysterische Neurose“ bezeichnet.
Somatoforme Störungen können den „Neurosen“ zugerechnet werden, denn sie entwickelten sich, wie die dissoziativen Störungen, aus dem Krankheitskonzept der Hysterie.

Den neurotischen Störungen ist gemeinsam:
Das Vorliegen einer psychischen oder körperlichen Symptomatik, die nicht primär durch eine organische Ursache oder eine andere psychische Erkrankung erklärt werden kann.

- Die Realitätswahrnehmung ist in der Regel ungestört,
- die Betroffenen empfinden ihre Beschwerden als krankhaft,
- sie beklagen eine Beeinträchtigung ihrer zwischenmenschlichen Beziehungen, der Leistungsfähigkeit, der Arbeits- und Genussfähigkeit.

Belastungsstörungen:

- Akute Belastungsreaktion, die Anpassungsstörungen und die posttraumatische Belastungsstörung treten als direkte Folge eines belastenden Lebensereignisses bzw. Traumas oder einer kontinuierlichen Traumatisierung auf.
- Äußere Belastungsfaktoren spielen auch eine Rolle, werden dabei aber nicht als notwendig oder alleine ausreichend für das Auftreten der Störung erachtet.
- Für die Belastungsstörungen hingegen wird das Einwirken eines äußeren Faktors als notwendige, kausale Bedingung erachtet.

Somatoforme Störungen:

- Erkrankungen, die mit anhaltenden körperlichen Beschwerden (Herzsensation, Schmerzen) einhergehen.
- Für deren Ausmaß jedoch trotz umfangreicher somatischer Abklärung keine ausreichende organische Erklärung gefunden werden kann.
- Die Beschwerden betreffen häufig unterschiedliche und wechselnde Lokalisationen und können in der Intensität stark fluktuieren.
- Die Patienten glauben, ihre Erkrankung sei organisch bedingt.

Entwicklung der Begriffe „neurotische Störungen“ und „Belastungsstörungen“:

Im traditionellen Klassifikationssystem der deutschen Psychiatrie, dem triadischen System, wurden psychische Störungen, die weder durch eine körperliche noch durch eine endogene Psychose erklärbar sind, unter dem Begriff der „psychogenen Störungen“ oder „abnormen Variationen seelischen Wesens“ zusammengefasst.

Das Verständnis psychischer Erkrankungen war im triadischen System sehr stark von ätiologischen Theorien geprägt. Die Therapie orientierte sich an der jeweiligen „Ursache“ der Störung. Psychogene Neurosen waren demnach ausschließlich eine Domäne der Psychotherapie.

Nach heutigen Erkenntnissen ist dies nicht mehr haltbar, allerdings schlagen sich diese ätiologischen Vorstellungen noch in der ICD-10 nieder.
Viele der traditionellen Begriffe haben bis heute im klinischen Sprachgebrauch überdauert und werden, in zum Teil divergierenden Bedeutungen, gebraucht (z.B. „Neurose", „hysterisch").

Neurose aus tiefenpsychologischer Sicht:

- Ursache: ungelöste (unbewusste) Konflikte aus der Kindheit.
- Unerträgliche Wünsche, Vorstellungen oder Impulse werden durch intrapsychische Prozesse abgewehrt.
- Die neurotische Symptomatik stellt gewissermaßen eine Kompromisslösung des Konfliktes zwischen Trieben und Bedürfnissen (Es), kontrollierenden Instanzen (Über-Ich), der äußeren Realität und dem vermittelnden „Ich" dar.

In der 2. Hälfte des 20. Jahrhunderts wurde das Wissen über die neurotischen Störungen durch die Ergebnisse intensiver biologischer, psychiatrischer Forschung und durch empirische Untersuchungen zur Verhaltenstherapie erheblich erweitert. Für einige der neurotischen Störungen konnte eine Beteiligung genetischer Faktoren nachgewiesen werden (z.B. Zwangsstörungen). Auch lerntheoretische Prozesse und individuelle Lerngeschichten oder die klassische und operante Konditionierung spezifischer Reaktionen (wie z.B. der Angst) sind inzwischen gut belegt. Für viele Störungen liegen zwischenzeitlich Modelle vor, die psychische, biologische und soziokulturelle Faktoren integrieren. In den Klassifikationssystemen ICD-10 und DSM-IV schlugen sich diese Entwicklung in Form operationalisierter Diagnosekriterien nieder. Diese orientieren sich an der Psychopathologie und an Verlaufskriterien (deskriptiver Natur). Der Neurosebegriff wurde in der Neufassung der psychiatrischen Diagnosemanuale aufgegeben (Verzicht auf ätiologische Konzepte).
Folge:

- Objektiver Zugang zu den genannten Störungen.
- Es ermöglicht eine verbesserte Verständigung über die Diagnose.

15.1 Neurotische Störungen

15.1.1 Angststörungen

- Angst gehört zu den existenziellen Grunderfahrungen.
- Gefahr oder Bedrohung wird als subjektiv nicht zu bewältigen eingestuft.
- Man fühlt sich in die Enge getrieben.
- Neben der emotionalen Komponente betrifft es die vegetativ, kognitive und motorische Ebene.
- Eine über den Sympathikus vermittelte Erregung führt zu den bekannten körperlichen Erscheinungen wie Schweißausbrüchen, Herzklopfen, schnelle, flache Atmung oder Mundtrockenheit.
- Bei höchster Erregung ist die Aufmerksamkeit auf die Gefahrensituation eingeengt und die kognitive Leistungsfähigkeit reduziert (z.B. geistige Blockade bei Prüfungsangst).
- Es kommt zur Muskeltonuserhöhung, die sich bis zur Inhibition motorischer Reaktion verstärken kann („vor Angst wie erstarrt sein").

Einteilung der wichtigsten Angststörungen

ICD-10:
Angstneurosen nach Freud = Angststörungen nach ICD-10.

Angsthysterie (Phobien) (Angstneurose nach Freud):

- phobische Störungen (F40),
- Agoraphobie mit/ohne Panikstörung (F40.0),
- soziale Phobie (F40.1),
- spezifische isolierte Phobie (F40.2).

Frei flottierende Ängste (Angstneurose nach Freud):

- andere Angststörungen (F41),
- Panikstörungen (F41.0),
- generalisierte Angststörung (F41.1).

Die pathologische Angst unterscheidet sich von der Realangst nicht in der Qualität der mit ihr verbundenen Empfindungen oder körperlichen Reaktionen. Sie tritt jedoch in Situationen auf, die real keine Gefahr oder Bedrohung darstellen. Sie kann sich auf äußere Objekte oder bestimmte Situationen beziehen (z.B. Spinnen, Bus fahren) oder durch als bedrohlich eingeschätzte körperliche Sensationen und Gedanken ausgelöst werden.
Die Patienten sind sich dieser Irrationalität bewusst.

- Sie fühlen sich dennoch ihren Ängsten ausgeliefert.
- Sie scheitern beim Versuch, die Angst in den Griff zu bekommen.

Klassifikation nach Freud:
1895 führte Freud den Begriff „Angstneurose“ ein.
„Angstneurose“:

1. „Frei flottierende Ängste“: ängstliche Erregung, ohne äußere Auslöser auftretend.
2. Phobien („Angsthysterie“): durch bestimmte Objekte oder Situationen verursachte Ängste.

DSM-IV:
In DSM-IV werden auch Zwangsstörungen und die posttraumatische Belastungsstörung zu den Angststörungen gerechnet.

Epidemiologie und Verlauf

- In der Allgemeinbevölkerung treten sie mit einer Lebenszeitprävalenz von insgesamt ungefähr 15-25% auf.
- Am häufigsten sind die phobischen Störungen zu beobachten.

Diagnose	mittlere Lebenszeitprävalenz (Allgemeinbevölkerung)
soziale Phobie	13%
spezifische Phobie	9-11%
Agoraphobie	5%
generalisierte Angststörung	5%
Panikstörung	3-4%

Komorbidität:

- weitere Angststörungen,
- depressive Symptome,
- Suchterkrankungen.

Verlauf:

- unbehandelte Angststörungen: sehr ungünstiger Verlauf,
- die Spontanheilung liegt bei ungefähr 20%,
- ungefähr 40-50% leiden unter chronischer Symptomatik.

Folgen und Komplikationen

Spezifische Phobien beeinträchtigen persönliche Lebensführung nur in geringem Maße.

Agoraphobie/Panikstörung (soziale Phobie/generalisierte Angststörungen):

- erhebliche negative Konsequenzen für die Alltagsbewältigung und Beziehungsgestaltung der Betroffenen,
- Vermeidung,
- der Aktionsradius nimmt ab,
- die Alltagsbewältigung nimmt ab,
- das Selbstwerterleben sinkt,
- Hilfsbedürftigkeit,
- sozialer Rückzug,
- finanzielle Einbußen,
- sozialmedizinische Folgen (Arbeitsunfähigkeit, Berentung).

Pathogenetische Faktoren bei komplexen Angststörungen

Prädisponierende Faktoren:

- genetische Prädisposition,
- Persönlichkeitsstruktur (ängstlich-vermeidend),
- entwicklungsgeschichtlicher Hintergrund (Überbehütung, Lernen am Modell bei ängstlichen Eltern).

Auslösende Bedingungen:

- traumatische Lernerfahrungen (klassisches Konditionieren),
- körperliche Beeinträchtigung (Drogen etc.),
- Stress (akut/chronisch),
- Konfliktsituationen, Entscheidungssituationen (Autonomie-Abhängigkeits-Konflikt).

Aufrechterhaltende Bedingungen:

- ungünstige Verhaltensweisen und Bewältigungsversuche: verstärkte Selbstbeobachtung, kognitive Verzerrung, Erwartungsangst, operantes Konditionieren, Vermeidungsverhalten,
- interpersonelle Faktoren: positive Verstärkung/Krankheitsgewinn durch vermehrte Zuwendung, Entlastung von Verpflichtungen, familiendynamische Prozesse,
- intrapsychische Faktoren (Abwehrmechanismen), Ambivalenzkonflikte,
- psychische Komorbidität, Eigendynamik bei Chronifizierung.

Kommen Depressionen oder eine Sucht hinzu, kann dies zu Suizidalität, Intoxikation und/oder Entzugssymptomen führen. Es kann somit zu einer lebensbedrohlichen Situation kommen.

Ätiologie der Angststörung

Zusammenspiel multipler Faktoren:
Integrative Modelle berücksichtigen psychodynamsiche, lerntheoretische, kognitive Erklärungsansätze sowie Erkenntnisse der biologischen Psychiatrie, der Neurowissenschaften und der Humangenetik.
Zusammengefasst in einem Vulnerabilitäts-Stress-Modell werden die prädisponierenden, auslösenden und aufrechterhaltenen Faktoren beschrieben.

Biologische Modellvorstellungen:
mäßiger Einfluss genetischer Faktoren.

Psychische Faktoren:
Psychodynamische Erklärungsansätze:

1. Freud: Stauung libidonöser Energie, später durch entwicklungsgeschichtliche Traumata im Zusammenspiel mit konstitutionellen Faktoren.
2. Andere Autoren: Ursache zwischenmenschlicher Bindungen bzw. deren drohender Verlust.
3. Psychodynamisch:
    - Manifestation unbewusster Objektverlustängste und Autonomiewünsche.
    - Phobie:
        - Ursprüngliche Angst vor den bedrohlichen Impulsen oder Konflikten werden durch die Verschiebung auf äußere Situationen oder Objekte abgewehrt.
        - Angst vor Autoritäten (Chef) werden auf ein äußeres Objekt (Brücke) verschoben.

Neuere psychodynamische Konzepte:
Zusammenwirken von konstitutionellen (angeborenen, neurophysiologischen) Komponenten mit einer erhöhten psychischen Vulnerabilität durch angstinduzierten Erziehungsstiel der Eltern.

Lerntheoretische und kognitive Modelle:
Klassische und operante Konditionierungsprozesse sind an der Entstehung der pathologischen Angst beteiligt, dass bestimmte neutrale Stimuli angstauslösend werden können (z.B. enge Räume, Gewitter, Tiere) andere aber nicht (z.B. Radio).

- Dies wird mit der Hypothese einer „biological preparedness“ erklärt,
- dass bedeutet, dass diejenigen Reize eine pathologische Angst auslösen können, die eine Bedrohung für das Überleben darstellen.

Kognitive Verarbeitungsprozesse, beispielsweise die Bewertung von eigentlich ungefährlichen Körpersensationen (vermehrtes Zittern durch Koffeingenuss) werden als bedrohlich empfunden.

- Sie werden vor allem für die Entstehung der Panikattacken verantwortlich gemacht.
- Lernen durch Eltern (Umgang der Eltern mit Ängsten).

Teufelskreis der Angst:

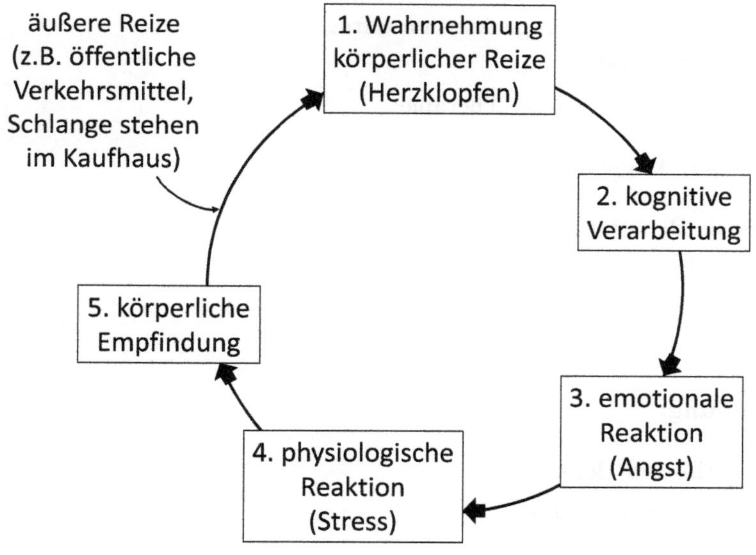

Diagnostik

Anamneseerhebung:

- Zeit,
- Ort,
- Situation des Auftretens,
- Dauer,
- episodisch/persistierend,
- Umstände die verschlimmern/verbessern,
- Medikation erfragen, Drogenkonsum erfragen,
- körperliche Erkrankungen,
- bereits erfolgte Diagnostik/Therapie.

4 Elemente der Angst:

- emotionale Reaktion,
- vegetative Reaktion,
- Kognition,
- Motorik/Verhalten.

Befunderhebung:

- psychopathischer Befund,
- körperliche Untersuchung.

Zusatzuntersuchung:

- Labor,
- EKG, EEG etc.

Psychodiagnostik: standardisierte Testverfahren.

Körperliche Erkrankungen, die zu Angstsymptomen führen können

Endokrine Angstsyndrome:

- Hyperthyreose,
- Hypothyreose,
- Hyperparathyreoidismus,
- Phäochromozytom,
- Karzinoidsyndrom,
- Cushing-Syndrom.

Metabolische Angstsyndrome:

- Hypoglycämie,
- Hypokaliämie.

Kardiale Angstsyndrome:

- koronare Herzkrankheit,
- Herzinsuffizienz,
- Herzrhythmusstörungen,
- Myokardinfarkt.

Zerebrale Angstsyndrome:

- zerebrale Anfallsleiden,
- Multiple Sklerose,
- Vaskulitiden,
- dementielle Erkrankungen,
- Morbus Parkinson,
- Chorea Huntington.

Pulmonale Angstsyndrome:

- Asthma bronchiale,
- chronisch obstruktive Lungenerkrankung (COPD).

Differentialdiagnosen

Siehe körperliche Erkrankungen.

Psychische Erkrankungen:

- Depression,
- Schizophrenie,
- Zwangsstörungen,
- Anpassungsstörungen,
- posttraumatische Belastungsstörungen,
- Persönlichkeitsstörungen,
- Essstörungen,
- somatoforme Störungen,
- Sucht (Missbrauch, Abhängigkeit, Medikamente).

Somatoforme Störungen:

- Körperliche Beschwerden wie Schmerzen, vegetative Symptome, von deren organischer Ursache der Patient überzeugt ist.
- Ängstlichkeit/Sorgen beziehen sich auf körperliche Symptome.

Therapie

Therapie von Phobien und Panikstörungen:
Insgesamt sollten folgende Therapien kombiniert werden:

- Kognitiv-behaviorale Therapie (beinhaltet Expositionsverfahren und kognitive Techniken und Entspannungsverfahren).
- Pharmakotherapie:
    - SSRIs,
    - trizyklische Antidepressiva,
    - MAO-Hemmer.

15.1.2 Panikstörungen

- Rezidivierend auftretende, anfallsartige Angstzustände (= Panikattacken),
- beziehen sich auf nichts,
- treten völlig unerwartet auf,
- während der Panikattacke:
    - intensives Angstgefühl und
    - körperliche Symptome und Befürchtungen.

Definition Panikstörung:
Wenn die Angstanfälle wiederholt aufreten und zu Veränderungen im Verhalten und in der Einstellung des Betroffenen führen.
Dazu gehört:

- Sorgen, erneut eine Panikattacke zu erleiden,
- Furcht vor negativen Konsequenzen (Kontrolle zu verlieren),
- beginnen überraschend,
- keine organische Ursache,
- die Patienten werden nicht ernst genommen.

Nach Wiederholung: Auftreten eines agoraphobischen Vermeidungsverhaltens.

Nach ICD-10:
Agoraphobie mit Panikstörungen:
Gemieden werden öffentliche Situationen, aber auch interozeptive Reize, die mit Panik assoziiert werden (Herzklopfen durch körperliche Aktivität).

Symptomatik

- Episodisch auftretende, meist als überwältigend empfundene Angstreaktion, die sich nicht auf äußere Stimuli oder eine reale Gefahr zurückführen lässt.
- Patienten entwickeln „aus heiterem Himmel" eine subjektiv dramatische Symptomatik:
  - Zittern, Schweißausbrüche, Herzrasen, Schwindel, Schwächegefühl, Atemnot und Globusgefühl, Hyperventilationstetanie, häufig Derealisationserleben, Angst zu sterben, Depersonalisation
  - plus kognitive Symptome (befürchteter Kontrollverlust, angenommene katastrophale Konsequenzen).
- Durch somatische Symptome kommt es zu häufigen Klinikaufenthalten und ärztlichen Konsultationen.
- Dauer:
  - Unterschiedlich lang (durchschnittlich 30 Minuten).
  - Das Angstmaximum ist innerhalb weniger Minuten erreicht.

Diagnosekriterien der Panikstörung nach ICD-10 (F41.0)

A. Wiederholte, nicht auf spezifische Situationen bezogen auftretende Panikattacken.

B. Diese haben alle folgenden Charakteristika:

- einzelne Episoden von intensiver Angst oder Unbehagen,
- der Beginn ist abrupt,
- sie erreicht innerhalb weniger Minuten ein Maximum,
- mindestens 4 Symptome der unten angegebenen Liste, davon eines von den Symptomen 1-4 müssen vorliegen:

Vegetative Symptome:

1. Herzklopfen, Herzfrequenzanstieg,
2. Schweißausbrüche,
3. fein- oder grobschlägiger Tremor,
4. Mundtrockenheit.

Symptome (Thorax, Abdomen):

5. Atembeschwerden,
6. Beklemmungsgefühl,
7. Thoraxschmerzen und Mißempfindungen,
8. Nausea oder abdominelle Mißempfindungen.

Psychische Symptome:

9. Gefühl von Schwindel, Unsicherheit,
10. Derealisation (Objekte sind unwirklich),
11. Depersonalisation („nicht wirklich hier"),
12. Angst vor Kontrollverlust,
13. Angst zu sterben.

Allgemeine Symptome:

14. Hitzegefühl oder Kälteschauer,
15. Gefühllosigkeit und Kribbelgefühle.

Häufigste Ausschlusskriterien:

- Panikattacken sind nicht Folge einer körperlichen Störung,
- einer organisch-psychiatrischen Störung (F0),
- oder einer anderen psychischen Störung z.B. Schizophrenie und verwandte Störung (F2),
- einer affektiven Störung (F3),
- oder einer somatoformen Störung (F45).

15.1.3 Agoraphobie

Definition:

- „Angst vor dem Markplatz“,
- Angst vor öffentlichen Situationen mit weiten Plätzen, geschlossenen Räumen oder Menschenansammlungen,
- typisches phobisches Vermeidungsverhalten,
- angstauslösende Situationen werden nach Möglichkeit fluchtartig verlassen oder gar nicht erst aufgesucht.

Symptome

Hauptsymptome:
Übergroße Furcht vor Situationen wie Menschenmengen, öffentlichen Plätzen, Reisen, Bus, Brücke, das Haus verlassen.
Diese Furcht führt zu deren Meidung.

Erst entstehen Panikattacken, dann agoraphobisches Vermeidungsverhalten. Durch die Vermeidung hat der Patient keine Panikattacken mehr.

Diagnosekriterien für die Agoraphobie nach ICD-10 (F40.0)

A. Deutliche und anhaltende Furcht vor oder Vermeidung von mindestens 2 der folgenden Situationen:

   - Menschenmengen,
   - öffentliche Plätze,
   - alleine reisen,
   - Reisen mit weiter Entfernung von zu Hause.

B. Mindestens einmal nach Auftreten der Störung müssen mindestens (in der Situation) 2 Angstsymptome (1-4) gemeinsam auftreten:

Vegetative Symptome:

1. Herzklopfen, Herzfrequenzanstieg,
2. Schweißausbrüche,
3. fein- oder grobschlägiger Tremor,
4. Mundtrockenheit.

Symptome (Thorax, Abdomen):

5. Atembeschwerden,
6. Beklemmungsgefühl,
7. Thoraxschmerz und Mißempfindungen,
8. Nausea oder abdominelle Mißempfindungen.

Psychische Symptome:

9. Schwindelgefühl,
10. Derealisation (Depersonalisation),
11. Angst vor Kontrollverlust,
12. Angst zu sterben.

Allgemeine Symptome:

13. Hitzewallungen oder Kälteschauer,
14. Gefühllosigkeit oder Kribbelgefühle.

C. Emotionale Belastung durch Vermeidung.

D. Symptome beschränken sich auf Situation oder Gedanken an sie.

E. Ausschlusskriterien:

- Symptome der Kriterien A nicht durch Wahn, Halluzinationen oder andere Störungen (organisch psychische Störungen) (F0),
- Schizophrenie und verwandte Störungen (F2),
- affektive Störungen (F3),
- Zwangsstörung (F42) erklärbar.

Phänomene der Agoraphobie

- Angst vor der Angst (= Erwartungsangst oder Phobophobie),
- Patienten entdecken Hilfsmittel, die ihnen das Aufsuchen der entsprechenden Situation erleichtern (Medikation, Fahrrad schieben, Sonnenbrille),
- kognitive Meidung, Vorstellung eines frühen oder rechtzeitigen Verlassens der Situation.

Klassifikation

- Panikstörung (F41.0),
- Agoraphobie mit Panikstörung (F40.01),
- eine isolierte Agoraphobie ohne Panikattacken ist sehr selten (F40.00). Die Panik bezieht sich nicht auf das Auftreten von Panikstörungen, sondern mehr auf körperliche Begleiterscheinungen, z.B. Kontrolle über die Darmtätigkeit zu verlieren.

Epidemiologie

- Isolierte Panikanfälle sind relativ häufig: bei etwa 15-30% der Allgemeinbevölkerung mindestens 1 Mal im Leben,
- Lebenszeitprävalenz der Panikstörung bei 3-4%, die der Agoraphobie bei etwa 5%,
- Panikstörung: Frauen > Männer,
- Agoraphobie: Frauen > Männer,
- Panikstörung oder Agoraphobie beginnen meist im jungen Erwachsenenalter (zwischen 20.-30. Lebensjahr),
- eine Erstmanifestation vor der Pubertät oder nach dem 40. Lebensjahr ist selten.

Komorbiditäten mit anderen Störungen:

- 90% der Panikpatienten und 70% der Agoraphobiker leiden mindestens unter einer weiteren Angststörung,
- Depression,
- Suchterkrankungen/Substanzmissbrauch.

Ätiologie

Siehe pathologische Faktoren bei komplexen Angststörungen.

Das 2-Faktoren-Modell der Angst

Entstehung der Agoraphobie:

- allgemeine Bedingungen für die Entstehung der Angststörung,
- lerntheoretisch-erklärbare Vorgänge.

Neutraler Reiz (z.B. Kaufhaus) und gleichzeitiges Auftreten einer objektiv bedrohlichen Situation (z.B. Orthostase in der Warteschlange).
Der Reiz wird zum konditionierten Stimulus, der dann später, ohne dass tatsächlich eine Gefahr besteht, Angst auslösen kann.

Erster Faktor: klassische Konditionierung.
Die Reiz-Reaktionsverbindung wird leichter gelernt als andere („biological preparedness").
Eine angstauslösende traumatische Situation (unkonditionierter Stimulus) führt zu Angst (unkonditionierte Reaktion). Die angstauslösende traumatische Situation wird mit einem konditionierten Stimulus (neutraler Reiz z.B. Kaufhaus) gekoppelt und führt zu einer konditionierten Reaktion (Angst nimmt zu).

Zweiter Faktor: operante Konditionierungsprozesse.
Der Stimulus wird vermieden (Kaufhaus), die Angst lässt nach. Dies führt zu einem Wegfall der negativen Konsequenz und zu einer Förderung des entsprechenden Verhaltens (Flucht, Meidung). Die Konsequenz daraus ist die Ausweitung der als Angst auslösend erlebten Stimuli (Reizgeneralisierung).

Diagnostik

Das SORKC-Modell dient als Hilfsmittel bei der Verhaltensanalyse.
SORKC-Modell:

Stimulus:
Bezeichnet eine äußere oder innere Reizsituation. Der Stimulus erfasst die das Verhalten auslösenden Bedingungen. (Frage: In welcher Situation tritt das Verhalten auf?)

Organismus:
Bezeichnet die individuellen biologischen und lerngeschichtlichen Ausgangsbedingungen bzw. Charakteristika der Person auf den Stimulus.

Reaktion:
Bezeichnet die Reaktion auf „S" (den Stimulus) nach der Verarbeitung durch den Organismus auf kognitiver, motorischer, vegetativer und affektiver Ebene.

Kontingenz:
Bezeichnet die Regelmäßigkeit des Auftretens der Konsequenz nach der Reaktion.

Konsequenz: (**C**onsequenz)
Bezieht sich auf das Einsetzen einer Verstärkung oder Bestrafung als Folge eines Verhaltens.

Grundsätzlich kann man also sagen:
S bedingt **O** bedingt **R** bedingt **K** bedingt **C**.

Das SORKC-Modell führt zum Erlernen bestimmter Verhaltensweisen. Hieraus können psychische Erkrankungen entstehen, aber auch psychische Erkrankungen bekämpft werden. Letzteres geschieht durch das Erlernen anderer Verhaltensweisen oder durch die Veränderung der Stimuli.

Therapie

Psychotherapie:

1. Kognitive Verhaltenstherapie:

   - Expsition in sensu und in vivo sowie die Modifikation dysfunktionaler Kognition,
   - beide Interventionen können als Einzel- oder Gruppentherapie durchgeführt werden,
   - die Wirksamkeit bei der Behandlung der Agoraphobie mit Panikstörungen ist gut belegt,
   - vom Expositionsverfahren profitieren 60-70% der Patienten mit Agoraphobie.

2. Reizkonfrontation/Expositionsbehandlung:
   Voraussetzung:

   - die Wirksamkeit von Expositionsverfahren ist bei der Agoraphobie sehr gut dokumentiert,
   - Beziehungsaufbau, Diagnostik und Psychoedukaton müssen gründlich erfolgt sein,
   - Berücksichtigung der Funktionalität (aufrechterhaltende Bedingungen) (Krankheitsgewinn).

Ziel:

- phobietypische Vermeidungsverhalten sollen durch sinnvollere und mittelfristig erfolgreiche Strategien der Angstbewältigung ersetzt werden,
- Durchführung der Expositionsbehandlung: Konfrontationsbehandlung (graduierte Exposition in vivo).

3. Kognitive Verfahren:

   - Unterbrechung der Negativspirale,
   - unrealistische Bewertungen sollen durch angemessene Gedanken ersetzt werden.

Medikamentöse Therapie:
Antidepressiva (insbesondere, wenn der Patient keine Psychotherapie wünscht, die Symptome chronisch sind oder wenn zusätzlich ein anhaltendes depressives Syndrom besteht).

Mittel der 1. Wahl:

- SSRIs: alle sind wirksam, zugelassen jedoch sind nur Citalopram, Escitalopram und Paroxetin,
- SSRNIs: Venlafaxin,
- trizyklische Antidepressiva: Clomipramin.

Cave:
Am Anfang der Therapie kann sich die Angstsymptomatik verstärken!

- Therapeutischer Effekt: erst nach 2-4 Wochen,
- bewirkt die Medikation eine Remission der Symptomatik, muss das Medikament 12 Monate fortgesetzt werden.

Benzodiazepine:

- Akutmedikation bei schweren Panikattacken,
- Lorazepam oral,
- Dauerbehandlung (zugelassen): Alprazolam, Clonazepam, Diazepam und Lorazepam,
- gute Wirksamkeit aber: Abhängigkeitsentwicklung!
- Verschlechterung kognitiver Fähigkeiten.

Pharmakotherapie und Psychotherapie sind beide wirksam. Eine Kombinationstherapie ist am wirksamsten.

Verlauf und Prognose

- Unbehandelt: chronisch, symptomfreie Intervalle können auftreten,
- Spontanheilungsrate: 10-15%,
- Verhaltenstherapie: gute Prognose, auch langfristig.

15.1.4 Soziale Phobie

Definition:
Angst vor und die Vermeidung von Situationen in der Öffentlichkeit z.B. Essen in Gesellschaft anderer Menschen, Teilnahme an einer Konferenz.

1. Isolierte soziale Phobie:
   Ausschließlich auf eine spezifische Situation ausgerichtet (z.B. Sprechen vor einer Gruppe).
2. Generalisierte soziale Phobie:
   Zahlreiche Aktivitäten (soziale) werden gefürchtet und gemieden:
   - Angst, Panikattacken zu bekommen,
   - Angst durch Ungeschicklichkeit Aufmerksamkeit auf sich zu ziehen, sich zu blamieren und negativ bewertet zu werden.

Symptome

- Allgemeine Angstsymptome,
- erröten, zittern, Angst zu erbrechen oder die Kontrolle über Ausscheidungsfunktionen zu verlieren,
- die Angstreaktion beginnt, sobald die entsprechende Situation aufgesucht wird und kann nicht vermindert werden, obwohl sie dem Betroffenen unsinnig erscheint.

Gefahr:
Entwicklung eines Substanzmissbrauchs oder einer Suchterkrankung (Benzodiazepine, Alkohol).

Epidemiologie

- Die soziale Phobie ist sehr häufig,
- die Lebenszeitprävalenz beträgt in der Allgemeinbevölkerung etwa 13%,
- Frauen > Männer,
- Beginn in der Adoleszens (um das 14. Lebensjahr, selten nach dem 25. Lebensjahr).

Ätiologie

- Ein komplexes Zusammenwirken biologischer, psychischer, entwicklungsgeschichtlicher Faktoren spielt eine Rolle,
- genetischer Einfluss und Umgebungsfaktoren.

Ursache:
Dysfunktion serotonerger Projektionen vom Hirnstamm zu den Amygdala und zum frontalen Kortex.
In der Bildgebung zeigt sich eine erhöhte Erregbarkeit der Amygdala, welche nach der Therapie rückläufig ist.

Auslösende Faktoren:

- ausgeprägte Selbstzweifel,
- hohe Ansprüche an sich selbst,
- schenken dem eigenen Verhalten und den Reaktionen anderer erhöhte Aufmerksamkeit,
- reagieren sensibel auf soziale Bewertung.

Diagnostische Kriterien für die soziale Phobie nach ICD-10 (F40.1)

A. Entweder 1. oder 2.

1. Furcht, im Zentrum der Aufmerksamkeit zu stehen.
2. Deutliche Vermeidung im Zentrum der Aufmerksamkeit zu stehen oder von Situationen, in denen die Angst besteht.

B. Mindestens 2 x Angstsymptome in der gefürchteten Situation, mindestens 1 x seit dem Auftreten der Störung eines der folgenden Symptome:

Vegetative Symptome:

1. Herzklopfen, Herzfrequenzanstieg,
2. Schweißausbrüche,
3. fein- oder grobschlägiger Tremor,
4. Mundtrockenheit.

Symptome (Thorax, Abdomen):

5. Atembeschwerden,
6. Beklemmungsgefühl,
7. Thoraxschmerz und Mißempfindungen,
8. Nausea oder abdominelle Mißempfindungen.

Psychische Symptome:

9. Schwindelgefühl,
10. Derealisation (Depersonalisation),

11. Angst vor Kontrollverlust,
12. Angst zu sterben.

Allgemeine Symptome:

13. Hitzewallungen oder Kälteschauer,
14. Gefühllosigkeit oder Kribbelgefühle.

plus eins der folgenden Symptome:

- Erröten oder Zittern,
- Angst zu erbrechen,
- Miktions- oder Defäkationsdrang bzw. Angst davor.

C. Deutliche emotionale Belastung durch die Angstsymptome oder das Vermeidungsverhalten (Einsicht, dass alles irrational ist).

D. Symptome beschränken sich ausschließlich auf die gefürchteten Situationen oder auf Gedanken an diese.

E. Häufiges Ausschlusskriterium: Symptome des Kriteriums A sind nicht bedingt durch Wahn.

→ Alle Kriterien müssen erfüllt sein.

Differentialdiagnose

Ängstlich-vermeidende Persönlichkeitsstörung.

Therapie

Kognitiv-behaviorale Therapieprogramme:

- Expositionsübung,
- Veränderung dysfunktionaler Kognitionen,
- Selbstsicherheitstraining,
- Einzeltherapie ist besser als Gruppentherapie.

Medikamentöse Therapie:

- SSRIs (zugelassen): Escitalopram und Paroxetin.
- SSNRIs (zugelassen): Venlafaxin.
- Reversibler MAO-Hemmer: Moclobemid.
- Antikonvulsivum: Pregabalin möglich (nicht zugelassen), Gabapentin (nicht zugelassen).
- In Einzelfällen (z.B. Lampenfieber): Beta-Blocker (5-40 mg Propranolol).
- Benzodiazepine: Suchtgefahr.

Eine Kombination aus medikamentöser Therapie und kognitiv-behavioralen Therapieprogrammen ist stärker wirksam als eine Monotherapie.

15.1.5 Spezifische (= isolierte) Phobien

Definition:

- Die Patienten leiden an einer umschriebenen Angst vor einem bestimmten Objekt oder einer klar umschriebenen Situation.
- Häufig beziehen sich die Ängste auf:
    - Tiere,
    - räumliche Gegebenheiten,
    - Verletzungen, Blut, medizinische Interventionen (Zahnarztbesuche).
- Seltener sind isolierte Ängste vor dem Ersticken oder Erbrechen

Symptome

- Eine Konfrontation mit dem Lebewesen oder der Situation führt zu Angst,
- dies kann sich bis zum Panikanfall steigern,
- der Patient kann dies nicht unterdrücken, obwohl er selbst die Einsicht hat, das sein Verhalten irrational ist,
- Vermeidungsverhalten,
- der subjektive Leidensdruck ist nicht so hoch (Vermeidung des Tieres oder der Situation/des Platzes),
- wenn eine Flugangst bei einem Geschäftsreisenden besteht, dann ist nach ICD-10 die phobische Symptomatik als psychische Erkrankung zu diagnostizieren.

Psychische Folgeerkrankungen:
Sucht, Substanzmissbrauch, Depressionen.

Beziehungen für einzelne spezifische Phobien:

- Akrophobie = Höhenangst,
- Arachnophobie = Angst vor Spinnen,
- Aviophobie = Flugangst,
- Klaustrophobie = Angst vor engen, geschlossenen Räumen,
- Zoophobie = Angst vor Tieren.

Epidemiologie

- Spezifische Phobien sind sehr häufig,
- am häufigsten sind Tierphobien und die Höhenangst,
- sie beginnen häufig in der Kindheit,
- sie haben eine hohe Tendenz zur Spontanremission bis zum Eintritt in die Adolenszens,
- bei einer Persistenz nehmen sie einen chronischen Verlauf,
- Frauen > Männer.

Ätiologie

Die Furcht vor bestimmten Tieren sicherte das Überleben der menschlichen Spezies (evolutionsbiologisch sinnvoll).

Diagnostik und Differentialdiagnostik

- Exploration,
- Abgrenzung von Ängsten bei posttraumatischer Belastungsstörung (z.B. Unfall im Aufzug).

Therapie

Aufgrund des geringen Leidensdruckes gehen nur wenige Menschen in die Therapie.

Psychotherapie:

- Verhaltenstherapie mit einem Konfrontationsverfahren in vivo (Reizexposition).
- Konfrontation:
    - graduierte Konfrontation,
    - massierte Konfrontation (in Eigenregie oder zusammen mit einem Therapeuten z.B. bei Flugangst).

Pharmakotherapie:

- keine Standardtherapie,
- bei schweren Verlaufsformen SSRIs (Paroxetin).

Verlauf und Prognose

- Bleiben sie im Erwachsenenalter unbehandelt, nehmen sie einen chronischen Verlauf,
- Verhaltenstherapie: in 77-95% der Fälle kommt es zu einer Besserung der Symptomatik.

15.1.6 Generalisierte Angststörung

Symptomatik

- Machen sich Gedanken um alltägliche Angelegenheiten und leiden unter einer anhaltenden Ängstlichkeit.
- Sorgen sich ständig um ihre Gesundheit und das Wohlergehen ihnen nahe stehender Menschen.
- Grübeln unverhältnismäßig viel über Alltagsereignisse, ohne dass aktuell eine Gefahr oder eine Bedrohung besteht.
- Der Inhalt der Bedrohung gleicht denen gesunder Menschen, er unterscheidet sich jedoch bezüglich der Häufigkeit und der Intensität.
- Das Leben wird als permanentes Risiko empfunden.
- Es kann die Angst bestehen verrückt zu werden oder zu sterben.
- Dauerhaft angespannt/aufgeregt.
- Klagen über körperliche Symptome (Nervosität, Einschlafstörungen, Beklemmungsgefühl, Konzentrationsschwierigkeiten, vegetative Erregbarkeit mit Neigung zum Erschrecken, Zittern, Herzklopfen oder Schwitzen).
- Die Beschwerden bestehen über einen längeren Zeitraum hinweg (nach ICD-10 über mindestens 6 Monate).
- Arztbesuch: zunächst wegen körperlicher Beschwerden.

Epidemiologie

- Die Angaben zur Häufigkeit sind schwankend,
- Frauen > Männer,
- Beginn zwischen dem 15. und 25. Lebensjahr (gelegentlich um das 40. Lebensjahr).

Komorbidität

Ängstlich-vermeidende Persönlichkeitsstörung.

Weitere psychiatrische Komorbiditäten: depressive Symptomatik und weitere Angststörungen.

Ätiologie

Vulnerabilitäts-Stress-Modell.

Neue Erkenntnisse (Bandelow/Linden 2007):

- Übertriebenes „Sorgen" als dysfunktionaler Bewältigungsversuch im Umgang mit belastenden Themen führt zu
- „Sorgenverhalten": Verhaltensweisen zur Vermeidung von Sorgen führen zur Abnahme von Angst. Dies erzeugt erneut Sorgen.

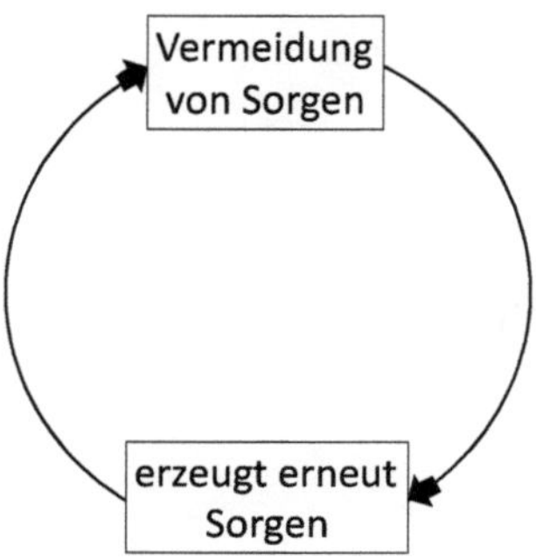

Diagnostische Kriterien für die generalisierte Angststörung nach ICD-10 (F41.1)

A. Zeitraum: mindestens 6 Monate (Anspannung, Besorgnis auf alltägliche Ereignisse).

B. Mindestens 4 Symptome der unten angegebenen Liste, davon eines von den Symptomen 1. bis 4., müssen vorliegen:

Vegetative Symptome:

1. Herzklopfen, Herzfrequenzanstieg,
2. Schweißausbrüche,
3. fein- oder grobschlägiger Tremor,
4. Mundtrockenheit.

Thorax-Abdomen:

5. Atembeschwerden,
6. Beklemmungsgefühl,
7. Thoraxschmerzen und Thoraxmißempfindungen,
8. Nausea oder abdominelle Mißempfindungen.

Psychische Symptome:

9. Schwindelgefühl, Unsicherheit, Benommenheit,
10. Derealisation, Depersonalisation,
11. Angst vor Kontrollverlust, Angst verrückt zu werden,
12. Angst zu sterben.

Allgemeine Symptome:

13. Hitzegefühl oder Kälteschauer,
14. Gefühllosigkeit oder Kribbelgefühle.

Symptome der Anspannung:

15. Muskelverspannung,
16. Ruhelosigkeit,
17. Aufgedreht sein, Nervosität,
18. Kloßgefühl/Schluckbeschwerden.

Andere unspezifische Symptome:

19. übertriebene Reaktion auf kleine Überraschungen oder auf Erschreckt werden,
20. Konzentrationsschwierigkeiten,
21. anhaltende Reizbarkeit,
22. Einschlafstörungen wegen Besorgnis.

C. Störung erfüllt nicht die Kriterien für eine Panikstörung (F41.0), eine phobische Störung (F40), eine Zwangsstörung (F42) oder eine hypochondrische Störung (F45.2).

D. Ausschlusskriterien: die Störung ist nicht zurück zu führen auf eine organische Krankheit wie eine Hyperthyreose, eine organische psychische Störung (F0), eine durch psychotrope Substanzen bedingte Störung (F1), Amphetamin- oder Benzodiazepinentzug.

- Diagnostik wie für Angststörungen.
- Diagnosestellung ist schwierig, da sich in der Symptomatik Überschneidungen mit anderen psychischen Störungen ergeben (depressive Episode, Dystyhmia, somatoforme Störungen).

→ Andere psychische Erkrankungen als Ursache einer anhaltenden Ängstlichkeit müssen also unbedingt ausgeschlossen werden.

Differentialdiagnosen

Phobien:

Bei generalisierten Ängsten beziehen sich die Sorgen auf eine Vielzahl von Lebensbereichen und nicht auf spezifische Situationen oder Objekte.

Panikstörung:

Akut, episodisch, nicht fluktuierend, chronisch!

Zwangsstörung:

Ängstliche Gedanken oder Handlungen richten sich auf spezifische Inhalte z.B. Verunreinigung, Ansteckung oder Verletzung.

Therapie

Pharmakologie und psychotherapeutische Behandlungsverfahren stehen zur Verfügung.

Kognitive Verhaltenstherapie (gut!):

Sorgen-, Grübelexposition/Sorgenverhaltenexposition plus Problemlösetraining, Entspannungsverfahren und Verbesserung kommunikativer Fähigkeiten.

Psychodynamische Therapieverfahren:

- Veränderung des Selbstkonzeptes,
- Veränderung/Stärkung der Ich-Struktur,
- Veränderung der defizitären Ich-Funktionen und Nachreifung defizitärer Ich-Funktionen, Aufbau stabiler Selbst- und Objektrepräsentanzen,
- Verbesserung der Angsttoleranz,
- Verarbeitung relevanter biographischer Gesamtzusammenhänge (frühkindliche Objektverluste).

Medikation:

- Mittel der 1. Wahl:
    - SSRIs (Escitalopram, Paroxetin),
    - SNRI (Venlafaxin).
- Pregabalin (zugelassen), Bindung an Calciumkanäle, dies führt zur Ausschüttung von Glutamat/Substanz P. Noradrenalin wird gehemmt.
- Wirksamkeitsnachweis für Buspiron, Benzodiazepine, Opipramol.

Symptome der generalisierten Angststörung und entsprechende kognitiv-verhaltenstherapeutische Interventionen:

Symptom	Intervention
„kognitive Verzerrung" „Sorgen"	dysfunktionale Gedanken erfassen und neu bewerten (kognitive Umstrukturierung)
Gefühl des Kontrollverlustes, Hilflosigkeit angesichts der Angstsymptome	Angstbewältigungstraining
kognitive Vermeidung	Konfrontation in sensu
Schwierigkeiten bei der Bewältigung von Problemen	Problemlösetraining
Einengung der Aufmerksamkeit auf negative Inhalte	Aufbau von genussvollen Aktivitäten
vegetative Übererregbarkeit	Entspannungsverfahren erlernen und durchführen

Verlauf und Prognose

Ungünstiger als bei Panikattacken. Meist chronischer Verlauf.
Unter einer Behandlung sind 25% der Patienten nach 2 Jahren remittiert.
Nach 5 Jahren Behandlung besteht bei 40-70% der Behandelten eine Besserung der Symptome.
Eine Komorbidität verschlechtert die Prognose.

15.1.7 Zwangsstörungen

Die Zwangsstörung wird oft auch als Zwangsneurose und anankastische Störung bezeichnet.

Zwangshandlungen (Compulsions):

- Verhaltensweisen, die in bestimmten Situationen sinnvoll sind, vom Betroffenen aber unzählige Male in ritualisierter Weise durchgeführt werden, obwohl er dies selbst als unsinnig, quälend oder unnötig empfindet. Er versucht die Handlung zu unterdrücken.
- Äußerst unangenehmes Gefühl innerer Anspannung.
- Ängstlichkeit oder Unruhe, welche nachlassen, wenn das Ritual durchgeführt wurde.

Zwangsgedanken (Obsessions):
Vorstellungen oder Ideen, deren Inhalt als negativ empfunden werden (z.B. aggressive Gedanken) und die sich immer wieder aufdrängen und wiederholen.

Zwangsstörung (Obsessive Compulsive Disorders = OCD):
hier bilden Zwangsgedanken oder Zwangshandlungen das zentrale Merkmal der Erkrankung.

Geschichte:

- Wurden bis in die Neuzeit hinein als „Besessenheit" interpretiert.
- 19. Jahrhundert: Symptom der Depression.
- Seit Beginn des 20. Jahrhunderts werden Zwänge als eigenständiges Syndrom mit ungünstigem Verlauf angesehen.
- Bis in die 60er Jahre dominierten psychoanalytische Konzepte zur Ätiologie und Therapie des Verständnisses über die Erkrankung.
- In den 70er Jahren Entwicklung kognitiver, behavioraler Therapien und SSRIs (hierunter ist die Prognose etwas besser).

Symptomatik

Zwangsgedanken:

- Ideen aggressiven Inhalts der Befürchtungen, die sich auf Verschmutzung, Verunreinigung oder Ansteckung beziehen.
- Aggressive Zwangsgedanken: z.B. Vorstellung, das eigene Kind mit einem Messer zu verletzen/vom Balkon fallen zu lassen.
- Erleben Gedanken als äußerst beängstigend, moralisch verwerflich oder quälend.
- Die Betroffene versuchen:
    - Zwangsgedanken wegzuschieben,
    - sie versuchen sich gegen sie zu wehren.
- Beides gelingt nicht, daher entwickeln die Betroffenen gedankliche Rituale (z.B. Verinnerlichen bestimmter Gebete) oder sie entwickeln stereotyp ablaufende Rituale (s. Zwangshandlungen). Das Ziel hierbei ist, dass die angstauslösenden Ideen und Impulse neutralisiert werden sollen.

Zwangshandlungen:

- Verhaltensweisen, die sich auf das Kontrollieren oder Waschen und Reinigen beziehen.
- Familienangehörige werden häufig in die Zwangshandlungen mit einbezogen.

Zwangsstörung:

- Die Leitsymptome „Zwangsgedanken“ oder „Zwangshandlungen“ treten zumeist gemeinsam auf.
- Entwicklung eines ausgeprägten Vermeidungsverhaltens für die Angst und Anspannung auslösende Reize (schmutzige Kleidung) und zunehmende Ausweitung der Situation und Objekte, auf die mit neutralisierenden Vorstellungen der Verhaltensweisen reagiert werden muss (Generalisierung).

- Meistens empfinden die Betroffenen ihre Verhaltensweisen als sinnlos, irrational und daher als äußerst beschämend (= Ich-dyston).
- Daher Versuch der Verheimlichung.
- Im Verlauf entwickeln sich neben dem subjektiven Leiden auch Beziehungsprobleme am Arbeitsplatz, in der Schule oder in der Freizeitgestaltung.
- Es kommt zum Rückzug und damit zum
- chronischen Verlauf der Zwangsstörung.

Komorbidität:

- Depressionen,
- Phobien (einfach/soziale),
- Essstörungen,
- Alkoholproblematik,
- Panikstörung,
- Gilles de la Tourette-Syndrom,
- Persönlichkeitsstörung des Clusters (dependente, selbstunsichere, zwanghafte Persönlichkeit).

Typische Inhalte der Zwangsgedanken und Zwangshandlungen

Zwangsgedanken:

- aggressive Vorstellungen oder Impulse,
- Kontamination (Angst vor Schmutz, Keimen),
- Symmetrie, Ordnung,
- religiöse Vorstellungen,
- sexuelle Impulse oder Gedanken,
- pathologische Zweifel an korrekt ausgeführten Handlungen.

Zwangshandlungen:

- Kontrollieren,
- Waschen/Reinigen,
- Wiederholen,
- Zählen,
- Ordnen,
- Sammeln/Aufbewahren,
- Berühren.

Epidemiologie

- Die Lebenszeitprävalenz für die Allgemeinbevölkerung beträgt 2-3%,
- die Häufigkeit der Erkrankung ist unabhängig von der Kultur,
- Inhalte der Störung können kulturell bedingt sein,
- Männer sind etwas weniger betroffen als Frauen,
- Beginn: Adoleszenz (durchschnittlich 23. Lebensjahr),
- nur 5% manifestieren sich nach dem 40. Lebensjahr,
- sie können akut oder chronisch (schleichend) beginnen.

Ätiologie

Multifaktorielle Genese.

Faktoren bei der Entstehung von Zwangsstörungen:

1. Vulnerabilität:
    - biologisch/genetische Disposition,
    - intrapsychische Faktoren (unbewusste Konflikte, Perfektionismus),
    - Entwicklungsgeschichtliche Aspekte (rigider, überstrenger Erziehungsstil).
2. Stress:
   Kritische Lebensereignisse (z.B. Trennung, Heirat, Eintritt ins Berufsleben).

Aufrechterhaltende Faktoren:

- Vermeidungsverhalten,
- intrapsychische Funktion (Abwehr von Angst und Anspannung = primärer Krankheitsgewinn),
- interpersonale Funktion (sekundärer Krankheitsgewinn),
- Eigendynamik (Hilflosigkeit, Kontrollverlust).

Vulnerabilität bzw. verursachende Bedingungen:
Die Vulnerabilität für eine Zwangsstörung ist von genetisch-biologischen und entwicklungspsychologischen Komponenten beeinflusst:

1. Neurobiologische Modelle:
    - Dysfunktion im Bereich der Basalganglien (insbesondere des Nucleus caudatus, des Striatum und des Globus pallidum), des limbischen Systems sowie des präfrontalen Kortex.
    - Funktionsstörung serotonerger Systeme.

2. Psychodynamische Erklärungsmodelle:
    - Betrachten Zwangsstörungen als Abwehr eines Abhängigkeits-Autonomie-Konfliktes.
    - Konflikt zwischen aggressiven Impulsen des Es und einem rigiden und strengen Über-Ich.
    - Wird durch Abwehrmechanismen (Rationalisierung, Reaktionsbildung, Ungeschehenmachen, Affektisolierung, Verschiebung) zwar nicht verdrängt, aber in das für das Bewusstsein tolerablen Weise bearbeitet.
    - Fixierung in der analen Phase. Der die Störung bedingende Konflikt entsteht etwa im 2. bis 3. Lebensjahr (anale Phase), wenn das Kind selbstständiger wird und sich immer aktiver seine Umgebung erschließt.
        - Konflikt mit Eltern, die seinen Autonomiebestrebungen Grenzen setzen.

- Sehr unnachgiebiges, strenges Reagieren der Eltern und die Bestrafung mit Liebesentzug werden als Faktoren angesehen, die zur Ausbildung eines rigiden Über-Ichs führen.

3. Lerntheoretische Modelle:

   - Gemäß dem 2-Faktoren-Modell.
   - Vermeidungsverhalten ist für die Aufrechterhaltung der Störung von wesentlicher Bedeutung.

4. Kognitive Erklärungsmodelle:

   - Gelegentlich auftretende Gedanken aggressiven Inhalts oder magischen Denkens (normal psychologische Phänomene im Gedankenfluss des Gesunden betrachtet).
   - Subjektive Bewertung solcher Gedanken als inakzeptabel, unmoralisch, verboten oder höchst verwerflich. Führt zu unangenehmen Sensationen (Unruhe, Anspannung, Angst).
   - Dem Inhalten wird vermehrte Aufmerksamkeit geschenkt.
   - Der Betroffene ist bemüht, die für ihn unangenehmen Inhalte aus seinem Gedächtnis zu bannen (z.B. durch neutralisierende Gedanken oder Handlungen).
   - Beides führt dazu, dass die entsprechenden Vorstellungen oder Impulse leichter und häufiger ins Bewusstsein des Betreffenden treten.
   - Biographischen Faktoren, die die lerngeschichtliche Entwicklung bestimmter subjektiver Regeln bedingen, werden dabei eine wichtige Rolle zugeschrieben. („Wenn ich nicht das tue, was Mama will, dann liebt sie mich nicht mehr und lässt mich alleine.“)

Auslösende und aufrechterhaltende Bedingungen:
Unspezifische Faktoren:

- belastende Lebensereignisse (Tod einer wichtigen Person),
- körperliche Erkrankung,
- chronische Stresssituation, andere Lebensveränderungen (Heirat, Geburt eines Kindes).

Diese Faktoren können das vulnerable System „zum Kippen“ bringen und so zur Auslösung der Störung führen.

Aufrechterhaltende Faktoren: Vermeidungsverhalten

- Verhindert die Erfahrung, dass Zwangsgedanken nicht zu einer tatsächlichen Bedrohung führen und das Anspannung und Unruhe wieder abnehmen, wenn der Betroffene nur lange genug in der auslösenden Situation verbleibt.
- Erreicht über Neutralisierungsrituale ein Gefühl vermeintlicher Sicherheit und damit verbunden intrapsychische Entlastung (primärer Krankheitsgewinn).
- Funktionalität der Symptomatik für die psychosoziale Situation der Patienten.
- Zwänge können dem Betroffenen helfen, sich durch Arbeitsunfähigkeit von einer beruflichen Überlastung zu befreien.

Psychische Erkrankungen als Ursache einer Zwangssymptomatik:

- Depressionen: Zwänge als Symptome.
- Angststörungen: Überschneidungen, daher werden in DSM-IV Zwangsstörungen den Angststörungen zugeordnet.
  Unterscheidung: Zwangshandlungen selbst und die Art der Angst auslösenden Objekte.
- Drogen, Medikamente: Amphetamine, Kokain, Kortikosteroide.

- Schizophrenie: Als Prodromi
    - der Patient empfindet seine Handlungen als nicht irrational.
    - Reine Zwangsstörungen: Handlungen werden als irrational angesehen.
- Zwanghafte (= anankastische) Persönlichkeitsstörung:
    - Überdauerndes Muster rigider, perfektionistischer Verhaltensweisen, übermäßige Gewissenhaftigkeit, Vorsicht, soziale Angepasstheit.
    - Perfektionismus und Stempelhaftigkeit können die Durchführung bestimmter Tätigkeiten verhindern.
    - Cave: Die Patienten bewerten ihre Verhaltensweisen als richtig.
- Impulskontrollstörungen:
    - Drang, bestimmte Verhaltensweisen exzessiv und wiederholt durchzuführen (Glücksspiel, Stehlen).
    - Stark lustbetont wegen des erwünschten „Kicks“.
- Frühkindlicher Autismus:
    - Beginn: frühes Kindesalter (vor dem 3. Lebensjahr).
    - Geht häufig mit Zwängen und anderen repetitiven Verhaltensmustern einher.
    - Leitsymptome:
        - Auffälligkeiten der Sprachentwicklung,
        - Auffälligkeiten der sozialen Interaktion,
        - gestörte Entwicklung des Spielverhaltens.
- Gilles de la Tourette-Syndrom:
    - Multiple vokale und motorische Tics,
    - in 50% mit Zwangsgedanken/Zwangshandlungen assoziiert.

Organische Erkrankungen als Ursache einer Zwangssymptomatik: Zerebrale Erkrankung, die das limbische System, die Basalganglien, den frontoorbitalen Kortex, aber auch den Temporallappen und den Hippokampus betreffen, können eine Zwangssymptomatik verursachen, insbesondere bei Erstmanifestation der Zwänge nach dem 40. Lebensjahr.

Psychische Erkrankungen:

- Depressionen,
- Schizophrenie,
- Angststörungen,
- zwanghafte Persönlichkeitsstörungen,
- Suchterkrankungen,
- Impulskontrollstörungen,
- Autismus,
- Gilles de la Tourette-Syndrom.

Organische Ursachen für Zwänge:

- Chorea minor,
- Epilepsie,
- Enzephalitis,
- Schädelhirntrauma,
- Tumore des zentralen Nervensystems,
- Hirnabszess,
- ischämische Hirnläsion,
- Medikamente,
- Intoxikationen (Kohlenmonoxid, Mangan).

Diagnostische Kriterien der Zwangsstörung nach ICD-10 (F42)

A. Entweder Zwangsgedanken oder Zwangshandlungen oder beides an den meisten Tagen über einen Zeitraum von mindestens 2 Wochen.

B. Die Zwangsgedanken (Ideen/Vorstellungen) und Zwangshandlungen beinhalten sämtliche folgende Merkmale:

   1. Sie werden als eigene Gedanken/Handlungen von den Betroffenen angesehen und nicht als von anderen Personen oder Einflüssen eingegeben.
   2. Sie wiederholen sich dauernd und werden als unangenehm empfunden, und mindestens ein Zwangsgedanke oder eine Zwangshandlung wird als übertrieben und unsinnig anerkannt.
   3. Betroffene versuchen Widerstand zu leisten: gegen einen Zwangsgedanken oder eine Zwangshandlung wird erfolglos Widerstand geleistet.
   4. Ausführung eines Zwangsgedankens oder einer Zwangshandlung ist für sich genommen nicht angenehm (dies sollte von einer vorübergehenden Erleichterung von Spannung und Angst unterschieden werden).

C. Die Betroffenen leiden unter Zwangshandlungen und Zwangsgedanken. Die soziale und individuelle Leistungsfähigkeit wird behindert.

D. Ausschlusskriterium: Störung ist nicht bedingt durch eine andere psychische Störung wie Schizophrenie (F2) oder affektive Störungen (F3).

Diagnostik

Anamneseerhebung:

- genaue Exploration,
- Motivation aufbauen,
- bestimmte Merkmale von Zwangspatienten erschweren die Diagnostik und Therapie (ambivalentes Verhalten, Hoffnungslosigkeit, Tendenz zu Aggressivität, Feindseligkeit etc.).

Fragen zur Anamneseerhebung bei Zwangsstörungen (nach dem DIPS-Interviewleitfaden von Margraf, Schneider und Ehlers):

- Passiert es gelegentlich, dass Ihnen unangenehme oder beängstigende Gedanken durch den Kopf gehen und es Ihnen schwer fällt, diese los zu werden, obwohl sie Ihnen unsinnig oder irrational vorkommen?
- Denken Sie daran, dass Ihnen oder einem Ihrer Angehörigen etwas Schreckliches passieren könnte, z.B. dass einer Ihrer Angehörigen angegriffen oder verletzt werden könnte?
- Versuchen Sie diese Gedanken zu neutralisieren? Wie machen Sie das?
- Spüren Sie den Drang, eine bestimmte Handlung immer wieder durchzuführen, obwohl sie Ihnen nutzlos und unsinnig erscheint? Beschreiben Sie die Handlung genau.
- Versuchen Sie sich gegen das Zählen/Waschen etc. zu wehren? Was geschieht, wenn es Ihnen gelingt, dem Zählen etc. zu widerstehen?
- Was würde passieren, wenn Sie diese Handlung nicht ausführen würden?
- Vermeiden Sie bestimmte Situationen oder Gegenstände, weil sie befürchten, dass der Kontakt damit wieder die unangenehmen Gedanken oder Handlungen auslösen könnte?
- Wie oft am Tag treten unangenehme Gedanken und/oder wiederholte Handlungen auf? Wie viel Zeit des Tages verbringen Sie damit? Wann haben die Probleme begonnen?

Befunderhebung:

- Diagnose folgt dem, für die Angststörungen angegebenen Prozedere.
- Ausschluss einer organischen Grunderkrankung.
- Psychometrische Verfahren: Yale-Brown Obsessive Compulsive Scale (Y-BOCS) und das Hamburger Zwangsinventar (HZI).

Differentialdiagnose

Zwangssymptome sind nicht spezifisch für die Zwangsstörungen. Sie können bei zahlreichen psychischen, neuropsychischen und organischen Erkrankungen und Einnahme pharmakologischer Substanzen auftreten.

Therapie

- Psychotherapeutische und biologische Therapieverfahren (isoliert oder kombiniert),
- Behandlung: ambulant,
- stationäre Behandlung:
    - wenn eine ambulante Behandlung nicht möglich ist
    - und eine schwere depressive Symptomatik vorliegt,
    - bei massivem familiären Konflikt oder Partnerschaftskonflikt,
    - wenn vorherige ambulante Therapieversuche gescheitert sind.

Psychotherapeutische Behandlung:
verhaltenstherapeutische und kognitive Interventionen.

Als Methode der Wahl gilt die multinodale Verhaltenstherapie:

- Beziehungsaufbau,
- Diagnostik,
- 7-Phasen-Modell nach Kanfer,
- Reizkonfrontation (Expositionsbehandlung) und kognitive Techniken (Reizkonfrontation bei Zwangshandlungen):
    1. Massive Konfrontation.
    2. Graduiertes Vorgehen:
       Hierarchie: Beginnen mit einem auslösenden Reiz, der eine mäßige Anspannung erzeugt.
    3. Zwangshandlungen, die durch Gedanken ausgelöst werden (Reizkonfrontation in sensu).
- Zunächst täglich oder alle 2 Tage, später wöchentlich,
- Angehörigenarbeit.

Psychodynamische Psychotherapie:

Bearbeitung des Autonomie-Abhängigkeits-Konfliktes:

- der Betroffene gewinnt Einsicht in die Psychodynamik des Konflikts,
- sein Über-Ich wird entlastet,
- Schuldgefühle werden abgebaut,
- bislang tabuisierte Bedürfnisse, Vorstellungen, Wünsche sollen geäußert werden können,
- Berücksichtigung des sekundären Krankheitsgewinns,
- autoprotektive Funktionen des Zwangs.

Pharmakotherapie:

- SSRIs (Fluroxamin, Fluoxetin, Paroxetin),
- serotonerg wirksame trizyklische Antidepressiva (Clomipramin),
- SNRI (Venlafaxin),
    - höhere Dosierung,
    - entfalten ihrer Wirkung später als bei der Depression (6-12 Wochen),
    - Pharmakotherapie alleine reicht nicht! Zusätzlich Psychotherapie. Bei Therapieerfolg dieser Kombination kann nach 1-2 Jahren die Pharmakotherapie ausgeschlichen werden.

- Schwere, chronifizierte und therapierefraktäre Zwangsstörungen:
    - Behandlung zusätzlich mit niedrig dosierter Gabe eines atypischen Neuroleptikums,
    - Zukunft: Tiefenhirnstimulation.

Wirkstoffgruppe	Wirkstoff	therapeutische Dosis (mg)/Tag	
SSRI	Fluroxamin	250-300	
	Fluoxetin	60-80	
	Paroxetin	40-60	
	Escitalopram	30	
	Sertralin	150-200	noch nicht hierfür zugelassen
	Citalopram	40-60	noch nicht hierfür zugelassen
SNRI	Venlafaxin	300	
trizyklisches Antidepressivum	Clomipramin	225-300	
atypische Neuroleptika	Risperidon	2-4	
	Olanzapin	2,5-5	
	Quetiapin	200-600	

Differentialindikationen zur Behandlung von Zwangsstörungen:

- vorwiegend Zwangshandlungen: multinodale Verhaltenstherapie,
- vorwiegend Zwangsgedanken: multinodale Verhaltensherapie plus SSRI oder Clamipramin,
- Zwangsstörungen und sekundäre Depression: SSRIs plus Clomipramin plus multimodale Verhaltenstherapie,
- bei langen Wartezeiten kann mit SSRIs oder Clomipramin begonnen werden,
- chronisch oder bei Komorbidität mit Gilles de la Tourette: multimodale Verhaltenstherapie plus SSRIs/Clomipramin, ggf. atypisches Neuroleptikum.

Prognose und Verlauf

- Unbehandelt ist der Verlauf immer chronisch,
- eine Spontanremission ist selten,
- deutliche Besserung (60-80%) durch multimodale Verhaltenstherapie,
- Pharmakotherapie:
    - unter Clomipramin oder einem SSRI (20-40%),
    - nach Absetzen Rückfall (80-90%),
- vorwiegend Zwangsrituale: kognitive Verhaltenstherapie mit Expositionsbehandlung.

15.1.8 Dissoziative Störungen

Erkrankungsbilder, die auf einen teilweisen oder völligen Verlust der integrierenden Funktion des Gedächtnisses oder des Bewusstseins beruhen.
Selektiver Abruf von Erinnerungen aus der Vergangenheit, das Identitätserleben wird in hohem Maße bewusst von der betreffenden Person beeinflusst und kontrolliert.

Dissoziation:
Die Fähigkeit zur bewussten Beeinflussung und Kontrolle für bestimmte psychisch oder körperliche Bereiche ist gestört, dass heißt bestimmte Gedächtnisinhalte, Körperwahrnehmungen oder -bewegungen sind vom „normalen" Bewusstsein abgespalten und können nicht mehr in das eigene Erleben integriert werden.
Am häufigsten ist die Abspaltung der bewussten Kontrolle über körperliche Funktionen, was sich oft in Form scheinbar neurologischer Symptome darstellt (dissoziative Lähmungen, dissoziative Krampfanfälle) bis hin zur dissoziativen Amnesie.
Die Symptomatik kann fluktuierend (schleichend) oder akut auftreten.

Andere Begriffe für diese heterogene Gruppe von Erkrankungsbildern:

- Konversionsstörung,
- Konversionsneurose,
- Konversionsreaktion,
- Hysterie oder hysterische Neurose.

Historische Entwicklung

Zur Entwicklung der Begriffe „Hysterie", „Konversionsneurose" und „dissoziative Störungen":
Hysterie (griechisch „hystera": Gebärmutter):
Betraf über Jahrhunderte nur die Frauen: mit unklaren, unverständlichen und wechselnden Symptomen ohne organisches Korrelat, die aus heutiger Sicht unter die dissoziativen, somatoformen oder psychosomatischen Störungen fallen.

Ägyptische Hochkultur:
Wurde mit einem krankhaften Unterwandern des Uterus im Körper der Betroffenen erklärt.

Mittelalter:

- Simulation,
- Besessenheit,
- Hexerei.

Folgen:

- Ignoranz,
- Folterung.

Historisch:
Hysterie: „anschauliche medizinische Metapher für alles, was Männern am anderen Geschlecht rätselhaft und unkontrollierbar erschien".

Aufklärung:
Die Hysterie war im 19. Jahrhundert Gegenstand systematischer Beobachtung (Jean-Martin Charcot 1825-1893): Die Hysterie werde durch die Abspaltung bestimmter Erlebnisanteile aus dem Bewusstsein verursacht.

Sein Schüler Sigmund Freud sah die Hysterie durch psychische Traumata verursacht:

- Für das Bewusstsein unerträgliche Gefühlsreaktion auf ein Trauma bewirken eine Bewusstseinsänderung.
- Entwicklung der hysterischen Symptome.

Ein veränderter Bewusstseinszustand wurde als Dissoziation (Janet) oder „doppeltes Bewusstsein“ (Freud) bezeichnet.
Der Konversionsmechanismus wird hier durch 4 Merkmale beschrieben:

1. Psychische Probleme, Konflikte oder intolerable Phantasien können nicht auf mentaler Ebene ausgetragen werden, sondern äußern sich in körperlichen Symptomen.
2. Ort der Symptombildung (Gangstörung, Erbrechen) und der Zeitpunkt des Auftretens lassen sich psychologisch erklären, das körperliche Symptom selbst jedoch folgt naturwissenschaftlichen Gesetzmäßigkeiten.
3. Dem körperlichen Symptom kommt eine Symbolfunktion zu, dass heißt es hat für den Patienten eine relevante Bedeutung (Gangstörung: so kann es nicht weiter gehen).
4. Diese Zusammenhänge sind dem Patienten meist nicht bewusst: durch Therapie zugänglich zu machen. Hierdurch wird die Konversion von den Somatisierungsstörungen unterschieden, welchen die bewusste Symbolfunktion fehlen soll.

Konversion nach Freud:

- Reduktion von intrapsychischer Spannung (primärer Krankheitsgewinn),
- vermehrte Zuwendung/Entlastung von Verpflichtungen (sekundärer Krankheitsgewinn).

Freud:

- Dissoziation ist kein Zeichen psychischer Schwäche.
- Ursache: sexuelle Traumata als Phantasien, nicht als reales Erlebnis.

Freud wurde daraufhin sanktioniert und der Begriff der „Dissoziation" geriet in Vergessenheit.

Hysterie und Konversionsneurose wurden in verschiedenste Unterformen aufgespalten z.B. in die hysterische Störung, funktionelle Syndrome, psychogene Störung, psychovegetative Reaktion.

Die Hysterie bildete eine uneinheitliche, unscharfe diagnostische Bezeichnung für eine Vielzahl von Störungsbildern.

2. Hälfte des 20. Jahrhunderts:
Erneutes Interesse an der Erforschung dieser Störungsbilder. Verbunden mit Abwertung/Diskriminierung. Folge: der Hysteriebegriff wurde in der Konzeption des DSM-IV und der ICD-10 aufgegeben.

Es wurden 4 diagnostische Kriterien gebildet:

1. Dissoziative Störungen (mit dissoziativen Phänomenen auf psychischer Ebene).
2. Konversionsstörungen (mit dissoziativen neurologischen Symptomen oder Ausfällen).
3. Die Somatisierungsstörung (mit multiplen, wiederholt auftretenden und häufig wechselnden körperlichen Symptomen).
4. Die histrionische Persönlichkeitsstörung.

Symptomatik

Dissoziative Störungen und Konversionsstörungen werden als psychogen betrachtet, dass heißt sie beginnen mit einem belastenden oder traumatisierenden Ereignis, mit einem unlösbaren oder unerträglichen Konflikt oder durch gestörte Beziehungen. Dies hat erhebliche psychosoziale Konsequenzen (Beziehung, Beruf, subjektives Leiden etc.) und kann mit Selbstverletzungen, aggressiven Impulsen und Suizidalität einhergehen.

Dissoziative Störungen auf psychischer Ebene = dissoziative Bewusstseinsstörungen:

1. Dissoziative Amnesie:
    - Gedächtnislücke, die in ihrem Ausmaß und ihrer Vollständigkeit variiert,
    - sonstige kognitive Fähigkeit sind nicht gestört.
2. Dissoziative Fugue:
    - Der Betroffene verlässt plötzlich aber geordnet sein Umfeld (Wohnung) für Tage oder länger und begibt sich an einen neuen Aufenthaltsort.
    - Bisherige Verbindungen werden abgebrochen.
    - Für die Zeit der Reise wird eine neue Identität angenommen.
    - Für den Fugue-Zustand besteht fast immer eine mehr oder weniger vollständige (dissoziative) Amnesie.
3. Dissoziativer Stupor:
    - Willkürliche Bewegungen und normale Reaktion auf äußere Reize sind deutlich eingeschränkt oder fehlen ganz.
    - Der Patient sitzt, steht oder liegt und reagiert auf nichts.
    - Das Bewusstseins wirkt eingeengt.
    - Kann isoliert auftreten.
    - Es ist aber auch im Rahmen einer PTBS oder bei Borderline-Persönlichkeitsstörungen zu beobachten.

4. Trance und Besessenheitszustände:

    - Das Gefühl für die Identität geht vorübergehend verloren.
    - Die bewusste Wahrnehmung der Umgebung ist erheblich eingeschränkt.
    - Gelegentlich verhält sich der Mensch in Trance so, als sei er besessen oder von einer höheren Kraft beherrscht.
    - Mimik, Gestik, Sprache wirken monoton, von vielfachen Wiederholungen einzelner Elemente geprägt.

5. Dissoziative Identitätsstörung (multiple Persönlichkeitsstörungen):

    - Aufspaltung des Ich in 2 oder mehr unterscheidbare, dissoziierte „Identitäten“, die in sich schlüssig und abgeschlossen wirken.
    - Die verschiedenen Persönlichkeitsmuster können als völlig voneinander getrennt und ohne Wissen um die Existenz der anderen erlebt werden. Sie können sich auch kennen.
    - Ursache:
        - Traumata in der Kindheit (durch Sadismus, durch massive Brutalität gekennzeichnet).
        - Der erste Wechsel in eine andere Identität soll mit solchen Traumata zusammenhängen.
        - Spätere Wechsel zwischen den Persönlichkeitsmustern im Rahmen belastender Ereignisse oder bei der Anwendung von Hypnose und Entspannungsverfahren.

Dissoziative Störungen der Bewegung oder der Sinnesempfindung = Konversionsstörungen:
Konversionsstörungen äußern sich in verschiedenen körperlichen, oft scheinbar neurologischen Störungen, ohne dass eine organische Ursache nachweisbar ist.

1. Dissoziative Bewegungsstörungen:
    - Lähmungen bestimmter Körperpartien,
    - Ataxie, Abasie, Astasie,
    - Aphasien, Dysarthrien.
    - Können manchmal neurologische Erkrankungen sehr gut imitieren.
    - Die Erkrankung ist meist aus dem Umfeld bekannt.
2. Dissoziative Empfindungs- und Sensibilitätsstörungen:
    - Dysarthrien, Hypästhesien oder Anästhesien bestimmter Hautareale.
    - Entsprechen mehr den Vorstellungen des Patienten, weniger der Anatomie.
3. Sensomotorische Störungen (gemischte dissoziative Störung).
4. Dissoziative Krampfanfälle:
    - können epileptischen Anfall imitieren,
    - können sich in Form von Synkopen äußern,
    - keine Bewusstlosigkeit,
    - keine Prolaktinerhöhung,
    - Zungenbiss, Einnässen kann fehlen.

15.1.9 Depersonalisations-/ Derealisationssyndrom

Depersonalisations-/Derealisationssyndrom (F48.1)
Wird in DSM-IV den dissoziativen Störungen zugeordnet.
Wird in ICD-10 unter den sonstigen neurotischen Störungen subsumiert.

Symptome

- Umgebung scheint fremd/alles entfernt sich,
- ihr Körper und das Erleben ihrer geistigen Aktivität scheint sich zu verändern,
- „Das Leben sei farblos“,
- Gegenstände erscheinen größer/kleiner,
- der Körper wird als leblos, losgelöst oder anormal empfunden,
- sie gewinnen den Eindruck, nicht länger Herr ihres eigenen Denkens, ihrer Vorstellungen und Erinnerungen zu sein,
- die Betroffenen erleben, wie sie sich aus dem Körper entfernen, sich im Abstand selbst beobachten,
- mit Nah-Tod-Erlebnissen verwandt.

15.1.10 Sonstige dissoziative Störungen

1. Multiple Persönlichkeitsstörungen.
2. Vorübergehende dissoziative Störungen in der Kindheit und Jugend.
3. Ganser-Syndrom:

    - demonstrativ wirkendes Vorbeiantworten und systematisch erscheinende Fehlhandlungen,
    - kämmt Kleid statt Haare,
    - es entsteht das Gefühl, als ob der Patient sich als psychotisch oder verrucht darstellen wolle.

4. Psychogene Dämmer- und Verwirrtheitszustände.

Epidemiologie

- Dissoziative Störungen sind selten,
- Frauen > Männer,
- 3/4 erkranken zwischen dem 17.-32. Lebensjahr.

Die Komorbidität mit anderen psychischen Erkrankungen ist hoch:

- Persönlichkeitsstörungen (30% Borderline),
- Angsterkrankungen,
- somatoforme Störungen.

Ätiologie

Psychodynamische Modellvorstellungen:

- Dissoziation als Abwehrmechanismus: Versuch, das traumatisches Erlebnis, einen unerträglichen intrapsychischen Konflikt und unerträgliche Impulse durch Abspaltung aus der bewussten Wahrnehmung und Kontrolle durch das „Ich“ zu „bewältigen“.
- Versuch, das Trauma psychisch und physisch zu überleben.
- Häufig als stereotypische Reaktionsmuster auf kleinere äußere Belastungen.

Kognitiv-behaviorale Modellvorstellungen:

- Vulnerabilität-Stress-Modell, das lerntheoretische und biologische Erkenntnisse integriert,
- genetische Disposition,
- neurobiologisch: Aktivierung zentraler opioid und serotonerger Systeme.

Vulnerabilität:

- genetisch,
- Aktivierung zentraler opioid und serotonerger Systeme,
- traumatische Erfahrung in der Kindheit.

Stress:

- genetisch,
- traumatisch,
- Lebensumstände,
- dies führt zu operanten Konditionierungsprozessen.

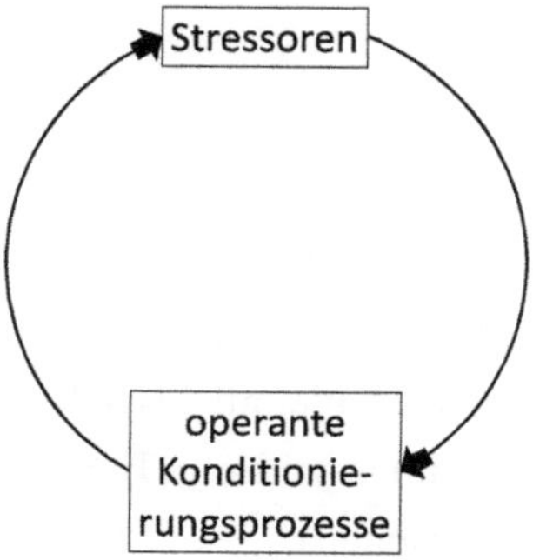

Diagnostik

- Ausschluss körperlicher Erkrankung, die die klinische Symptomatik verursachen können,
- zeitlicher Zusammenhang zwischen dissoziativer Symptomatik und dem Auftreten von belastenden Ereignissen, Problemen, Bedürfnissen.

Die Diagnostik ist schwierig weil:

- die Symptomatik „unscharf“ ist,
- sie häufig im Rahmen einer anderen psychischen Erkrankung zu beobachten sind,
- belastende Ereignisse vom Patienten vergessen werden,
- die Patienten nicht selten auch an körperlichen Erkrankungen leiden,
- interaktionelle Probleme auftreten können bzw. vorhanden sind,
- die Patienten häufig den Arzt wechseln.

Wichtig ist daher eine Fremdanamnese
plus
Zusatzdiagnostik (Labor etc.)
plus
Anwendung standardisierter Verfahren (strukturiertes Interview oder Fragebogen zur Selbstbeurteilung z.B. Heidelberger Dissoziationsinventar HDI, Dissociative Experience Scale.

Differentialdiagnose

- Organische Erkrankungen können dissoziative Störungen verursachen,
- psychische Erkrankungen, die dissoziative Störungen verursachen (Suchterkrankungen, Drogenmissbrauch, Schizophrenie, affektive Störungen, Angststörungen, posttraumatisches Belastungssyndrom, Borderline Persönlichkeitsstörung, akute Belastungsreaktionen),
- Somatisierungsstörungen.

	Differenzialdiagnosen
dissoziative Amnesie	- dissoziative Symptome bei PTBS - Schädelhirntrauma - postiktal - Intoxikation - TIA - Simulation
dissoziative Fugue	- Epilepsie - Intoxikation - Schizophrenie - Demenz - biplare affektive Störung
dissoziativer Stupor	- katatone Schizophrenie - Borderline-Persönlichkeitsstörung - PTBS - affektive Störungen - Intoxikationen - Epilepsie
Trance und Bessenheitszustände	- Intoxikation - delirantes Syndrom
dissoziative Persönlichkeitsstörung	- Borderline-Persönlichkeitsstörung - Schizophrenie
Konversionssyndrom (dissoziative Störung Motorik/Sensibilität)	- somatoforme Störung - Epilepsie - Multiple Sklerose - Multisystematrophie - Simulation
Depersonalisation/ Derealisationssyndrom	- Ermüdung - Intoxikation - Schizophrenie - affektive Störung - Angststörungen

Therapie

Symptomatische somatische Therapie (z.B. Physiotherapie).

Psychotherapeutische Interventionen:

Psychotherapie:

- Kontaktaufnahme,
- Beziehungsaufbau durch Empathie,
- erfassen der Symptomatik,
- Analyse prädisponierender, auslösender und aufrechterhaltender Faktoren,
- Exploration des Krankheitskonzepts (subjektive Krankheitstheorie),
- Abklärung der Introspektionsfähigkeit/Behandlungsmotivation,
- psychoedukative Elemente,
- symptomorientierte Behandlungsstrategien (Physiotherapie, Ergotherapie),
- supportive Psychotherapie (Entspannungsverfahren, Hypnose),
- nach individuellen Gesichtspunkten: Anschluss einer kognitiv-verhaltenstherapeutischen Behandlung oder einer psychodynamischen Therapie,
- Klärung, ob eine störungsspezifische Psychotherapie indiziert ist, z.B. im Rahmen einer psychotraumatologischen Behandlung bei der posttraumatischen Belastungsstörung oder einer Therapie von Borderlinestörungen.

Pharmakotherapie:

- kein Wirksamkeitsnachweis,
- trizyklische Antidepressiva (Schlafstörungen),
- Opiatagonisten zur Beendigung schwerer dissoziativer Zustände bei Borderline-Persönlichkeitsstörungen,
- Benzodiazepine können dissoziative Störungen verstärken, daher nicht anwenden.

Verlauf und Prognose

- Häufig beginnen sie plötzlich und remittieren spontan innerhalb von Wochen und Monaten,
- Erkrankungsdauer > 2 Jahre: Spontanremission ist selten.

15.2 Reaktion auf schwere Belastungen und Anpassungsstörungen

15.2.1 Reaktion auf schwere Belastungen

Kritische Belastungen können zu Veränderung auf emotionaler, somatischer und kognitiver Ebene führen.
Emotionale Ebene:

- Angst,
- Schrecken,
- Verzweiflung,
- innere Leere,
- Verwirrung,
- Anspannung,
- Hilflosigkeit.

Somatische Ebene:

- Schlafstörungen,
- Appetitverlust,
- Herzklopfen,
- Schwitzen/Zittern.

Einteilung von Belastungen

Akute Ereignisse:

Punktezahl		
1	keine	
2	leichte	Auseinandersetzung mit Freunden
3	mittel	Heirat, Misserfolge
4	schwer	Scheidung
5	sehr schwer	Tod eines nahen Verwandten
6	katastrophal	Tod eines Kindes, Suizid eines nahen Verwandten
0	ungenügende Informationen	

Länger dauernde Lebensumstände:

Punktezahl		
1	keine	
2	leichte	familiäre Streitigkeiten
3	mittel	Eheprobleme, Schwerwiegende familiäre Probleme
4	schwer	Arbeitslosigkeit, Armut
5	sehr schwer	chronische Erkrankung, Missbrauch
6	katastrophal	Gefangennahme als Geisel
0	ungenügende Informationen	

Einteilung

1. Traumata:

    - extrem belastendes Ereignis,
    - lebensbedrohliche Situation/Ereignisse,
    - körperliche Verletzung,
    - psychische Integrität ist bedroht.
    - Beispiele in DSM-IV:

        - Naturereignisse,
        - Kampfhandlungen,
        - schwere Unfälle,
        - Folter.

2. Kritische Lebensereignisse:
   Bedrohen den Lebensentwurf eines Menschen z.B. der plötzliche Verlust des Arbeitsplatzes oder der frühe, unerwarteter Tod des Partners.
3. Dauer:

    - akute Belastung,
    - chronische Belastung.

4. Übergänge:
   Lebensveränderungen, die vorhersehbar sind oder sich über einen längeren Zeitraum entwickeln wie biographische Übergänge (z.B. Heirat).

Reaktionen auf schwere Belastungen und Anpassungsstörungen (F43)

- Akute Belastungsreaktion (F43.0),
- Posttraumatische Belastungsstörung (F43.1),
- Anpassungsstörung (F43.2).

15.2.2 Akute Belastungsreaktion

Definition:

Ausgeprägte klinische Symptomatik, die innerhalb von Minuten bis zu einer Stunde nach einem außergewöhnlich belastenden Ereignis auftritt und nach 8-48 Stunden wieder abklingt.

Umfasst Reaktionen wie:

- Gefühl der „Betäubung“,
- Einengung des Bewusstseins,
- verringerte Aufmerksamkeit,
- motorische Unruhe/Fluchttendenzen.

Zuvor bestanden keine manifesten psychische Erkrankungen.

Häufig werden diese Belastungsreaktionen auch als „akute Krisenreaktion“, „psychischer Schock“, „Nervenzusammenbruch“ oder als „Nervenschock“ bezeichnet.

Symptomatik

1. Phase (kurz nach dem Ereignis):
   Gefühl von „Betäubung“ oder „innerer Leere“ plus weitere körperliche/psychische Symptome.
2. Phase:
   - Antriebsminderung, sozialer Rückzug, Desinteresse, motorische Hyperaktivität,
   - Gefühl von Verzweiflung, Angst, Panik, Ärger, verbal aggressivem Verhalten oder ein dissoziativer Stupor.
3. Phase:
   Herabgesetzte Stimmungslage, Suizidgedanken.
   Für die dem traumatisierenden Ereignis folgenden Reaktionen kann eine teilweise Amnesie bestehen.

Ereignisse, die eine akute Belastungsreaktion auslösen können

- Überwältigendes, traumatisches Geschehen (Naturkatastrophen, schwere Unfälle, Gewaltverbrechen, Krieg),
- plötzliche schwerwiegende Veränderungen der psychosozialen Situation (Todesfälle in der Familie, unerwarteter Arbeitsplatzverlust, Verlassen werden in einer Beziehung).

Epidemiologie

Die Symptomatik tritt akut auf und klingt in der Regel rasch wieder ab. Daher erfolgt kaum die Konsultation in einer psychiatrischen Einrichtung. Aus diesem Grund gibt es keine empirisch gesicherten Daten zur Prävalenz.

Ätiologie

- Traumatisierende Ereignisse,
- neurobiologische Faktoren (Neigung zu überschießenden negativen Reaktionen bei Stress),
- Entwicklung, Lerngeschichte und spezielle Persönlichkeitszüge spielen eine Rolle.

Diagnostik und Differentialdiagnostik

Die Diagnose ist leicht durch die Anamnese zu stellen.

Differentialdiagnosen:

1. Andere psychische Erkrankungen:
   - Angststörung, vor allem Panikstörung,
   - depressive Episode,
   - akute Schizophrenie,
   - Posttraumatische Belastungsstörung,
   - Borderline-Persönlichkeitsstörung,
   - Intoxikation bei Sucht etc.,
   - Anpassungsstörung,
   - dissoziative Störung,
   - Zwangsstörung.
2. Organische Erkrankungen:
   - alle, die zu einem Delir führen können,
   - endokrine Störungen (Diabetes mellitus, Hyperthyreose),
   - neurologische Störungen (dementielle Erkrankungen, Epilepsie, zerebrovaskuläre Erkrankungen),
   - Medikamentenintoxikation,
   - kardiovaskuläre Erkrankungen.

Therapie

- Beim Auftreten der akuten Belastungsreaktion ist keine spezifische Therapie erforderlich,
- beruhigende Ansprache, verständnisvolles Zuhören,
- Abschirmung von Außenreizen,
- bei dissoziativer Störung oder wenn Suizidalität ansteht: stationäre Krisenintervention,
- sonst ambulante psychotherapeutische Kurzzeitintervention zur emotionalen Entlastung und zur Entwicklung von Bewältigungsstrategien.

Therapieverfahren:

- kognitive Psychotherapie,
- Gesprächspsychotherapie,
- dynamische Kurzzeittherapie.

Verlauf und Prognose

Die Beschwerden klingen innerhalb von 2 Tagen ab.

Besonderheiten

Eine akute Belastungsreaktion kann unter Umständen forensische Bedeutung haben („im Affekt").

15.2.3 Anpassungsstörung

Definition:

- Emotionale Symptomatik mit Deprimiertheit, Angst, Besorgnis oder Anspannung, die nach einem belastenden Lebensereignis psychischer oder physischer Art auftritt.
- Der Betreffende leidet und die Symptome wirken sich negativ auf seinen Alltag aus (Beruf, Beziehung).
- Die Symptomatik beginnt innerhalb eines Monats, dauert länger als bei der akuten Belastungsreaktion (maximal 6 Monate).
- Der Stressor wird als ursächlicher Faktor für die Entwicklung der Störung betrachtet.
- Die individuelle Vulnerabilität spielt eine größere Rolle.

Symptomatik

- Akut auftretend.
- Diagnose einer schweren körperlichen Erkrankung/plötzlicher Tod.
- Können sich über einen längeren Zeitraum erstrecken und weniger dramatisch wirken (Arbeitsplatzprobleme, Eheschwierigkeiten), werden vom Betreffenden als nicht kontrollierbar und ausweglos erlebt.
- Angst, Besorgnis, Überforderung, Hilflosigkeit, Reizbarkeit, Anspannung, Aggressivität, dissoziales Verhalten.
- Vegetative Symptome:
    - Herzklopfen,
    - Zittern,
    - Schlafstörung,
    - muskuläre Anspannung,
    - depressive/ängstliche Reaktionsformen.
- Suizidimpulse!
- Dauer: höchstens 6 Monate.
- Ausnahme: längere depressive Reaktion als Folge einer chronischen Belastungsreaktion.

Klassifikation der Anpassungsstörung nach ICD-10 (F43.2)

A. Identifizierbare psychosoziale Belastung, von katastrophalem Ausmaß: Symptombeginn innerhalb eines Monats.

B. Symptome und Verhaltensstörung (außer Wahngedanken und Halluzinationen):

Wie bei affektiver Störung (F3), bei neurotischen Störungen, Belastungs- und somatoformen Störungen, Störungen des Sozialverhaltens (F91).

Die Kriterien einer einzelnen Störung werden aber nicht erfüllt.

F43.20 kurze depressive Reaktion (nicht länger als ein Monat).
F43.21 längere depressive Reaktion (nicht länger als 2 Jahre).
F43.22 Angst und depressive Reaktion gemischt.
F43.23 mit vorwiegender Beeinträchtigung von anderen Gefühlen.
F43.24 mit vorwiegender Störung des Sozialverhaltens.
F43.25 mit gemischter Störung von Gefühlen und Sozialverhalten.
F43.28 mit sonstigen vorwiegend genannten Symptomen.

Verwandte Begriffe:

Trauerreaktion:

Das Leiden eines Menschen nach dem Tod einer ihm nahe stehenden Person wird als natürliche Trauer betrachtet (normale, kulturspezifische Reaktion) und nicht als Anpassungsstörung bewertet.

Die Reaktion auf den Tod einer wichtigen Bezugsperson umfasst verschiedene Phasen. Als „abnorme Trauerreaktion" bezeichnet man eine Trauerreaktion, wenn sie hinsichtlich Dauer und Intensität deutlich von gesellschaftlichen und kulturspezifischen Normen abweicht. Dann kann sie als Anpassungsstörung eingeordnet werden.

Symptome einer abnormen Trauerreaktion sind:

- Deprimiertheit, Kontaktstörung,
- die Ablenkbarkeit ist eingeschränkt, Sozialisolation,
- Versteinert,
- verstärkte Gereiztheit,
- aggressive Regung,
- Schuldgefühle.

Phasen normaler und pathologischer Trauer:

normale Trauer	pathologische Trauer
aufbrechende Emotionen (Angst, Traurigkeit, Wut)	- Panik, Erschöpfung - Dissoziation, Aggressivität
Verleugnung (nicht wahrhaben wollen)	- extremes Vermeidungsverhalten - Alkohol-/ Drogenmissbrauch - übertriebene Geschäftigkeit
Ungewolltes Wiedererinnern	- Intrusionen - Überflutung mit negativen Gefühlen und Bildern - Albträume
Durcharbeiten: - Konfrontation mit der Realität - Abschied nehmen	- psychophysiologische Beschwerden (Schmerzen, Schlafstörungen) - depressive Symptomatik - Angststörung - Arbeitsstörung - Verlust von Kreativität und positiven Emotionen
Beendigung: - neuer Selbstweltbezug - Wiedergewinn von Zuversicht - Wiedergewinn der Fähigkeit positive Emotionen zu erleben	

Epidemiologie

- Keine verlässlichen Daten zur Anpassungsstörung,
- wahrscheinlich sind Frauen und jüngere Menschen häufiger betroffen,
- das Suizidrisiko ist erhöht.

Ätiologie

Beeinflussung der Vulnerabilität durch:

- Vulnerabilität-Stress-Modell,
- individuelle lebensgeschichtliche Ereignisse,
- Persönlichkeitszüge,
- verfügbare Bewältigungsstrategien,
- genetische Faktoren,
- subjektive Einschätzung der Belastungssituation und eigene Bewältigungsmöglichkeit.

Diagnostik

Die Diagnose wird nach den Kriterien der ICD-10 gestellt.

Differentialdiagnostik

- Affektive Störungen,
- organische Grunderkrankung als direkte somatische Ursache,
- normale Reaktion.

Therapie

Psychotherapie:

- ambulant (eventuell ambulante Psychotherapie),
- stationär (bei Suizidalität oder fehlender Unterstützung).

Krisenintervention:

- Schutz vor Suizidalität,
- emotionale Entlastung.

Ziel: Linderung von Schuldgefühlen, Angst, Depressionen oder Anspannung.

Therapeut:

- Empathie,
- Würdigung.

Ziele:

- Ressourcenaktivierung,
- Aktivierung des sozialen Netzes.

Pharmakotherapie:

- keine spezifischen Empfehlungen,
- Linderung des emotionalen Drucks,
- Symptomorientiert:
    - Benzodiazepin-Präparate,
    - sedierend wirkende trizyklische Antidepressiva (Trimipramin 50 mg zur Nacht),
    - bei älteren Menschen auch sedierend wirkende Neuroleptika (Melperon 50 mg zur Nacht).

Verlauf und Prognose

- Die Prognose für die Anpassungsstörung im Erwachsenenalter ist günstig,
- 80% sind nach 5 Jahren gesund,
- Chronifizierung mit Übergang in ein depressives Symptom (z.B. depressive Episode oder Dysthemia) ist insbesondere bei chronischen Belastungen nicht selten.

15.2.4 Posttraumatische Belastungsstörung (PTBS)

Definition:

- Erkrankung, die nach schwersten, katastrophalen Belastungssituationen auftritt und durch ein ständiges Wiedererinnern und Wiedererleben des Traumas ein phobisches Vermeidungsverhalten, Abflachung der allgemeinen Reagibilität, Anhedonie und psychophysiologische Übererregbarkeit hervorruft.
- Beginnt in der Regel einige Wochen bis Monate nach dem traumatischen Ereignis.

Diagnostische Kriterien der posttraumatischen Belastungsstörung nach ICD-10 (F43.1)

A. Die Betroffenen sind einem kurz oder lang anhaltenden Ereignis oder Geschehen von außergewöhnlicher Bedrohung oder mit katastrophalem Ausmaß ausgesetzt.

B. Anhaltende Erinnerungen oder Wiedererleben der Belastung durch aufdringliche Nachhallerinnerungen (Flash backs), lebendige Erinnerungen, sich wiederholende Träume.

C. Vermeiden der Umstände, die der Belastung ähneln oder mit ihr im Zusammenhang stehen. Dieses Verhalten bestand nicht vor dem belastenden Ereignis.

D. Entweder 1. oder 2.:

1. Teilweise/vollständige Unfähigkeit, sich an einige Aspekte der Belastung zu erinnern.
2. Anhaltende Symptome einer erhöhten psychischen Sensitivität und Erregung mit 2 der folgenden Merkmalen:
    - Ein-/ Durchschlafstörungen,
    - Reizbarkeit und Wutausbrüche,
    - Konzentrationsschwierigkeiten,
    - Hypervigilanz,
    - erhöhte Schreckhaftigkeit.

E. Kriterium B, C und D treten innerhalb von 6 Monaten nach dem Belastungsereignis oder nach Ende einer Belastungsperiode auf.

Symptomatik

- Vitale Bedrohung,
- schwere Verletzung.
- ICD-10:
  Bedrohung seiner psychischen Integrität (Naturkatastrophen, Unfälle, Vergewaltigung, Folter, Kampfhandlungen, Terrorismus).
- DSM-IV:
  - auch Belastungen wie plötzlicher, unerwarteter Tod,
  - der Diagnose einer lebensbedrohlichen organischen Erkrankung,
  - und auch: individuelles Erleben (Stressorkriterien) wie Furcht, Entsetzen, Hilflosigkeit, Kontrollverlust.

Wesentlich für die posttraumatische Belastungsstörung sind die folgenden 3 Symptomkomplexe:

1. Wiederkehrende, sich aufdrängende Erinnerungen (Flash backs), nächtliche Albträume.
2. Vermeidungsverhalten und Einschränkung der allgemeinen Reagibilität:
   - es können Erinnerungslücken für einzelne Abschnitte des traumatischen Ereignisses bestehen,
   - Grübeln, affektives Leben ist eingeschränkt.
3. Erhöhtes Erregungsniveau (Arousal):
   - erhöhte psychische Reagibilität,
   - vegetative Zeichen,
   - Ärger und Wut.

Folgen

- Symptome sind äußerst quälend,
- sekundäre Traumatisierung (z.B. durch berufliche Rückschläge),
- Chronifizierung/komorbide Störungen,
- Scham,
- unspezifische Beschwerden.

Coping-Strategien (Verarbeitung)

- Problemorientiertes Coping: Suche nach weiteren Informationen, Alternativen.
- Emotionales Coping: Vermeidungsverhalten und Rückzug, oft verbunden mit fehlender emotionaler Beteiligung (Numbing).
- Soziales Coping: Suche nach sozialer Unterstützung und Rat sowie nach konkreter Hilfe.
- Religiöses Coping: spirituelle Praktiken.
- Kognitives Coping: Suche nach positiven sinnstiftenden Aspekten des Traumas, Integration des Ereignisses in einen biographischen Gesamtzusammenhang.

Weitere Unterformen und verwandte Diagnosen

DSM-IV unterscheidet je nach Verlauf der Symptomatik:

1. Akute PTBS:
   Symptome halten weniger als 3 Monate an.
2. Komplexe PTBS:
   plus Störung der Affektregulation, Impulskontrollverluste, multiple Somatisierungen, schwere dissoziative Zustände, Beeinträchtigung des Identitätserlebens, Täteridealisierung, Rückzug/Isolation.
3. Chronische PTBS:
   Symptome dauern länger als 3 Monate an.

4. Viktimisierungs-Syndrom:
   Neben obligatorischen Symptomen der PTBS:

   - schwere Erschütterung zwischenmenschlicher Beziehungen,
   - gestörte Wahrnehmung des Täters (Idealisierung, Identifikation mit dem Täter).

5. PTBS mit verzögertem Beginn:
   Symptomatik beginnt frühestens 6 Monate nach traumatischem Ereignis.
6. Akute Belastungsreaktion:
   Mindestens 2 Tage, höchstens 4 Wochen (ICD-10-Kriterien und ständiges Wiederholen des Geschehens und Vermeidungsverhalten).
7. Andauernde Persönlichkeitsänderung nach Extrembelastung (F62.0) z.B. bei Folteropfern.

Epidemiologie

Häufigkeit und Dauer:

- Lebenszeitprävalenz 7-8%,
- Frauen > Männer (2:1),
- 60% aller Menschen erfüllen im Laufe ihres Lebens die objektiven Stresskriterien eines Traumas,
- PTBS bei Vergewaltigung: 55-80%,
- Dauer der Störung kann stark variieren:
  - bei Frauen durchschnittlich 2 Jahre,
  - bei Männern durchschnittlich 1 Jahr,
  - dauerassoziiert mit dem Ereignis.

Die posttraumatische Belastungsstörung ist keine seltene Erkrankung!

Komorbidität

- Missbrauch/Abhängigkeit vom Alkohol/Benzodiazepinen,
- depressive Episoden,
- Angststörungen (vor allem Agoraphobie).

Ätiologie

Nicht alle Traumatisierten entwickeln eine PTBS.

Traumata:

- Typ I:
    - Kurz dauernde und einmalige Ereignisse (z.B. Wirbelsturm,) besitzen ein hohes Risiko für die Entwicklung einer PTBS.
    - Beabsichtigtes (= intendiertes) Traumata, besitzt ein hohes Risiko für die Entwicklung einer PTBS.
- Typ II:
    - Langanhaltende oder mehrfache Ereignisse (Geiselhaft, Überschwemmung).
    - Zufällige (akzidentelle) Traumata.

Grundsätzlich gilt, dass alle Traumata zu einer PTBS führen können, aber nicht müssen.

Wesentliche Faktoren für die Entstehung einer PTBS:
Charakteristika des Traumas:

- hoher Schweregrad des Traumas,
- Art des Traumas,
- Dauer der Traumatisierung.

Biologische Faktoren:

- Genetisch bedingte Disposition,
- neurobiologische, physiologische, morphologische Veränderungen als Reaktion auf anhaltenden Stress.

Psychologische Aspekte:

- Psychodynamische Ansätze (Überflutung des Ich durch traumatische Außenreize):
  Abwehr und zwanghaftes Wiederholen ist als nicht erfolgreiche Bewältigungsstrategie anzusehen.
- Kognitiv-behaviorale Ansätze:
  2-Faktoren-Modell, individuelle kognitive Bewältigung der traumatischen Situation.
- Andere Risikoerkrankungen (vorbestehende psychische Erkrankungen).

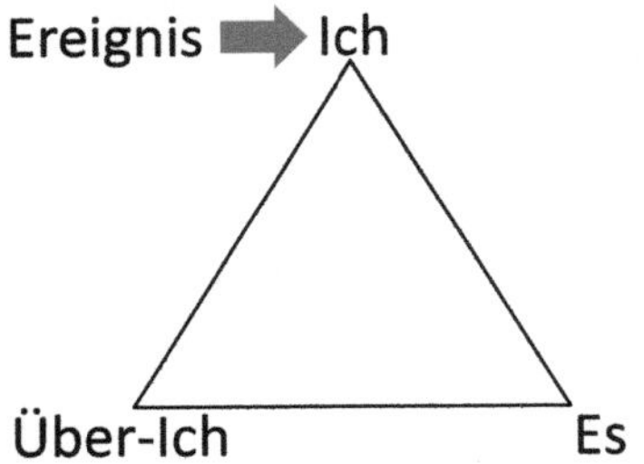

Neurobiologische Abläufe:

Bei der PTBS kommt es neben einem erhöhten Katecholaminspiegel (Adrenalin, Noradrenalin, Dopamin) auch zu einer starken vegetativen Erregung.
Da es zu keiner kortikalen Verarbeitung kommt („Kurzschluss“) führen unbewertete, fragmentierte und mit hoher vegetativer Erregung verbundene Gedächtnisinhalte, die durch Außenreize leicht abgerufen werden können, zu einem Katecholaminanstieg, bei gleichzeitigem Abfall der Kortikosteroide und des Serotonins. Eine Abnahme des Serotoninspiegels führt unter anderem zu Depression und zu Schlafstörungen. Der Abfall der Kortikosteroide führt zu einer Störung in der Hypothalamus-Hypophysen-Nebennierenrinden-Achse, einhergehend mit einem Abfall des Serumcortisols und zu einem Anstieg von

CRH im Serum. Ob diese laborchemischen Veränderungen Ursache der PTBS oder Folge der PTBS sind, bleibt weiterhin ungeklärt.

Bildmorphologisch zeigen sich in MRT-Untersuchungen verminderte Volumina in den hippokampalen Strukturen sowie eine erhöhte Reaktivität der Amygdala im Funktions-MRT.

Psychologische Aspekte:

1. Psychodynamisches Erklärungsmodell:
   Folgende Punkte werden durch Reizüberflutung durch das Trauma ausgelöst:

   - Einfluss des Traumas auf das Selbstkonzept der betreffenden Person sowie auf ihre Sichtweise anderer Menschen.
   - Durch das Ereignis aktivierte Selbst- und Objektrepräsentanzen, die dem bisherigen „Weltbild“ widersprechen.
   - Durch Mobilisierung bestimmter Abwehrmechanismen (Dissoziation, Spaltung) zur Bewältigung der durch das Trauma ausgelösten Widersprüche.
     Dies führt zur Reaktivierung unbewusster Konflikte früherer Entwicklungsstufen (Themen: Schutzbedürftigkeit, Geborgenheit, Unabhängigkeit, Machtbedürfnis, Verletzung, Angst, Vergeltung, Rivalität).
     Dies führt zur Regression (Wiederholung unangemessener, unreifer oder konflikthafter Beziehungsmuster).

2. Kognitiv-behaviorale Erklärungsmodelle:
   2-Faktoren-Modell nach Mowrer (1960) als Konzept für die Entstehung einer PTBS.
3. Kognitive Verarbeitungsprozesse (Art der Verarbeitung eines Ereignisses kann zur Entstehung der PTBS führen).

Andere Risikofaktoren

- Psychische Erkrankungen,
- belastende Lebensereignisse,
- weibliches Geschlecht,
- fehlende soziale Unterstützung,
- geringer Bildungsgrad,
- frühere Traumata,
- somatische Vorerkrankungen,
- bestimmte Persönlichkeitszüge (Neurotizismus, Extraversion).

Protektive Faktoren

- „Emotionale" Reife,
- hoher Bildungsgrad,
- stabile Lebensphilosophie,
- Religiosität.

Diagnostik

- Exploration der Kardinalsymptome der PTBS,
- vertrauensvolle Beziehung zum Therapeuten.

Differentialdiagnose

- Überschneidungen mit den Folgen organischer Verletzungen,
- bestehende komorbide psychische Störungen,
- Agoraphobie mit Panikstörungen (traumatische Ereignisse sind nicht nötig, kein Auftreten von Wiedererinnerungen),
- generalisierte Angststörung (Ängstlichkeit mit Irritabilität): Flash backs und dissoziative Phänomene fehlen!
- dissoziative Störungen: Vermeidungsverhalten oder vegetative Übererregbarkeit sind jedoch zumeist nicht vorhanden,
- Borderline-Persönlichkeitsstörung: das Trauma wurde in der Kindheit erlebt.

Therapie

Akute Stressreaktion:

- emotionale Unterstützung,
- den Ort des Geschehens verlassen,
- psychoedukative Elemente,
- kurzzeitige Gabe eines sedierenden Medikaments (Antidepressiva, Beta-Blocker),
- Debriefing (Einsatzbesprechung) (davon wir abgeraten).

Kognitiv-behaviorale Psychotherapie:

- Exposition,
- Setting (ambulant) 2 x/Woche à 90 Minuten,
- stationär: wenn ambulant nicht möglich, bei Suizidalität,
- Reizkonfrontation:
    - reaktivieren die Erinnerung an das Trauma und damit verbundene Emotionen/Kognition,
    - bieten neue Informationen:
        - Abnahme von Angst und Erregung durch Habituation,
        - kognitive Neubewertung (sekundäre Verarbeitung).

Bausteine der kognitiv-behavioralen Psychotherapie bei der PTBS:

Intervention	Inhalt	Ziel
Psycho-edukation	Informationen	Entlastung, Einordnung der Symptomatik
Selbst-beobachtung	Erfassen von Symptomen (Albträume, Flash backs etc.)	Wiedergewinn von Kontrolle durch Einsicht in die Symptomatik

Techniken zur Angstbewältigung:

- Entspannungstraining (Jacobson),
- Stressimpfungstraining: Analyse der mit Stress verbundenen Probleme,
- Atemtraining: erlernen von ruhiger Bauchatmung,
- kognitive Umstrukturierung: korrigieren irrationaler Kognitionen,
- Training sozialer Kompetenz: wiedererlernen angemessener sozialer Fertigkeiten.

Reizkonfrontationstechniken:

- Exposition in sensu,
- Exposition in vivo.

Psychodynamische Verfahren:

1. Dynamische Kurzzeittherapie (Horowitz):
   Verarbeitung wie bei einer Traumareaktion in verschiedenen Phasen. Enthält verschiedene Elemente:

   - Rascher Aufbau einer stabilen, vertrauensvollen therapeutischen Beziehung.
   - Schilderung (mehrfach) des traumatischen Ereignisses in Anwesenheit eines ruhigen, empathischen, mitfühlenden, nicht wertenden Therapeuten.
   - Bearbeitung unangemessener, unreifer oder konflikthafter Beziehungsmuster, die durch Trauma reaktiviert oder verstärkt werden.
   - Das Erarbeiten der Bedeutung, die das Trauma für das Selbstkonzept des Betreffenden hat.
   - Das Aufzeigen unreifer Abwehrmechanismen.
   - Herstellung der Beziehung zu früheren traumatischen Erlebnissen oder unbewussten Konflikten.

2. Zusätzliche Verfahren:

   - EMDR (Eye Movement Desensitization and Reprocessing): Während sich der Patient durch Schilderung des Traumas mit den damit verbundenen Emotionen und Kognitionen konfrontiert, wird er gebeten, den Finger des Therapeuten zu fixieren. Der Finger wird hin und her bewegt bis der Patient ein Nachlassen der schmerzhaften Empfindungen angibt.
     - Kontrollierte Konfrontation in sensu.
     - Hilfreichere Kognition wird eingeführt.
   - Narrative Expositionstherapie.

Pharmakotherapie der PTBS:

- Psychopharmakatherapie plus Psychotherapie,
- Erhaltungstherapie: 1-2 Jahre,
- psychotische Symptome oder therapieresistente PTBS: zusätzliche Gabe eines atypischen Neuroleptikums (Risperdal, Olanzapin).

SSRIs:

Sertralin	25-150 mg maximal 200 mg/Tag	zentral serotonerg
Fluoxetin	10-60 mg	zentral serotonerg
Paroxetin	10-50 mg	zentral serotonerg einzig in Deutschland zugelassen

Einsetzen der Wirkung nach 8-12 Wochen.

SNRI:

Venlafaxin	150-375 mg	in Deutschland für PTBS nicht zugelassen

Trizyklische Antidepressiva:

Imipramin	25-150 mg maximal 300 mg	
Amitriptylin	25-150 mg maximal 300 mg	

MAO-Hemmer (irreversibel):

Tranylcypromin	5-20 mg maximal 40 mg	

Beta-Blocker:

Propranolol	2-3 x 20-40 mg	

Andere:

Clonidin	0,0375-0,15 mg	- zentraler α2-Agonist - vegetative Symptome
Prazosin	2-6 mg	postsynaptischer α1-Adrenalin-Rezeptor-Antagonist

Verlauf und Prognose

- Die Patienten leiden über eine längere Zeit an ihrer Symptomatik,
- Spontanremission in 1/3 der Fälle,
- in 1/3 der Fälle ist die Symptomatik noch nach 10 Jahren nachweisbar,
- gut, wenn es dem Patienten gelingt das Trauma in seine Gesamtbiographie zu integrieren,
- häufig Komorbiditäten,
- erhöhtes Risiko früher zu sterben,
- das Suizidrisiko ist auf das 8-fache erhöht.

Andauernde Persönlichkeitsänderung nach Extrembelastung

Extrembelastungen wie Folter oder Konzentrationslager können zu einer überdauernden Beeinträchtigung führen. Neben der PTBS wird in ICD-10 die „andauernde Persönlichkeitsänderung nach Extrembelastung“ (F62.0) aufgeführt.
Symptome:

- Misstrauen,
- betrachten die Umwelt generell als feindlich,
- intensive anhaltende Angst,
- Schlaflosigkeit,
- vielfältige körperliche Beschwerden,
- Vermeidungs-, Rückzugsstrategien,
- Zerstörung von:
    - Zielen,
    - Wertvorstellungen,
    - Idealen,
    - Wahrnehmung des eigenen Körpers,
    - Überlebensschuld.

Mindestdauer für die Diagnose: zweijährige Persistenz des Beschwerdebildes.

15.3 Somatoforme Störungen und sonstige neurotischen Störungen

15.3.1 Somatoforme Störungen

Definition:

- Krankheitsbilder, deren gemeinsames Merkmal andauernde körperliche Beschwerden wechselnder Intensität oder Lokalisation sind
- Keine ausreichende organische Erklärung.

Ursache:

Zusammenspiel psychophysiologischer Vorgänge
plus
Lebensereignisse
plus
Probleme oder Konfliktsituationen.

Somatoforme Störungen leiten sich vom Konzept der Hysterie (Briquet) ab. Es handelt sich um eine polysymptomatische Unterform der Hysterie, daher wurde häufig das „Briquet-Syndrom“ zur Bezeichnung somatoformer Störungen verwendet.
Andere Bezeichnungen (alle haben eine wertende Komponente):

- funktionelles Syndrom,
- psychovegetatives Syndrom,
- psychische Überlagerung.

Wichtige Formen somatoformer Störungen nach ICD-10 (F45) und DSM-IV

ICD-10	DSM-IV
Somatisierungsstörung (F45.0)	Somatisierungsstörung (300.81)
somatoforme autonome Funktionsstörung (F45.3)	
anhaltende somatoforme Schmerzstörung (F45.4)	Schmerzstörungen (307.8)
hypochondrische Störung und dysmorphophobe Störung (F45.2)	Hypochondrie (300.7) körperdysmorphe Störung (300.7)
Konvergenzstörungen werden in ICD-10 unter dissoziativen Störungen (F44) codiert	Konversionsstörung (300.11)

Symptomatik

- Körperliche Beschwerden, die vorübergehend und ohne fassbare organische Korrelate auftreten,
- Dauer, Intensität der Beschwerden und psychosoziale Folgen machen die Störung behandlungsbedürftig.

Am häufigsten sind:

- andauernde somatoforme Schmerzstörung,
- Somatisierungsstörung,
- hypochondrische Störung.

Diagnostische Kriterien der anhaltenden somatoformen Schmerzstörung nach ICD-10 (F45.4)

A. Mindestens 6 Monate kontinuierlicher Schmerz, der nicht organisch erklärbar ist und die Aufmerksamkeit des Patienten frisst.

B. Ausschluss:

  - Schizophrenie oder verwandte Störungen (F20-F29)
  - Affektive Störung (F30-F39)
  - Somatisierungsstörung (F45.0), einer undifferenzierten somatoformen Störung (F45.1) oder einer hypochondrischen Störung (F45.2)

Diagnosekriterien für die Somatisierungsstörung nach ICD-10 (F45)

A. Vorgeschichte von mindestens 2 Jahren mit anhaltendem Klagen über multiple und wechselnde körperliche Symptome, die nicht durch körperliche (organische) Erkrankungen verursacht sind (Dauer/Intensität der Beschwerden und damit verbundene soziale Behinderung).

B. Ständige Sorge um die Symptome führt zu dauerndem Leiden und häufigen Konsultationen von Ärzten.

C. Hartnäckige Weigerung die medizinische Feststellung zu akzeptieren.

D. Insgesamt 6 oder mehr Symptome aus der folgenden Liste, mit Symptomen aus mindestens 2 verschiedenen Gruppen:

Gastrointestinale Symptome:

1. Bauchschmerzen,
2. Übelkeit,
3. Gefühl von Überblähung,
4. schlechter Geschmack im Mund,
5. Klagen über Erbrechen und Regurgitation,
6. Klagen über häufigen Durchfall oder Austreten von Flüssigkeit aus dem Anus.

Kardiovaskuläre Symptome:

7. Atemlosigkeit ohne Anstrengung,
8. Brustschmerzen.

Urogenitale Symptome:

9. Dysurie oder Klagen über die Miktionshäufigkeit,
10. unangenehme Empfindung in oder um den Genitalbereich,
11. klagen über ungewöhnlichen oder verstärkten vaginalen Ausfluss.

Haut- und Schmerzsymptome:

12. klagen über Fleckigkeit oder Farbveränderungen der Haut,
13. Schmerzen in den Gliedern, Extremitäten oder Gelenken,
14. unangenehme Taubheit oder Kribbelgefühl.

E. Ausschlusskriterien: Störung tritt nicht ausschließlich während einer Schizophrenie oder einer verwandten Störung (F2), einer affektiven Störung (F3) oder einer Panikstörung (F41.0) auf

Therapie

Psychotherapie bei schweren Störungen:

1. Psychodynamische Kurzzeittherapie.
2. Kognitiv-behaviorale Behandlungsansätze:

Ziel	Weg
Beziehungsaufbau	Beschwerden erzählen lassen
Aufbau von Behandlungsmotivation	psychotherapeutische Intervention und deren Wirkungsweise erklären
Erarbeiten eines allgemeinen psychosomatischen Krankheitsmodells	Krankheitsverständnis des Patienten akzeptieren und edukative Erweiterung
verbesserte Symptombewältigung	Entspannungsverfahren
Abbau von Schonverhalten und Rückzug	Ermunterung zu genussvoller Aktivität Pflege sozialer Kontakte
Abbau von Medikamenteneinnahme	Information über Risiken
Reduktion krankheitsbezogener Interaktionen und organmedizinischer Interventionen	Unwirksamkeit wiederholter ärztlicher Interventionen verständlich machen
Abbau von Stress Förderung der Lebenszufriedenheit	Aufbau genussvoller Aktivitäten
Analyse und Veränderung dysfunktionaler Gedanken	Erarbeitung realistischer Einschätzungen

Kognitive Verhaltenstherapie bei somatoformen Störungen:

- Aufbau einer vertrauensvollen, tragfähigen therapeutischen Beziehung,
- Behandlungsmotivation,
- Methoden und Möglichkeiten einer solchen Behandlung ausführlich erläutern,
- Symptomprotokolle,
- Behandlungsziel (realistische Ziele),
- Entspannungsverfahren plus gezielte Aufmerksamkeitslenkung (geplante, regelmäßige Durchführung von angenehmen Aktivitäten),
- Bearbeitung der kognitiven Dysfunktionen, Erarbeitung realistischer oder sinnvoller Kognitionen.

Psychodynamisch orientierte Psychotherapie bei somatoformen Störungen:
Psychodynamisch-interaktionelle Gruppentherapie:

- Psychoedukation,
- Beziehungsgestaltung,
- frühere traumatische Beziehungserfahrungen.

Pharmakotherapie bei somatoformen Störungen:

- es gibt nur wenige abgesicherte Ergebnisse (für Opipramol ist die Wirkung nachgewiesen),
- bei hypochondristischen/körperdysphormen Störungen: SSRIs,
- somatoforme Schmerzstörung: trizyklische Antidepressiva/Neurontin,
- auf Benzodiazepine oder Neuroleptika sollte verzichtet werden! Benzodiazepine haben eine hohe Suchtgefahr, Neuroleptika haben ausgeprägte Nebenwirkungen ohne signifikante Wirkung bei somatoformen Störungen,
- Analgetika: Nebenwirkungen und medikamenteninduzierter Kopfschmerz, wenig Wirkung.

Verlauf und Prognose

- Somatoforme Störungen verlaufen in der Regel chronisch mit fluktuierender Symptomatik,
- Spontanremissionen sind selten.

Prognostisch ungünstig:

- hohe Funktionalität der Störung,
- Unabhängigkeit der Symptomatik von belastenden Lebensereignissen oder Angst, Festhalten an der Überzeugung einer ausschließlich organischen Genese der Beschwerden,
- lange Vorgeschichte invasiver Interventionen,
- komorbide psychische Erkrankungen.

15.3.2 Somatoforme autonome Funktionsstörung

Symptome einer erhöhten negativen Erregung, für die sich kein organisches Korrelat finden lässt.
In der Literatur auch „psychovegetatives Syndrom"/ „vegetative Dystonie" genannt.

Diagnosekriterien für die somatoforme autonome Funktionsstörung nach ICD-10 (F45.3)

A. Symptome der autonomen (vegetativen) Erregung, die von den Patienten einer körperlichen Krankheit in einer oder mehreren der folgenden Systeme oder Organe zugeordnet werden:

   1. Herz und kardiovaskuläres System,
   2. oberer gastrointestinaler Trakt (Oesophagus und Magen),
   3. unterer gastrointestinaler Trakt,
   4. respiratorisches System,
   5. Urogenitaltrakt.

B. 2 oder mehr der folgenden vegetativen Symptome:

1. Palpitation,
2. Schweißausbrüche,
3. Mundtrockenheit,
4. Hitzewelle/Errötung,
5. Druckgefühl im Epigastrium.

C. 1 oder mehrere der folgenden Symptome:

1. Brustschmerzen,
2. Dyspnoe oder Hyperventilation,
3. außergewöhnliche Ermüdbarkeit bei leichter Anstrengung,
4. Aerophagie, Singultus,
5. Bericht über häufigen Stuhlgang,
6. erhöhte Miktionsfrequenz oder Dysurie,
7. Gefühl der Überblähung oder Völlegefühl.

D. Kein Nachweis einer organischen Störung im betroffenen Bereich.

E. Ausschlusskriterium: treten nicht ausschließlich im Zusammenhang mit einer Phobie (F40.0-F40.3) oder einer Panikstörung (F41.0) auf.

Funktionelle gastrointestinale Störungen nach Rome III:

A. Oesophageale Beschwerden, Dysphagie, Aufstoßen.
B. Gastroduodenale Beschwerden.
C. Dickdarmbeschwerden (Colon irritabile).
D. Abdominelle Schmerzsymptome $\approx$ somatoforme Schmerzstörung.
E. Störung der Gallenblase.
F. Anorektale Beschwerden: Inkontinenz, Schmerzen bei der Defäkation.

15.3.3 Hypochondrische Störung

Hypochondrische Störung im engeren Sinne:

- der Betroffene ist überzeugt, an einer schweren körperlichen Erkrankung zu leiden,
- der Betroffene kann die Krankheit genau benennen und auch fachlich gut beschreiben,
- Konsultation unzähliger Fachleute. Der Patient ist nicht von seiner Hypochondrie zu überzeugen.

Dysmorphophobe Störung: (oder körperdysmorphe Störung, DSM-IV) der Betroffene erlebt eine vermeintliche körperliche Anomalie, erlebt seinen Körper als entstellt z.B. entstelltes Kinn.

Medical Student´s Disease („Gesundheitsangst"):
Studenten erkranken an den Organen, die sie gerade studieren.
Ursache: starke Aufmerksamkeit.

15.3.4 Neurasthenie

Neurasthenie (F48.0) wird in der ICD-10 neben dem Depersonalisationssyndrom/Derealisationssyndrom unter den sonstigen neurotischen Störungen aufgeführt.

Symptomatik:

- anhaltende oder quälende Erschöpfung nach geringer geistiger Anstrengung oder
- andauernde Flüchtigkeit und Schwäche nach leichter körperlicher Anstrengung.

Die Neurasthenie kann zu den somatoformen Störungen gerechnet werde.

Plus weitere Symptome:

- Kopf-/ Muskelschmerzen, Schlafstörung und Reizbarkeit,
- Überschneidungen mit Fibromyalgie und Fatique-Syndrom,
- kein klares ätiologisches Modell.

15.3.5 Andere Störungen mit körperlicher Symptomatik unklarer Genese

- Chronic-Fatique-Syndrom: über 6 Monate anhaltende Müdigkeit und leichte Ermüdbarkeit,
- Multiple Chemical Sensitivity (MCS): multiple körperliche Beschwerden z.B. Nahrungsmittelunverträglichkeit, neurologische Beschwerden (Schwindel),
- Fibromyalgie-Syndrom: zunächst lokalisierte Schmerzen, dann schubförmig, chronisch progredient sich auf den ganzen Körper ausbreitend. Ähnelt der small-fibre-Pathologie.
  Diagnostisches Kriterium:
    - generalisierte Schmerzen von Muskeln und Sehnenansätzen von mindestens 11 der 18 Tender points,
    - Frauen > Männer,
    - Erkrankungsbeginn zwischen dem 30.-60. Lebensjahr.

Epidemiologie:

- die am häufigsten vorkommende somatoforme Schmerzstörungen,
- 2/3 von diesen geht mit folgender Komorbidität einher:
    - depressive Syndrome,
    - Angststörungen,
    - Persönlichkeitsstörungen,
    - Substanzmissbrauch.

Ätiologie:
Für die somatoformen Störungen existiert kein einheitliches ätiologisches Modell.

Auslöser, die zu einer Verstärkung der wahrgenommenen Symptome führen:

- vorübergehende körperliche Erkrankung,
- kritische Lebenssituation,
- mangelhafte Bewältigungsstrategien.

Aufrechterhaltende Bedingungen:

- dysfunktionale Bewertung,
- zeitaufwendige Beschäftigung,
- Aufrechterhaltung der Störung,
- dies kann zur Eskalation führen.

Vulnerabilität:

- genetische Komponente,
- Missbrauch in der Kindheit,
- schwere Traumata,
- prämorbide Persönlichkeitszüge,
- individuelle Schmerzempfindlichkeit,
- erhöhte Sensibilität für interozeptive Reize,
- tiefenpsychologisch: Kränkungserlebnisse.

Eine Erklärung für die Somatisierung ist die Alexithymie.

Alexithymie:
Unvermögen einer Person, Gefühle auszudrücken oder näher zu benennen sowie emotionale Regung und körperliche Empfindungen voneinander zu unterscheiden.
Es äußert sich überdies in verminderten imaginativen Fähigkeiten der Phantasie.

Diagnostik:

- Symptomatik (Lokalisation, Dauer, Intensität etc.),
- subjektives Krankheitsmodell,
- Voruntersuchungen anfordern, erfragen,
- bislang unternommene Behandlungsversuche,
- Konsequenzen der Erkrankung,
- Ausschluss organischer psychischer Erkrankungen, die diese Symptome verursachen können.

Differentialdiagnose:
Alle organischen Erkrankungen, die für solche Symptome in Frage kommen.

Modell für die Entstehung und Aufrechterhaltung somatoformer Störungen:

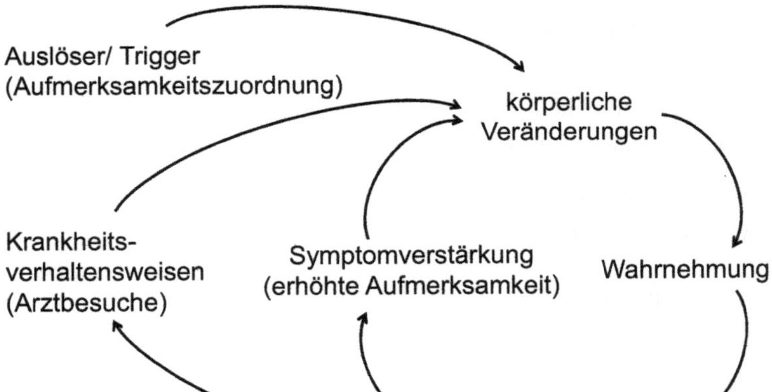

15.3.6 Artifizielle Störungen

Die artifizielle Störungen (F68.1) wird auch als „Münchhausen-Syndrom“ bezeichnet. Hier fügen sich die Betreffenden heimlich durch Selbstverletzungen oder andere Manipulationen körperliche Symptome mit dem Ziel zu, als organisch erkrankt angesehen zu werden und entsprechend behandelt zu werden.

Beispiele:

- Injektion pyogenen Materials: Abszesse, Fieber,
- Einnahme von Antidiabetika: Hypoglycämie.

Es handelt sich hierbei nicht um eine Simulation (Z76.5). Die Patienten werden häufig stationär behandelt.

Erweitertes Münchhausensyndrom:
Vortäuschung einer Erkrankung bei einer anderen Person (z.B. Schädigung des Kindes durch die Mutter).

Ätiologie:
unklar, Beginn im Jugendalter: chronisch.

Prognose: ungünstig.

Komorbidität:
Die Komorbidität mit anderen psychischen Erkrankungen ist sehr hoch z.B. mit affektiven Störungen, Suchterkrankungen, Essstörungen, Persönlichkeitsstörungen.

15.3.7 Rentenneurose

Entwicklung körperlicher Symptome aus psychischen Gründen (F68.0).

15.3.8 Burn out-Syndrom

Definition:
Zustand der physischen und mentalen Erschöpfung.

ICD-10: „Ausgebrannt sein: Burn out, Zustand der totalen Erschöpfung.“ (Z73.0)

In Deutschland sind ungefähr 1,9 Millionen Menschen betroffen. Ungefähr 100.000 Patienten werden pro Jahr diesbezüglich krank geschrieben.

- Reaktion auf anhaltende Belastung und Überforderung am Arbeitsplatz,
- geht mit körperlichen und psychischen Symptomen einher,
- unkritische Zusammenfassung einer normal psychologischen Reaktion auf schwere berufliche Belastung als auch Störung mit Krankheitswert wie z.B. depressive Syndrome oder Anpassungsstörungen,
- emotionale Erschöpfung,
- zunehmender Zynismus,
- Ineffektivität.

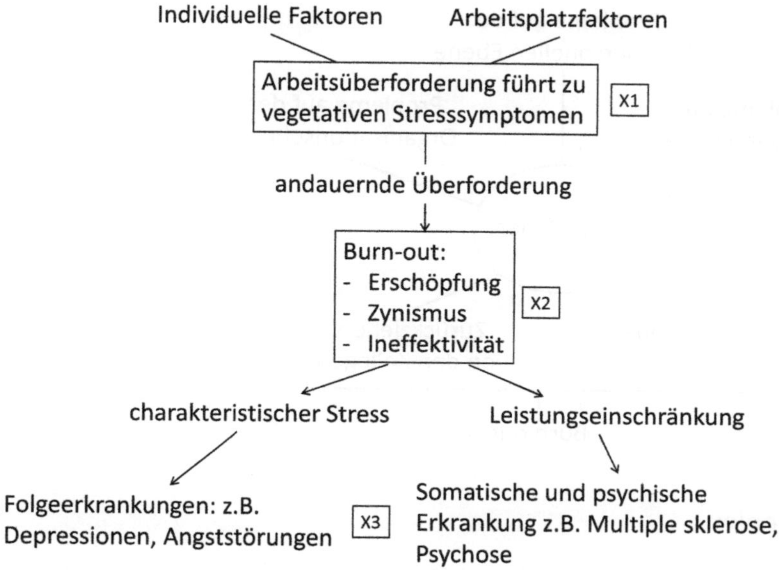

(Positionspapier DGPPN 2012)

Therapie:

X1 Prävention von Burn out.
X2 Prävention von Burn out-Folgen.
X3 Therapie der Folge- und der Grunderkrankung.

Phasen: (Modifiziert nach Sanz 2008)

- Enthusiasmus, Ideen: diese werden nicht umgesetzt,
- Überforderung mit der Folge der Selbstausbeutung,
- Schuldsuche mit der Folge der Auseinandersetzung mit der Gruppe oder mit sich selbst,
- Angestrengtheit mit der Folge des Zynismus,
- Misserfolg mit der Folge des Qualitätsverlustes,
- Hilflosigkeit, man weis nicht mehr weiter,
- Erschöpfung, man steht alleine da.

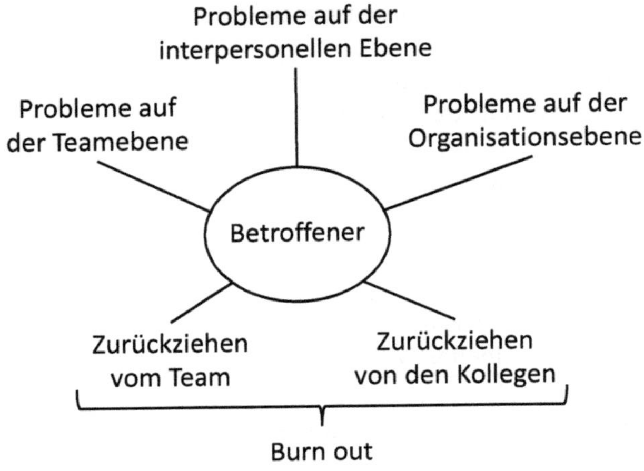

Therapie:

- Seminare für Personal- und Betriebsräte,
- Akzeptanz,
- Rückschläge,
- kognitive Verhaltenstherapie,
- Antidepressiva,
- Neuroleptika,
- Schmerzmittel,
- TCM, progressive Muskelrelaxation,
- Rational-Emotive-Therapie (RET),
- Stressimpfung,
- Körperpsychotherapie nach Hillert und Marwitz:
    - Erkennen,
    - Entlastung,
    - Erholung,
    - Ernüchterung/Besonnenheit,
- Physiotherapie,
- Kunsttherapie.

16 Persönlichkeitsstörungen und Verhaltensstörungen

16.1 Persönlichkeitsstörungen

Unter der Persönlichkeit eines Menschen versteht man:

- die individuelle Konstellation seiner Eigenschaften,
- seine unverwechselbare Art zu denken, zu empfinden und Beziehungen zu gestalten,
- sie macht das Verhalten in spezifischen Situationen erklärbar oder vorhersehbar. Dies ermöglicht Überleben, Wachstum, Anpassung an veränderte Lebensbedingungen.

Persönlichkeitsentwicklung:

- Zusammenspiel aus genetisch-biologischen Voraussetzungen mit psychosozialen und physikalischen Umgebungsbedingungen,
- ein über das ganze Leben andauernder Prozess.

Definition Persönlichkeitsstörung:

- Wenn bestimmte Eigenschaften, Verhaltensweisen, affektive Reaktionen oder Denkmuster einer Person derart ausgeprägt sind, dass sie ein flexibles, wechselnden Situationen und Umgebungsbedingungen angemessenes Verhalten behindern.
- Die mit den akzentuierten Persönlichkeitszügen verbundene Einstellungen und Verhaltensweisen weichen dabei deutlich von den Erwartungen des soziokulturellen Umfeldes ab.
- Die betroffenen Personen neigen dazu, unter verschiedenen sozialen und persönlichen Gegebenheiten mit denselben „Strategien“ zu reagieren.

Dadurch entsteht ein erhebliches Leiden für die Person selbst und für das Umfeld.

- Diese starren Erfahrungs- und Verhaltensmuster bestehen in der Regel stabil über Jahre und lassen sich bis ins Kindes- und Jugendalter zurückverfolgen.
- Die von der Norm abweichenden Verhaltens- und Denkmuster werden vom Betroffenen zunächst nicht als störend oder gar „krankhaft“ erlebt (Ich-Syntonie).
- Das Gefühl etwas stimme nicht, entwickelt sich meist erst dann, wenn zunehmende Interaktionsprobleme zu einem entsprechenden Leidensdruck führen.

Nur wenn diese Bedingungen erfüllt sind und die Auffälligkeiten nicht durch eine andere psychische oder organische Grunderkrankung erklärt werden können, darf die Diagnose einer Persönlichkeitsstörung überhaupt gestellt werden.

Allgemeine Kriterien für die Diagnose einer Persönlichkeitsstörung nach ICD-10 (F60)

A. Die charakteristischen, dauerhaften inneren Erfahrungs- und Verhaltensmuster der Betroffenen weichen insgesamt deutlich zu kulturell erwarteten und akzeptierten Vorgaben („Normen“) ab.
   Diese Abweichung äußert sich in mehr als einer der folgenden Bereiche:

   1. Kognition (dass heißt Wahrnehmung und Interpretation von Dingen, Menschen und Ereignissen, Einstellung und Vorstellungen von sich und anderen.
   2. Affektivität (Variationsbreite, Intensität und Angemessenheit der emotionalen Ansprechbarkeit und Reaktion).
   3. Impulskontrolle und Bedürfnisbefriedigung.
   4. Zwischenmenschliche Beziehungen und die Art des Umgangs mit ihnen.

B. Die Abweichung ist so ausgeprägt, dass das daraus resultierende Verhalten in vielen persönlichen und sozialen Situationen unflexibel, unangepasst oder auch auf andere Weise unzweckmäßig ist.
C. Persönlicher Leidensdruck, nachteiliger Einfluss auf die soziale Umwelt oder beides, ist deutlich dem unter Punkt 2. beschriebenen Verhalten zuzuschreiben.
D. Nachweis, dass die Abweichung stabil ist, von langer Dauer ist und im späten Kindesalter oder in der Adoleszenz begonnen hat.
E. Die Abweichung kann nicht durch das Vorliegen oder als Folge einer anderen psychischen Erkrankung des Erwachsenenalters erklärt werden. Es können aber episodische oder chronische Zustandsbilder der Kapitel F0-F5 und F7 neben dieser Störung existieren oder sie überlagern.
F. Organische Erkrankungen als mögliche Ursache müssen ausgeschlossen werden.
Falls eine solche Verursachung nachweisbar ist, soll die Kategorie F07 verwendet werden.
Persönlichkeitsveränderungen, die in Folge einer Extrembelastung (z.B. KZ-Internierung, Folter) oder einer psychischen Erkrankung auftreten, werden in der ICD-10 gesondert kodiert (F62.0, F62.1).

Persönlichkeitsstörungen

In psychiatrischer Tradition wurden die Persönlichkeitsstörungen wie die Neurosen den psychogenen Störungen zugeordnet (triadisches System) und als „abnorme Persönlichkeiten“ oder „Psychopathien“ bezeichnet.

Kurt Schneider:
„Psychopathische Persönlichkeiten sind solche abnormen Persönlichkeiten, die unter ihrer Abnormität leiden oder unter deren Abnormität die Gesellschaft leidet“.

Angloamerikanischer Raum:
„Soziopathie“.

Psychoanalyse:
„Charakterneurose", akzentuierte Persönlichkeit durch das Vorherrschen eines bestimmten Triebes, dessen Abwehr oder Hemmung erklärt.
Problem bei dieser Definition.
Es handelt sich um eine einseitig auf die Defizite des Betroffenen ausgerichtete Sichtweise.
Auch die Persönlichkeitsstörung, welche die Bezeichnung „Psychopathie" und „Charakterneurose" ersetzt hat, beinhaltet immer noch die Gefahr der Stigmatisierung. Die „gestörte Person" wird einseitig als Störungsursache bewertet. Aktuell schwierige oder andersartige Verhaltensweisen waren unter Umständen entwicklungsgeschichtlich sinnvoll, denn sie ermöglichten ein emotionales Überleben in aversiven oder extrem ungünstigen Umgebungsbedingungen.

Klassifikation

Neben den allgemeinen Kriterien für die Diagnose einer Persönlichkeitsstörung unterscheidet sowohl die ICD-10 unter der Kategorie F60 als auch das DSM-IV 10 verschiedene spezifische Persönlichkeitsstörungen.

Multiaxiale Diagnostik:
Bei einem Patienten können gleichzeitig mehrere psychische Störungen vorliegen.

Spezifische Persönlichkeitsstörungen in der ICD-10 und dem DSM-IV:

	ICD-10	DSM-IV
A	paranoide PS schizoide PS (schizotype Störung: F21)	paranoide PS schizoide PS schizotypische PS
B	dissoziale PS emotional instabile PS: - impulsiver Typ - borderline Typ histrionische PS -	antisoziale PS - - borderline PS histrionische PS narzistische PS
C	ängstliche PS abhängige PS anankastische PS	selbstunsichere PS abhängige PS zwanghafte PS

PS= Persönlichkeitsstörung

In DSM-IV werden die Persönlichkeitsstörungen gesondert auf der zweiten von insgesamt 5 Achsen diagnostiziert, dass heißt, dass eine Persönlichkeitsstörung zusätzlich zur Diagnose einer psychischen Erkrankung auf Achse 1 (z.B. affektive Störung, neurotische Störung) erfasst werden kann.
DSM-IV unterscheidet dabei 3 Hauptgruppen von Persönlichkeitsstörungen (Cluster). Die Einteilung erfolgt aufgrund der im Vordergrund stehenden klinischen Symptomatik in die Gruppen der „exzentrischen, sonderbaren" Störungen (Cluster A), „dramatischen, emotionalen, launischen" Störungen (Cluster B) und „ängstlichen" Störungen (Cluster C).

Persönlichkeitsforschung:
Persönlichkeitsstörungen als Extremvariante „normaler" menschlicher Verhaltensweisen.

5-Fakten-Modell:
Beschreibt stabile Wesensmerkmale einer Persönlichkeit in 5 Dimensionen:

1. „Extraversion/Introversion",
2. „Neurotizismus": das Maß an Überempfindlichkeit bzw. Entspanntheit,
3. „Offenheit": die Fähigkeit, aus neuen Erfahrungen zu lernen, Kreativität bzw. Phantasielosigkeit,
4. „Gewissenhaftigkeit": gründlich/ungründlich,
5. „soziale Verträglichkeit": Ausmaß von aggressiven, streitsüchtigen bzw. friedfertigem Verhalten.

Hauptgruppen spezifischer Persönlichkeitsstörungen und deren charakteristische Muster inneren Erlebens und Verhaltens (nach DSM-IV):

Cluster	Diagnose	Charakteristika
A - sonderbar - seltsam - exzentrisch	paranoide PS	Misstrauen, Argwohn, Interpretation der Motive anderer als böswillig
	schizoide PS	Distanziertheit, Isolation, eingeschränkter emotionaler Ausdruck
	schizotype PS	soziales Unbehagen, eigentümliches Verhalten, Verzerrung des Denkens

Cluster	Diagnose	Charakteristika
B - dramatisch - emotional - launisch	disssoziale PS	Missachtung und Verletzung der Rechte anderer
	borderline PS	Instabilität zwischenmenschlicher Beziehungen, des Selbstbildes, der Affektivität, Impulsivität, Selbstverletzungen
	histrionische PS	übermäßige Emotionalität, Expressivität, Aufmerksamkeit heischendes Verhalten
	narzistische PS	Gefühl der Großartigkeit, Bedürfnis nach Bewunderung, „Selbstverherrlichung", mangelnde Empathie
C - ängstlich	ängstlich verweigernde PS	soziale Hemmung, Gefühl der Unzulässigkeit, Überempfindlichkeit gegenüber negativen Bewertungen
	dependente PS	unterwürfiges und anklammerndes Verhalten, übermäßiges Bedürfnis umsorgt zu werden, Gefühl der Hilflosigkeit/Schwäche
	zwanghafte PS	ständige Beschäftigung mit Ordnung, Perfektionismus, Kontrolle, „sollen"

PS: Persönlichkeitsstörung

Kodierung nach ICD-10:
F60.0 paranoide Persönlichkeitsstörung,
F60.1 schizoide Persönlichkeitsstörung,
F60.2 dissoziale Persönlichkeitsstörung,
F60.3 emotional instabile Persönlichkeitsstörung,
F60.4 histrionische Persönlichkeitsstörung,
F60.5 anankastische Persönlichkeitsstörung,
F60.6 ängstlich vermeidende Persönlichkeitsstörung,
F60.7 abhängige Persönlichkeitsstörung,
F60.8 sonstige spezifische Persönlichkeitsstörung,
F60.9 Persönlichkeitsstörungen, nicht näher bezeichnet.

Epidemiologie

- Prävalenz von etwa 11%,
- Männer = Frauen,
- dissoziale/zwanghafte Persönlichkeitsstörungen sind häufiger bei Männern,
- Frauen mehr: Borderline, dependente, ängstlich-vermeidende Persönlichkeitsstörung,
- zwischen 40-60% aller Patienten in psychiatrischer Behandlung haben eine Persönlichkeitsstörung. Häufig handelt es sich hierbei um:
    - dependente Persönlichkeitsstörung,
    - ängstlich-vermeidend Persönlichkeitsstörung,
    - dissoziale Persönlichkeitsstörung,
    - borderline Persönlichkeitsstörung.
- Ungefähr 2/3 aller Patienten mit einer Persönlichkeitsstörung leiden zusätzlich an einer weiteren psychischen Erkrankung:
    - Cluster B: Komorbidität: Suchterkrankungen,
    - Cluster C: Komorbidität: somatoforme Störungen.
- Erhöhtes Risiko an Angststörungen, affektive Störungen oder einer Essstörung zu erkranken.

Ätiologie

Für die Genese der Persönlichkeitsstörung gibt es bislang kein einheitliches, durch empirische Daten untermauertes Entstehungsmodell.

Die wichtigsten Konzepte zur Ätiologie von Persönlichkeitsstörung sind:

- psychoanalytische Konzepte,
- interpersonelle Schule,
- kognitiv lerntheoretische Modelle,
- neurobiologische genetische Ansätze.

Psychoanalytische Konzepte: Charakterneurosen

Durch Reifungsentwicklungsstörung in bestimmten Phasen der frühkindlichen Entwicklung kann eine bestimmte Triebregung in übermäßiger Form auftreten oder wird durch primitive Abwehrmechanismen, wie die Reaktionsbildung oder Sublimierung, reguliert.

Fixierung auf die Bedürfnisse und Reaktionsweisen einer frühen Entwicklungsstufe.

Störung der Entwicklung der Objektbeziehung, dass heißt das subjektive Wahrnehmen und Erleben des Selbst und des Anderen und dessen Bedeutung für die Ausbildung der Persönlichkeit.

Interpersonelle Schule:

- Die Persönlichkeit wird als individuelles, relativ stabiles Muster betrachtet, mit welchem ein Individuum mit anderen in Beziehung tritt.
- Das „Selbst" wird als interpersonell und durch Beziehungen definiert.
- Interpersonelle Erfahrungen werden in Form so genannter Selbst-Schemata gespeichert.
- Das Selbst-Schema beinhaltet:
    - bestimmte Annahmen,
    - Erwartungen,
    - Affekte,
    - Verhaltensweisen.

Neigungen schemakonform wahrzunehmen bzw. zu kommunizieren (dass heißt, das Verhalten anderer Menschen den eigenen Erfahrungen gemäß zu interpretieren und sich so zu verhalten).

Beispiel:

Hat ein Kind häufig Erfahrung extremer Verlassenheit gemacht und aus der Unfähigkeit, alleine zurecht zu kommen, ein Gefühl massiver Hilflosigkeit erlebt, wird es möglicherweise auch in späteren Beziehungen äußerst empfindlich auf Distanzierungsbestrebungen des Gegenüber reagieren und alles tun, um die befürchtete Trennung und das als katastrophal erlebte Verlassen sein zu verhindern. Starke Anklammerungstendenzen können nun seinerseits erst recht zum Rückzug des Gegenüber aus der Beziehung führen und somit das Schema des Betreffenden, auf der Welt eigentlich alleine geglaubt zu sein, bestätigen.

Die Darstellung des eigenen Selbst wird von den gemachten Erfahrungen bestimmt.

Obengenannter würde sich gegenüber der Bezugsperson hilflos und schwach darstellen, um sich Zuwendung, Fürsorge und emotionale Nähe zu sichern.

Der größte Teil der geschilderten „schemakonformen“ Wahrnehmungs- und Selbstdarstellungsprozesse unterliegen nicht der bewussten Kontrolle.

Zwischenmenschliche Prozesse, die zu nicht schemakonformen Wahrnehmungen führen, bedingen zumeist als negativ erlebte affektive Zustände.

Beispiel:

Lobt man einen Borderlinerpatienten, reagiert er mit Schamgefühl, Schuldgefühlen oder zweifelt an dieser Aussage.

Je ausgeprägter die Persönlichkeitsstörung, umso mehr unternimmt der Betroffene an diese Wahrnehmung durch seine verwirrte Wahrnehmung und Interpretation in Einklang zu bringen.

Diese subjektive Wahrnehmung ist für die Umgebung schwer zu ertragen.

Kognitiv-lerntheoretische Modelle:
Eine besondere Bedeutung kommt den kognitiven Grundgedanken zu.
Diese beeinflussen als Bestandteil bestimmter Verarbeitungsstrukturen, auf welche Weise ein Mensch das von ihm wahrgenommene Erlebte interpretiert. Zudem lösen sie Emotionen aus und beeinflussen kognitive Verarbeitungen und Verhalten.

Bedeutung:
Persönlichkeitsstörung als Folge von überstark entwickelten, dysfunktionalen kognitiven Grundannahmen, aber auch unterentwickelte geistige kognitive Schemata.
Beck entwickelte aus diesen Überlegungen die „kognitive Therapie der Persönlichkeitsstörung".

Weiterentwicklung durch Young:
Schemata werden hier als zentrale Lebensthemen betrachtet, die das Verhalten des Betroffenen stark beeinflussen und aus Kognitionen, Emotionen, Erinnerungen und Empfindungen bestehen.
Extreme Belastungssituationen in der Kindheit und spezielle Temperamenteigenschaften führen zur Entwicklung dysfunktionaler Schemata. Je nach Art der traumatischen oder schwierigen Kindheitserlebnisse entstehen bestimmte Schemata, die dann im weiteren Leben immer wieder aktiviert werden können.
Dabei werden überwältigende Emotionen ausgelöst (subjektiv) z.B. die ständige Abwertung durch eine Bezugsperson kann das Schema „Unzulänglichkeit", Scham bedingen.

Therapieziel:
Dem Patienten zu verstehen geben, welche zentralen Bedürfnisse in seiner Kindheit nicht erfüllt wurden und welche dysfunktionalen Schemata (intrapsychisch und interpersonell) daraus entstanden sind.

Neurobiologische und genetische Ansätze:

- Temperamentsfaktoren sind genetisch determiniert. Darunter versteht man wie ein Mensch bereits im frühen Kindesalter basale Gefühlsreaktionen ausdrückt, motorische Aktivität entwickelt sowie Aufmerksamkeitsleistungen erbringt.
- Neugier/Exploration werden durch das Funktionsniveau bestimmter dopaminerger Strukturen vermittelt.

Fazit:
Heute lassen sich biologische, genetische und psychosoziale Faktoren zu einem Diathese-Stress-Modell der Persönlichkeitsstörungen integrieren. (Diathese: genetische Faktoren, biologische Veränderungen.)

Diagnostik und Differentialdiagnostik

- Psychiatrisches Erstgespräch,
- Fremdanamnese,
- herausarbeiten, welche Verhaltens- und Denkmuster auf die aktuelle Erkrankung und welche auf überdauernde Persönlichkeitsmerkmale zurückzuführen sind,
- Gültigkeit der „allgemeinen Kriterien“,
- standardisierte Untersuchungsinstrumente: strukturiertes Interview, Selbstbeurteilungsfragebogen, SKID II (Strukturiertes klinisches Interview zur Diagnose von Persönlichkeitsstörungen nach DSM-IV), das IPDE (Internaltional Personality Disorder Examination),
- Ausschluss organischer Erkrankungen.

Therapie

Dialektische-behaviorale Therapie nach Linehan für die Borderline-Störung:
Fördert Kraft für Veränderung aus Widersprüchen.
Annahme: auch dysfunktionale Verhaltensmuster wie Selbstverletzungen sind entweder an Auslöser gekoppelt oder werden durch die jeweiligen Konsequenzen aufrechterhalten. Zunächst erfolgt eine Hierarchisierung von Problembereichen bei Vorliegen mehrerer Problembereiche wie z.B. Alkoholmißbrauch, Agoraphobie und histrionischen Persönlichkeitsstörungen. Dann folgt die Problemfokussierung ausgehend vom aktuellen Problem mit größter Gefährdung (z.B. Suizidalität). Die Voraussetzung ist eine durch standardisierte Verfahren gestützte Diagnostik. Die Modalitäten der Behandlung sollten klar geregelt sein (Dauer, Anzahl der Sitzungen, Kostenübernahme). Im nächsten Schritt erfolgt der Beziehungsaufbau zwischen Patient und Therapeut.
Cave: Der Patient erwartete eine Übernahme des eigenen Schemas durch den Therapeuten. Daher muss der Therapeut dies angemessen angehen, damit es nicht zum Therapieabbruch kommt. Der Therapeut muss die dysfunktionalen Muster mit dem Patienten erarbeiten. Es erfolgt ein Lernen am Modell mit dem Ziel der Weiterentwicklung der Fähigkeit psychosozialer Problemstellungen zu lösen (Psychoedukation). Die erarbeiteten Fähigkeiten werden nun in den Alltag des Patienten transferiert, dabei gilt es, dass psychosoziale Umfeld des Patienten im Auge zu behalten. Der Therapeut arbeitet ressourcenorientiert, indem er sich fragt, über welche Bewältigungsstrategien der Patient verfügt. Diese gilt es zu stärken. Der Therapeut selbst sollte sich einer kontinuierlichen Supervision unterziehen.

Zusammenfassung:

1. Analyse der aufrechterhaltenden Bedingungen.
2. Therapeut ist Begleiter.
3. Umsetzung von erlernten Verhaltensweisen im Alltag.

Pharmakotherapie:

- eine Pharmakotherapie ist sinnvoll,
- es gibt kein Medikament, welches für die spezifische Therapie einer Persönlichkeitsstörung zugelassen ist,
- die Therapie einer komorbiden psychischen Störung ist indiziert,
- zur Behandlung der Persönlichkeitsstörung an sich: z.B. atypische Neuroleptika bei der Borderline Persönlichkeitsstörung um symptomatisch bestimmte Teilaspekte einer Persönlichkeitsstörung zu bessern z.B. Verringerung der Regressionen bei dissozialer Persönlichkeitsstörung mit SSRIs oder Lithium,
- eine Pharmakotherapie in Kombination mit einer Psychotherapie ist am effektivsten.

Verlauf/ Prognose

- Die meisten Persönlichkeitsstörung nehmen einen chronischen Verlauf,
- 1/3 zeigen langfristig einen ungünstigen Verlauf,
- erhöhtes Suizidrisiko (2-6%),
- ungefähr 50% der Patienten profitieren deutlich von einer Psychotherapie.

16.2 Ängstlich-vermeidende (= selbstunsichere) Persönlichkeitsstörung

Symptomatik

- Große Angst vor negativer Bewertung oder Ablehnung in sozialen Kontakten,
- erleben sich selbst als minderwertig,
- sind schüchtern,
- meiden enge Bindungen, Konfliktsituationen, berufliche Herausforderungen aus Angst vor Misserfolgen,
- starker Wunsch nach Akzeptanz, persönliche Wertschätzung, emotionale Nähe,
- gleichzeitiges Vermeiden sozialer Herausforderungen,
- „Distanz zu wahren“: Freude und Befriedigung aus Erfolgserlebnissen bleiben aus,
- häufig Gefühl von Dysphorie,
- Grundannahme:
    - „Ich bin nichts wert“,
    - „Wenn die anderen wüssten wie ich wirklich bin, dann würden sie sich nicht mit mir abgeben“.

Komorbidität

- Angststörung,
- Zwangsstörung,
- depressive Syndrome,
- somatoforme Störung.

Ätiologie

- Genetische Prädisposition,
- Vermeidungsverhalten, Vermeidung der Entwicklung von Bewältigungsstrategien.

Diagnostische Kriterien für die ängstliche (vermeidende) Persönlichkeitsstörung nach ICD-10 (F60.6)

Mindestens 4 der folgenden Eigenschaften oder Verhaltensweisen müssen vorliegen:

- andauernde, umfassende Gefühle von Anspannung und Besorgtheit,
- Überzeugung, selbst sozial unbeholfen, unattraktiv oder minderwertig im Vergleich zu anderen zu sein,
- übertriebene Sorge, in sozialen Situationen kritisiert zu werden/abgelehnt zu werden,
- persönliche Kontakte nur, wenn Sicherheit besteht gemocht zu werden,
- eingeschränkter Lebensstil wegen des Bedürfnisses nach körperlicher Sicherheit,
- Vermeidung beruflicher oder sozialer Aktivitäten, die intensiven zwischenmenschlichen Kontakt bedingen, aus Furcht vor Kritik, Missbilligung oder Ablehnung.

Differentialdiagnose

- Soziale Phobie,
- schizoide Persönlichkeitsstörung,
- dependente Persönlichkeitsstörung.

Therapie

- Vermittlung sozialer Fertigkeiten,
- Strategien zur Angstbewältigung,
- Korrektur dysfunktionaler Selbsteinschätzung.

16.3 Dependente (= abhängige) Persönlichkeitsstörung

Symptomatik

Überdauernde Muster sich in Beziehungen immer wieder dauerhaft auf „überlegene", „führende", „starke" Menschen zu verlassen.

- Ihnen zu Liebe werden eigene Wünsche und Bedürfnisse zurückgestellt,
- ihnen werden alle wichtigen Entscheidungen überlassen,
- Angst, von diesen Menschen verlassen zu werden,
- sie tun alles, um diese Beziehung aufrecht zu erhalten,
- Grundannahme: „ich bin völlig hilflos und alleine",
- sie reagieren sehr sensibel auf Autonomiebestrebungen des Partners.

Komorbidtät

- Angststörung,
- depressive Syndrome,
- Suchterkrankungen,
- Zwangsstörungen,
- andere Persönlichkeitsstörung.

Ätiologie

Soziale Lernprozesse (überfürsorgliches, verwöhnendes Verhalten oder Vernachlässigung durch die Eltern).

Diagnosekriterien für die abhängige Persönlichkeitsstörung nach ICD-10 (F60.7)

Mindestens 4 der folgenden Eigenschaften oder Verhaltensweisen müssen vorliegen:

- Ermunterung, Erlaubnis an Andere, die meisten wichtigen Entscheidungen für das eigene Leben zu treffen,
- Unterordnung eigener Bedürfnisse unter die anderer Personen,
- mangelnde Bereitschaft zur Äußerung selbst angemessener Ansprüche gegenüber Personen von denen man abhängt,
- unbehagliches Gefühl, wenn die Betroffenen alleine sind, sie leiden an übertriebener Angst, nicht für sich alleine Sorgen zu können,
- häufiges Beschäftigt sein mit der Furcht, verlassen zu werden und auf sich selbst angewiesen zu sein,
- eingeschränkte Fähigkeit, Alltagsentscheidungen zu treffen, ohne Ratschläge von anderen.

Differentialdiagnose

Ängstlich-vermeidende Persönlichkeitsstörung.

Therapie

- Verbesserung der Eigenverantwortung für Gefühle und Bedürfnisse,
- Vermittlung sozialer Kompetenzen,
- Identifikation und Modifikation verzerrter Kognitionen.

16.4 Anankastische (= zwanghafte) Persönlichkeitsstörung

Symptomatik

- Pflichtbewusst, korrekt,
- unflexibel, pedantisch und eigensinnig,
- Perfektionismus,
- erheblicher Zweifel und Streben nach Perfektionismus erschweren Entscheidungsprozesse,
- orientieren sich beruflich/privat an Normen, Ordnungen, Systemen, Regeln oder Listen,
- sind stets vom „sollen" getrieben.

Folge:

- Vernachlässigung genussvoller Aktivitäten, Muße, zwischenmenschlicher Beziehungen,
- können „verantwortungsloses" Verhalten ihrer Mitmenschen nicht ertragen,
- übertriebene Sparsamkeit,
- im kognitiven Bereich neigen anankastische Persönlichkeiten alles Erlebte mit „richtig" und „falsch" zu bewerten (dichotomes Denken), Zwischenstufen fehlen.

Grundannahme:

- „Ich muss alles perfekt machen",
- Angst Kontrolle zu verlieren,
- reagieren empfindsam auf Kritik (Angst, Enttäuschung, Schuldgefühle, Selbstbestrafung).

Komorbidität

- Depression,
- Angststörung,
- somatoforme Störungen.

Ätiologie

Psychoanalytische Sicht:

- Tief verwurzeltes Insuffizienzerleben und Verdrängung aggressiver oder nicht normkonformer Wünsche und Impulse.
- Im Sinne einer Reaktionsbildung werden Gedanken und Verhaltensweisen entwickelt, die den inakzeptablen Bedürfnissen genau entgegengesetzt sind.

Interpersonell-lerntheoretisch:

Gering entwickelte Selbstachtung bei rigidem, strengen Erziehungsstil der Eltern, welcher Verhaltensweisen, die „anders“ sind als von den Eltern gewünscht und alle autonomen Handlungsversuche bestraft.
Dies führt zu Wut/Ärger gegenüber den Bezugspersonen. Diese Gefühle sind jedoch schlecht und verboten und stellen eine Gefahr für die Beziehung da. Daher lernt das Kind, sich vorwiegend an Normen und Regeln zu orientieren, um sich und die Umwelt unter Kontrolle zu bringen.

Diagnostische Kriterien für die anankastische Persönlichkeitsstörung nach ICD-10 (F60.5)

Mindestens 4 der folgenden Eigenschaften oder Verhaltensweisen müssen vorliegen:

- Gefühl von starkem Zweifel und übermäßiger Vorsicht,
- ständige Beschäftigung mit Details, Regeln, Listen, Organisation, Plänen,
- Perfektionismus,
- übermäßige Gewissenhaftigkeit und Skrupelhaftigkeit,
- unverhältnismäßige Leistungsbezogenheit unter Vernachlässigung bis zum Verzicht auf Vergnügungen und zwischenmenschlichen Beziehungen,
- übertriebene Pedanterie/Befolgung sozialer Konventionen,
- Rigidität und Eigensinn,
- unbegründetes Bestehen darauf, dass andere sich exakt den eigenen Gewohnheiten unterordnen oder unbegründete Abneigung dagegen, andere etwas machen zu lassen.

Differentialdiagnose

- Zwangsstörung,
- hirnorganische Erkrankungen (Morbus Parkinson),
- Depression.

Therapie

Kognitive Verfahren:
Dysfunktionale Kognitionen werden erfasst und die dazugehörigen Emotionen aktiviert (Hilflosigkeit, Angst, Wut, Trauer).

Ziel:
Erkennen, dass dieses rigide Verhalten als kindliche „Überlebensstrategie“ in einer schwierigen Eltern-Kind-Beziehung notwendig war.

16.5 Dissoziale (= antisoziale) Persönlichkeitsstörung

Symptomatik

Symptomatik nach DSM-IV:

- Neigung zu unbedachten, impulsiven Verhaltensweisen ohne Rücksicht auf die Folgen für sich und andere,
- geringe Frustrationstoleranz,
- Mangel an Empathie, Schuldbewusstsein und Verantwortungsgefühl,
- Maxime: „Hilf dir selbst, sonst hilft dir keiner“,
- Missachtung von Regeln, Normen und Gesetzen,
- rasch wechselnde Beziehungen,
- unzuverlässig, verletzend und manipulativ,
- hohe Risikobereitschaft,
- Männer > Frauen.

Komorbidität

- Suchterkrankungen,
- weitere Persönlichkeitsstörungen.

Ätiologie

Biologische Faktoren:
Suchterkrankungen der Eltern, Komplikationen während der Geburt.

Serotonerge Minderfunktion:

- Störung der Affektkontrolle,
- zerrüttete Familienverhältnisse.

Diagnostische Kriterien für die dissoziative Persönlichkeitsstörung nach ICD-10 (F60.2)

Mindestens 3 der folgenden Eigenschaften oder Verhaltensweisen müssen vorliegen:

- herzlose Gleichgültigkeit gegenüber den Gefühlen anderer,
- deutliche und andauernde verantwortungslose Haltung und Missachtung sozialer Normen, Regeln und Verpflichtungen,
- Unfähigkeit zur Aufrechterhaltung dauerhafter Beziehungen, obwohl keine Schwierigkeiten bestehen, sie einzugehen,
- sehr geringe Frustrationstoleranz und niedrige Schwelle für aggressives, einschließlich gewalttätiges Verhalten,
- fehlendes Schuldbewusstsein oder Unfähigkeit, aus negativer Erfahrung, insbesondere Bestrafung, zu lernen,
- deutliche Neigung, andere zu beschuldigen oder plausible Rationalisierungen anzubieten für das Verhalten, durch welches die Betroffenen in einen Konflikt mit der Gesellschaft geraten.

Differentialdiagnose

Narzisstische Persönlichkeitsstörung.

Therapie

- Schwierig,
- Therapie meist fremdbestimmt (Auflagen),
- Verbesserung der Spannungstoleranz,
- Aufmerksamkeits-Fokussierung,
- Entwicklung von Empathie,
- sozial angemessene Autonomie.

16.6 Emotional instabile Persönlichkeitsstörung (Borderline-Persönlichkeitsstörung)

Symptomatik

- Gestörte Affektregulation,
- niedrige Reizschwelle,
- hoher Erregungsgrad,
- verlängerte Dauer bis zum Abklingen der Gefühlsreaktionen,
- Gefühlschaos,
- lang anhaltende Spannungszustände:
    - Unterbrechung durch selbstverletzende Handlungen,
    - dissoziative Phänomene,
    - Analgesie.
- Schwierigkeiten verschiedene Gefühlsqualitäten differenziert wahrzunehmen,
- Suizidgedanken/Handlung (bei Spannung, Scham, Schuld),
- innere Leere,
- Depressivität,
- Schlafstörungen,
- Alpträume,
- Flash backs (können mit Pseudohalluzinationen einhergehen),
- Episoden von Depersonalisations- und Derealisationserleben,
- Störung des Identitätserlebens (Wer bin ich?),
- hochriskante Verhaltensweisen (Balancieren auf der Brücke),
- Alkohol-, Drogenkonsum,
- Störung des Essverhaltens,
- impulsivhaftes, inadäquates Einkaufen,
- promiskuitives, riskantes Sexualleben,
- Zwangshandlungen,
- aggressive Durchbrüche,
- Störungen der Nähe-Distanz-Regulation.

Grundannahmne:

- „Ich bin ein schlechter Mensch, ich bin der letzte Dreck, ich bin schuldig“,
- „Die Welt ist gefährlich“,
- „Ich komme alleine nicht zurecht“.

Komorbidität

- Depressive Syndrome,
- Angststörungen,
- Alkohol-, Drogenmissbrauch,
- Schlafstörungen,
- Essstörungen,
- Zwangsstörungen,
- andere Persönlichkeitsstörungen.

Klassifikation nach ICD-10

Emotional instabile Persönlichkeitsstörung:

- impulsiver Typ,
- Borderline-Typus.

Epidemiologie

- Frauen > Männer,
- im jungen Erwachsenenalter,
- Suizidrate 50 x höher (8-10% der Patienten sterben durch Suizid).

Ätiologie

Die Ätiologie ist nur teilweise verstanden.

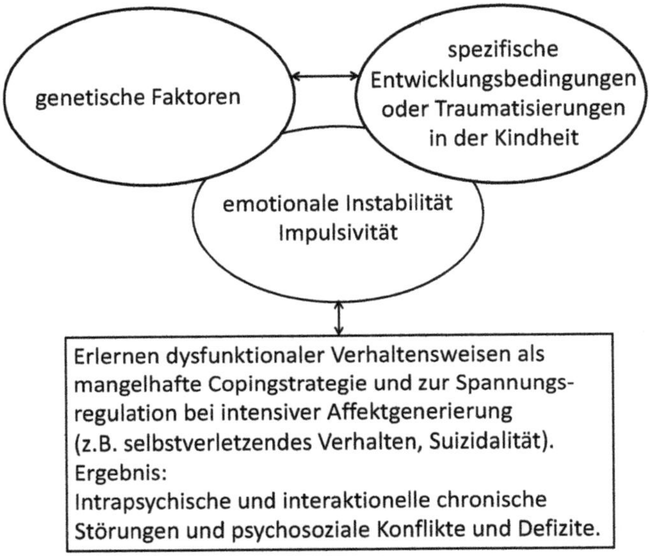

Psychosoziale Risikofaktoren:

- weibliches Geschlecht,
- Sozialisation,
- frühe Traumatisierung,
- Erleben von Gewalt im Erwachsenenalter,
- Fehlen einer zweiten Bezugsperson,
- sexuelle Gewalt (70%).

Biologische Ebene: genetischer Einfluss.

Funktions-MRT:

- reduzierte Aktivität im frontalen Cortex, Verkleinerung der Amygdala und des Hippocampus,
- Dysfunktion zerebraler serotonerger Funktionen.

Diagnostische Kriterien der Borderline Persönlichkeitsstörung, zusammengefasst nach DSM-IV

Mindestens 5 von 9 Kriterien müssen erfüllt sein:

A. Affektivität:

1. Unangemessene starke Wut oder Schwierigkeiten Wut oder Ärger zu kontrollieren.
2. Affektive Instabilität.
3. Chronisches Gefühl der Leere.

B. Impulsivität:

4. Impulsivität in mindestens 2 potentiell selbstschädigenden Bereichen (z.B. Sexualität, Substanzmissbrauch).
5. Wiederkehrende Suiziddrohungen oder Versuche oder selbstschädigendes Verhalten.

C. Kognition:

6. Temporäre, stressabhängige, paranoide Vorstellungen, schwere dissoziative Symptome.
7. Identitätsstörung: ausgeprägte Instabilität des Selbstbildes.

D. Interpersonelle Bereiche:

8. Verzweifeltes Bemühen Alleine sein zu verhindern.
9. Muster von instabilen und intensiven zwischenmenschlichen Beziehungen.

Differntialdiagnose

- Depressive Symptome,
- Suchterkrankungen,
- Essstörungen,
- andere Persönlichkeitsstörungen.

Therapie

Psychotherapie:

1. „Dialektische behaviorale Therapie (DBT), nach M. Linehan:

    - ist am wirksamsten,
    - eine Form der kognitiven Verhaltenstherapie plus Ergänzung um weitere Elemente (Fertigkeitstraining in der Gruppe: Vermittlung von Spannungstoleranz, Emotionsregulation, zwischenmenschliche Beziehungen und Konzentration) plus Aufmerksamkeitsfokussierung im Hier und Jetzt,
    - Vorgehensweise:
        - Hierarchisierung der jeweiligen Behandlungsziele,
        - Vorbereitungsphase (Patient über Therapie und Ziel informieren),
        - erste Therapiephase: Reduktion therapiegefährdenden Verhaltens (Suizidalität),
        - zweite Therapiephase: Beobachtung der Folgen traumatischer Erlebnisse,
        - Ziel der dritten Therapiephase:
            - traumatische Erfahrung als Teil der eigenen Biographie annehmen,
            - Neuorientierungen in Beziehungen.

2. Mindfulness Based Cognitive Therapie (MBCT), nach Segal, Williams, Teasdale:

    - analytisches Entwicklungsmodell,
    - multimodaler Ansatz,
    - teilstationäre Therapie.

3. Schema fokussierte Therapie für Borderline-Persönlichkeitsstörungen (SFT), nach Young:
    - ambulant,
    - Dauer: 3 Jahre,
    - signifikante Überlegenheit gegenüber TFT.
4. Übertragungsfokussierte Therapie nach Kernberg (TFT):
    - psychodynamisch,
    - Arbeit mit Übertragung und Gegenübertragung,
    - Widerspiegelung primitiv internalisierter Objektbeziehungen,
    - die Borderline-Persönlichkeitsstörung wird als Fixierung oder Regression auf die entwicklungsgeschichtliche Stufe der „Separation-Individuations-Phase" (2.-4. Lebensjahr) angesehen,
    - diese wird aktiviert und durchgearbeitet mit dem Ziel der Nachreifung.

Pharmakotherapie:

- bei Behandlung komorbider psychischer Erkrankungen,
- zur Therapie bestimmter Symptome der Borderline Persönlichkeitsstörung (zur Behandlung der Borderline-Persönlichkeitsstörung sind in Deutschland keine speziellen Medikamente zugelassen).

Off-Label-use:

- SSRI,
- Valproat,
- atypische Neuroleptika,
- α-2-Agonisten (Clonidin),
- Opiatantagonisten.

Verlauf/ Prognose

- Unbehandelt ungünstig,
- Suizidrate liegt bei etwa 8%,
- nur 50% der Betroffenen sprechen auf eine Therapie an.

16.7 Histrionische Persönlichkeitsstörung

Histrio (lat.: Schauspieler),
ersetzt Begriff der „hysterischen Persönlichkeit“.
Theatralisches, dramatisch-wirkendes Verhalten und übertriebene Emotionalität.

Symptomatik

- Möchten im Mittelpunkt stehen um Lob, Anerkennung und Aufmerksamkeit von anderen zu erhalten,
- extrovertiert, charmant, attraktiv,
- rasche Abwechslung/neue Reize,
- sie werden als „unecht“, „ohne Tiefgang“ empfunden,
- sie spüren selbst die Inszenierung,
- das Denken ist sprunghaft, ungenau, unscharf (impressionistischer Denkstil),
- erhöhte Suggestibilität.
- Angst vor Ablehnung.

Grundannahme:
Gefühl von Ungewolltsein, Unerwünschtsein, reduziertes Selbstwerterleben (ich bin überflüssig).

Krisen treten bei einer Trennung und bei einer Abnahme der (sexuellen) Attraktivität auf.

Komorbidität

- Depressive Episoden,
- Angst-, Zwangsstörung,
- Essstörung,
- Substanzmissbrauch,
- somatoforme Störungen.

Diagnostische Kriterien für die histrionische Persönlichkeitsstörung nach ICD-10 (F60.4)

Mindestens 4 der folgenden Eigenschaften oder Verhaltensweisen müssen vorliegen:

- dramatische Selbstdarstellung, theatralisches Auftreten,
- Suggestibiliät,
- oberflächliche, labile Affekte,
- ständige Suche nach aufregenden Erlebnissen und Aktivitäten (Mittelpunkt),
- unangemessen verführerisch im Verhalten und Erscheinung,
- übermäßige Beschäftigung damit, äußerlich attraktiv zu erscheinen.

Differentialdiagnose

Dependente Persönlichkeitsstörung.

Therapie

Psychoanalyse:
Identifikation und Durcharbeiten unbewusster ödipaler Konflikte.

Kognitive und verhaltenstherapeutische Strategien:
Modifikation des impressionistischen Denkstils bzw. Aufbau adäquater Kommunikationsstrategien:

- soziales Kompetenztraining,
- Problemlösetraining,
- Selbstinstruktionstraining,
- Entspannungsverfahren,
- Achtsamkeitsübungen.

16.8 Narzistische Persönlichkeitsstörung

Wurde nicht in die ICD-10 aufgenommen, aber in DSM-IV.

Symptomatik

- Phantasien grenzenlosen Erfolges,
- Macht, Glanz, Schönheit, Liebe,
- übertreiben ihre Bedeutung,
- streben danach, bewundert zu werden,
- erleben sich als etwas besonderes, einzigartiges,
- fühlen sich anderen überlegen,
- sind oft neidisch,
- wirken arrogant, überheblich, prahlerisch, großspurig,
- fragiles Selbstwerterleben, Schüchternheit,
- Mangel an Einfühlungsvermögen,
- übergroße Angst vor Kritik
- es kann hierunter zu einer krisenhaften Zuspitzung mit depressiven Reaktionen und Gefühlen völliger Erniedrigung kommen.

Grundannahmne:
„Ich bin etwas besonderes, daher steht mir etwas besonderes zu."
Bleibt ihnen dies verwehrt:

- Ärger,
- aggressive Ausbrüche.

Komorbidität

- Depressive Episoden,
- Sucht,
- soziale Phobie,
- somatoforme Störungen,
- Essstörungen,
- histrionische Persönlichkeitsstörungen.

Epidemiologie

- Selten,
- Männer > Frauen.

Ätiologie

Narzissmus: griechisch Sage.

Infantiler Narzissmus (Selbstliebe):
Wurde von Freud später als eine Phase der normalen psychischen Entwicklung aufgefasst. Erst unberechenbare oder unzuverlässige primäre Bezugspersonen, die ihr Kind oder deren Fähigkeiten überbewerten, bewirken eine Fixierung auf die narzisstische Phase der Entwicklung. Die Selbstüberschätzung wird als Abwehrmechanismus gegen die Feindseligkeiten der Eltern angesehen.

Lerntheoretisches Modell:
Ungünstiger Erziehungsstil oder Rollenverhalten der Eltern, welche die Begabung ihres Kindes überbewerten und das Kind bei der Konfrontation mit der Realität vor den Reaktionen anderer in Schutz nehmen.

Diagnostische Kriterien für die narzisstische Persönlichkeitsstörung nach DSM-IV

- Beginn im frühen Erwachsenenalter,
- tritt in den verschiedensten Situationen auf.

Mindestens 5 der folgenden Eigenschaften oder Verhaltensweisen müssen vorliegen:

- hat ein grandioses Gefühl der eigenen Wichtigkeit,
- stark eingenommen von Phantasien grenzenlosen Erfolges, von Macht, Glanz, Schönheit oder idealer Liebe,
- glaubt von sich besonders und einzigartig zu sein,
- verlangt nach übermäßiger Bewunderung,

- übertriebene Erwartungen,
- in zwischenmenschlichen Beziehungen ausbeuterisch,
- Mangel an Empathie,
- ist häufig neidisch auf andere, glaubt andere seien neidisch auf ihn.

Differentialdiagnose

- Histrionische Persönlichkeitsstörung,
- Manie,
- organisch psychische Störung.

Therapie

- Verbesserung der Empathiefähigkeit,
- Beratung, Coaching-Strategien (Einstieg zur kritischen Reflexion).

16.9 Paranoide Persönlichkeitsstörung

Symptomatik

- Tiefes Misstrauen,
- Argwohn gegenüber anderen Menschen,
- erleben andere als grundsätzlich böswillig,
- vermuten Verschwörungen, sind wachsam,
- eifersüchtig,
- extrem empfindlich, nachtragend,
- quälende Ängste (nicht bei allen!).

Komorbidität

- Depressive Episode,
- Angst/Zwangsstörung,
- Suchterkrankungen,
- andere Persönlichkeitsstörungen.

Epidemiologie

Männer > Frauen.

Ätiologie

Kognitive/psychoanalytische Schulen gehen davon aus, dass die paranoiden Muster eine „Bewältigungsstrategie" für Schamgefühle darstellen.

Diagnosekriterien für die paranoide Persönlichkeitsstörung nach ICD-10 (F60.0)

Mindestens 4 der folgenden Eigenschaften oder Verhaltensweisen müssen vorliegen:

- übertriebene Empfindlichkeit auf Rückschläge,
- Neigung, dauerhaft Groll zu hegen, dass heißt Beleidigungen, Missachtungen werden nicht vergeben,
- Misstrauen, anhaltende Tendenz Erlebtes zu verdrehen,
- Streitbarkeit, unangemessenes Bestehen auf eigene Rechte,
- häufiges ungerechtfertigtes Misstrauen gegenüber der sexuellen Treue des Partners,
- ständige Selbstbezogenheit,
- häufige Beschäftigungen mit unbegründeten Gedanken an Verschwörungen als Erklärung für Ereignisse in der Umgebung.

Differentialdiagnose

- Paranoid-halluzintorische Schizophrenie,
- isolierte wahnhafte Störung,
- Drogeneinnahme.

Therapie

- Aufbau einer tragfähigen therapeutischen Beziehung,
- Empathie seitens des Therapeuten.

Ziel:
Identifikation, Überprüfung und Modifikation der entwicklungsgeschichtlich verständlichen aber aktuell dysfunktionalen Grundannahme.

16.10 Schizoide Persönlichkeitsstörung

Symptomatik

- Einzelgängertum,
- Distanziertheit in sozialen Beziehungen,
- Autonomiebestrebung,
- eingeschränkte Bandbreite emotionalen Ausdrucks,
- hoch intellektuell,
- keine engen Freunde,
- haben selten einen Lebenspartner,
- geringes Interesse an Sexualität,
- wirken im Kontakt steif, unbeteiligt, kühl, distanziert,
- keine lustvollen Aktivitäten,
- wenig Gespür für soziale Normen,
- verhalten sich in sozialen Situationen unbeholfen, unpassend.

Grundannahme:

- „Letztlich bin ich immer ganz alleine.“
- „Ich komme alleine besser zurecht.“

Komorbidität

- Weitere Persönlichkeitsstörungen,
- depressive Syndrome,
- Angsterkrankung,
- somatoforme Störungen.

Epidemiologie

Selten.

Ätiologie

- Auffälligkeiten der affektiven Reagibilität als zentrales Agens der Störung,
- früh erlernte „Überlebensstrategie".

Diagnosekriterien für die schizoide Persönlichkeitsstörung nach ICD-10 (F60.1)

Mindestens 4 der folgenden Eigenschaften oder Verhaltensweisen müssen vorliegen:

- wenn überhaupt, dann bereiten nur wenig Tätigkeiten Freude,
- emotionale Kühle, Distanziertheit,
- reduzierte Fähigkeit warme, zarte Gefühle zu zeigen,
- erscheint gleichgültig gegenüber Lob und Kritik,
- wenig Interesse an sexuellen Erfahrungen,
- fast immer Bevorzugung von Aktivitäten, die alleine durchzuführen sind,
- übermäßige Inanspruchnahme durch Phantasien und Introvertiertheit,
- hat keine und wünscht keine engen Freunde,
- mangelhaftes Gespür für soziale Normen.

Differentialdiagnose

- Andere Persönlichkeitsstörungen,
- autistische Störung,
- Asperger-Syndrom,
- Drogenkonsum,
- organische Erkrankungen.

Therapie

- Interventionen um Wahrnehmung seiner Emotionen, seines Körpers und seiner Sinnesqualitäten verbessern zu können,
- Training sozialer Kompetenzen,
- kognitive Bearbeitung dysfunktionaler Schemata.

Ziel: Verbesserung der sozialen Integration.

16.11 Schizotype (= schizotypische) Persönlichkeitsstörungen

In DSM-IV wird sie den Persönlichkeitsstörungen zugeordnet, in der ICD-10 den Schizophrenien und anderen psychotischen Störungen.

Symptome

- Unbehagen in Beziehungen,
- Unfähigkeit, Bindungen einzugehen,
- merkwürdige Verhaltensweisen,
- eigenwilliger Denkstil (magische Denkinhalte oder seltsame Überzeugungen),
- leben isoliert,
- soziale Ängste,
- paranoide Vorstellungen.

Komorbidität

- Depressive Episode,
- Angststörung,
- Zwangsstörung,
- Suchterkrankungen,
- andere Persönlichkeitsstörungen,
- Schizophrenie.

Epidemiologie

- Männer > Frauen.

Therapie

- Medikamentöse Therapie,
- Herstellung einer therapeutischen Beziehung,
- Empathie,
- soziales Kompetenztraining,
- Problemlösetraining.

> Wichtig:
>
> Der Patient soll möglichst an eine psychosoziale Anlaufstelle gebunden werden. Zumindest sollte ein entsprechendes Angebot bestehen.

17 Abnorme Gewohnheiten und Störungen der Impulskontrolle

Störung der Impulskontrolle (F63):

- Störungen, die sich wiederholen und deren Gemeinsamkeit unkontrollierbare Impulse und Handlungen sind.
- Die Betroffenen empfinden einen intensiven, unwiderstehlichen Drang entsprechende Handlungen auszuführen.
- Nach der Handlung:
    - Gefühl der Euphorie,
    - der Lust,
    - der Erleichterung.
- Es lässt sich kein vernünftiges Motiv der Handlung erkennen.
- Dem Betroffenen bringen sie keinen persönlichen Nutzen oder Gewinn.
- Sie fügen sich selber und anderen Menschen Schaden zu.

Unterteilung:

- pathologisches Glücksspiel (F63.0),
- pathologische Brandstiftung (F63.1),
- pathologisches Stehlen (Kleptomanie) (F63.2),
- pathologisches Haareausreißen (Trichotillomanie) (F63.3).

Ätiologie

1. Lernprozesse: Aufrechterhaltung durch positiv empfundene Gefühle (Euphorie).
2. Persönlichkeitsfaktoren:

   - Neigung,
   - neue Reize,
   - Erregung,
   - um Langeweile zu verhindern.

3. Neurobiologische Faktoren: veränderte Aktivität des zerebralen Serotonin- und Dopaminsystems (häufige Assoziation mit ADHS).
4. Kleptomanie: Ausdruck einer dissoziativen Störung.
5. Neurodegenerative Erkrankungen wie das idiopathische Parkinsonsyndrom.
6. Unter der Einnahme von Antiparkinsonmedikation.

Diagnose

- Fehlen eines Motives,
- typischer Spannungsaufbau und Spannungsabfall,
- bei Glücksspiel mit Vorsatz, Ziel: Bereicherung.

Therapie

Psychotherapie plus Pharmakotherapie.

Pharmakotherapie:
Antidepressiva (SSRIs).

Psychotherapie:
verhaltenstherapeutische Techniken:

- Strategien zur Verbesserung der Affektregulation,
- der Selbstwahrnehmung,
- zur Identifikation automatisierter Handlungsabläufe,
- dysfunktionale Kognition,
- Entspannungsverfahren.

17.1 Pathologisches Glückspiel

Symptome

- Drang zum Wiederholen,
- rauschhafte Euphorie,
- gesteigertes Selbstwertgefühl,
- im Verlauf:
    - zunehmender Kontrollverlust,
    - kriminelle Handlungen (Geldbeschaffung),
    - finanzielle, berufliche, interpersonelle Probleme.
- das Problem wird verheimlicht.

Komorbidität

- Affektive Störungen,
- Sucht,
- ADHS.

Epidemiologie

- Männer > Frauen,
- Beginn in der Adoleszenz,
- unbehandelt verläuft es chronisch.

17.2 Pathologische Brandstiftung (Pyromanie)

Symptomatik

- Drang Feuer zu legen (unwiderstehlich),
- permanente Beschäftigung mit dem Thema „Feuer“,
- Spannung, Euphorie.

Komorbidität

- Narzistische Persönlichkeitsstörung,
- Zwangsstörung.

Epidemiologie

- Männer > Frauen,
- sozial unterprivilegierte Personen,
- verläuft episodisch.

17.3 Pathologisches Stehlen (Kleptomanie)

Symptomatik

- Drang Diebstähle zu begehen (kein Muster, keine Bereicherung),
- Erregung, Lustempfinden, Erleichterung nach der Tat,
- werden von den Betroffenen als ich-dyston erlebt, dass heißt sie sind sich im Klaren, dass sie etwas Verbotenes tun.

Komorbidität

- Affektive Störungen,
- Persönlichkeitsstörungen,
- ADHS.

Epidemiologie

- Frauen > Männer,
- episodische und chronische Verläufe.

17.4 Pathologisches Haareausreißen (Trichotillomanie)

Symptomatik

- Drang sich die Haare auszureißen (sichtbarer Haarverlust),
- Anspannung zuvor, danach Gefühl der Lust/Erleichterung,
- bevorzugt Haare des Kopfes,
- die Patienten verheimlichen dies (Schamgefühl).

Epidemiologie

- Bei Kindern als vorübergehende Gewohnheit,
- Frauen > Männer,
- beginnt mit 10 Jahren,
- kann episodisch, fluktuierend, chronisch-kontinuierlich verlaufen.

Komorbidität

- Affektive Störungen,
- Angsterkrankungen,
- Substanzmissbrauch,
- Zwangsstörungen.

17.5 Andere Störungen der Impulskontrolle

- Störung mit intermittierender Reizbarkeit (DSM-IV: episodenhaft auftretende impulsive Aggressivität ohne Motiv),
- pathologisches Kaufen,
- pathologischer Internetgebrauch.

Exkurs Stalking:

- Stalking („to stalk somebody“): sich an jemanden anschleichen, gegen dessen Willen (belästigen, verfolgen, beschimpfen),
- Frauen > Männer betroffen,
- Stalker sind in über 80% Männer zwischen dem 30.-40. Lebensjahr (arbeitslos, Single).

Opfer entwickeln unspezifische Befindlichkeitsstörungen:

- Angst/Schlafstörungen,
- Depressionen,
- bis hin zur PTBS.

Ratschläge für das Verhalten für Stalking-Betroffene nach Dreßling (2006):

- nur eine, unmissverständliche Erklärung, dass Kontakt unerwünscht ist,
- absolutes Ignorieren weiterer Kontaktangebote,
- herstellen von Öffentlichkeit,
- Dokumentation aller Vorkommnisse,
- Telefonterror: Aufzeichnen, nicht abnehmen,
- frühzeitige Anzeige bei der Polizei.

18 Die Aufmerksamkeitsdefizit-Hyperaktivitätsstörung des Erwachsenen

Definition:
Beim Aufmerksamkeitsdefizit-Hyperaktivitätsstörung (ADHS) handelt es sich um eine Störung, die bereits in der Kindheit beginnt. Es handelt sich um eine, nicht dem Alter und dem Entwicklungsstand entsprechende Ausprägung der Symptome. Die Symptome treten nicht nur in einer bestimmten Situation auf, sondern umfassen alle Lebenslagen wie die häusliche Umgebung, das Klassenzimmer bzw. den Arbeitsplatz und die Freizeit. Überzufällig häufig ist das ADHS von anderen Störungen begleitet wie umschriebenen Entwicklungsstörungen der Sprache, des Lesens und der Rechtschreibung, Tic-Störungen sowie, teils sekundär, Störungen des Sozialverhaltens und emotionalen Störungen.

Leitsymptome:

- gestörte Aufmerksamkeit, Mangel an Ausdauer bei Leistungsanforderungen, Tätigkeiten werden gewechselt, noch bevor sie zu Ende gebracht wurden,
- unruhiges Verhalten, Unfähigkeit stillsitzen zu können,
- Impulsivität mit abnormem Verhalten, dass nicht in den sozialen Kontext hinein passt.

Verlauf:

Gestörte Aufmerksamkeit, Impulsivität und Hyperaktivität:

- das Vollbild der Störung kann bis ins Erwachsenenalter persistieren,
- es kommt zu sozialen und psychischen Konsequenzen,
- die Erkrankung kann erhebliches Leid für den Patienten und für seine Angehörigen verursachen.

Klassifikation nach DSM-IV

- Hyperaktiv impulsiver Typ (häufig Jungen),
- unaufmerksamer Typ (häufig Mädchen),
- Mischtyp.

Symptomatik

- Mangel an Aufmerksamkeit:
    - Konzentrationsstörungen, Desorganisiertheit, „geistige Abwesenheit“,
    - wirken im Gespräch unaufmerksam, zerstreut, neigen zur Vergesslichkeit,
    - wirken sprunghaft, sprudeln vor Ideen, lassen sich leicht ablenken,
    - Tätigkeiten, die längere Aufmerksamkeit erfordern, werden nicht durchgehalten,
    - organisatorisches Chaos,
- Impulsivität: rasche, unbedachte Entscheidungen (Partnerwechsel, Berufswechsel etc.),
- motorische Hyperaktivität:
    - im Alter weniger,
    - innere Unruhe,
    - Anspannung,
    - ständig auf dem „Sprung“ sein,
    - nicht gut „abschalten können“.

- Folge: Desorganisiertheit, emotionale Dysfunktion, rascher Stimmungswechsel.

Verlauf:

Entscheidend ist die psychosoziale Konsequenzen wie z.B. Bestrafung wegen Unruhe etc. Dies kann zu einem Gefühl der Minderwertigkeit und zu einem dauerhaft herabgesetzten Selbstwerterleben führen.

Menschen mit ADHS beklagen typische Störungen in folgenden Bereichen:

- Kognition: Mangel an Aufmerksamkeit,
- Verhalten: Impulsivität, Desorganisiertheit,
- Motorik: Überaktivität,
- Affektivität: emotionale Instabilität.

Komorbidität

- Suchterkrankungen,
- depressive Syndrome,
- Angsterkrankung,
- Essstörungen,
- Restless-legs-Syndrom,
- Persönlichkeitsstörungen.

Epidemiologie (DSM-IV)

- Beginn im Kinder- und Jugendalter, meist vor dem 6. Lebensjahr,
- Jungen > Mädchen,
- im Erwachsenenalter Männer = Frauen,
- in manchen Bereichen ist die Erkrankung von Vorteil und daher nicht pathologisch („symptomatische ADHS ohne Krankheitswert"),
- bei Persistenz bis ins Erwachsenenalter ist der Verlauf meist chronisch.

Ätiologie

Biologisch-genetische Faktoren.

Funktions-MRT:
Veränderung des Dopamin- und Noradrenalinstoffwechsels in fronto-striatalen Strukturen.

Diagnosekriterien für die hyperkinetsiche Störung nach ICD-10 (F90)

Unaufmerksamkeit:

- die Betroffenen sind häufig unaufmerksam bei Details der Schularbeit,
- sie sind nicht in der Lage, Aufmerksamkeit länger aufrecht zu halten,
- sie hören häufig scheinbar nicht, was ihnen gesagt wird,
- sie können oft Erklärungen oder ihren Schularbeiten nicht folgen,
- sie sind häufig beeinträchtigt, ihre Aufgaben zu erledigen,
- sie vermeiden ungeliebte Arbeiten,
- sie verlieren häufig Gegenstände (z.B. Bleistifte etc.),
- sie werden häufig von externen Stimuli abgelenkt,
- sie sind oft vergesslich.

Überaktivität:

- sie Fuchteln häufig mit Händen und Füßen,
- sie verlassen ihren Platz im Klassenraum oder in anderen Situationen,
- sie laufen häufig herum, klettern wenn es unpassend ist,
- sie sind häufig unnötig laut beim Spielen,
- sie zeigen anhaltendes exzessives Muster motorischer Aktivitäten.

Impulsivität:

- sie platzen häufig mit der Antwort raus,
- sie können häufig nicht in einer Reihe warten,
- sie unterbrechen und stören häufig andere,
- sie reden häufig exzessiver ohne angemessen zu reagieren.

Diagnostik

Wender Utah Rating Scale.

Therapie

Pharmakoteharpie mit Methylphanidat (Ritalin):

- Responderrate von 60-70% sowohl im Kindes- als auch im Erwachsenenalter,
- ist für die Behandlung der ADHS im Erwachsenenalter zugelassen,
- unterliegt dem Betäubungsmittelgesetz.

Dosierung:

- Initial 5-10 mg,
- jede Woche um 5 mg erhöhen,
- Erhaltungsdosis 60 mg,
- Tagesdosis 10-60 mg (0,5 mg/kg/KG),
- Wirkdauer 2-4 Stunden, daher ist eine mehrmalige Einnahme pro Tag nötig.

Absolute Kontraindikation:

- Schwangerschaft,
- Hyperthyreose,
- Hypertonus,
- Tachykardie,
- Manie,
- Schizophrenie.

Relative Kontraindikation:

- Suchterkrankungen,
- dissoziale Persönlichkeitsstörung.

Bei gesicherter (!) ADHS besteht bei Einnahme von Ritalin keine Suchtentwicklung.

Retard-Präparate:

- Methylphanidat (Concerta) (12 Stunden), ist in Deutschland für Kinder ab dem 6. Lebensjahr und für Erwachsene zugelassen,
- Strattera = Atomoxetin (SNRI), ist für Kinder und Erwachsene zugelassen zugelassen,
- beide zeigen keine Abhängigkeitspotentiale,
- beide führen zu Appetitreduktion.

Alternative zu Ritalin:
Noradrenerg bzw. dopaminerg wirksame Antidepressiva (Desipramin, Reboxetin, Venlafaxin und Bupropion, off-label-use).

Psychotherapie:
Verhaltenstherapie:

- Coaching,
- Psychoedukation,
- Entwicklung von Fertigkeiten im Umgang mit Stress/Emotionen,
- Verbesserung zwischenmenschlicher Fähigkeiten,
- verbesserte Selbstwahrnehmung,
- Alltagsstrukturierung.

19 Sexualstörungen

- Die menschliche Sexualität ist nicht nur biologische Funktion der Fortpflanzung (reproduktiver Anteil).
- Es gibt alters- und geschlechtsspezifische Unterschiede.
- Die menschliche Sexualität hat keine homöostatisch-regulatorische Funktion (wie etwa Nahrungsaufnahme oder Schlaf).
- Der Sexualakt ist kein reines Instinktgeschehen, er hat zahlreiche individuelle Ausdrucksformen (Askese, Abstinenz, Hypersexualität).
- Als sinnliche Wahrnehmung führt er zu Wohlempfinden, persönlicher Zufriedenheit (intrapsychischer Anteil).
- Er ist in einen sozialen und kulturellen Kontext eingebunden und durch eine Geschlechtsdifferenz geprägt (interaktioneller Anteil).

Folgende Zuordnungen werden unterschieden:

- Biologisches Geschlecht: chromosomales Geschlecht, innere/äußere, sekundäre Geschlechtsmerkmale.
- Geschlechtsidentität: subjektives Gefühl der Zugehörigkeit als „Mann" oder „Frau", verbunden mit der gesellschaftlichen Geschlechterrolle.
- Sexuelle Orientierung: Ausrichtung auf das Geschlecht des Partners (hetero, homo, bisexuell).
- Sexuelle Präferenz: bestimmte Vorlieben, Praktiken.
- Geschlechterrolle: Erwartungen der Gesellschaft an das geschlechtsspezifische Verhalten als Mann oder Frau („soziales Geschlecht").

19.1 Die „normale" Sexualität

Das Verständnis normaler Sexualität beinhaltet ein Entwicklungsmodell (S. Freud) und Kenntnis über die Phasen der Erregung.
Bereits im Kindesalter spielen sexuelle Aspekte eine Rolle. S. Freud hat dabei folgende Entwicklungsschritte genannt:

Orale Phase (1. Lebensjahr):
Lustvolles Gefühl bei der Nahrungsaufnahme, des Einverleibens und des Versorgt-Werdens.

Anale Phase (2.-3. Lebensjahr):
Subjektive Kontrolle der Ausscheidungsfunktion, des Loslassens und der Abgrenzung.

Phallisch-ödipale Phase (4.-6. Lebensjahr):
In ihr wird das Erleben der Geschlechtsunterschiede, des Werbens und der Konkurrenz wichtig.

Latenzperiode (7.-12. Lebensjahr):
Hier kommt es zu einer Abnahme des sexuellen Interesses und zu einer Zunahme an Umweltaktivitäten und sensomotorischen Fertigkeiten.

- Die Grenzen zwischen den einzelnen Phasen sind fließend,
- Eintritt der Menarche (Mädchen) heute: 13.-14. Lebensjahr,
- bei Jungen beginnt und endet die Pubertät später,
- im Alter ist die Sexualität prinzipiell nicht eingeschränkt,
- häufig:
    - verlängerte Refraktärzeit,
    - Zunahme der erektilen Dysfunktion,
    - Sexualität und Beziehungserfahrungen hängen über das ganze Leben eng zusammen.

Sexuelle Erregung der reifen und normalen Sexualität:
Die sexuelle Erregung der reifen und normalen Sexualität verläuft in 4 Phasen (Masters/Johnson):

1. Erregungsphase mit zunehmendem Lustgefühl und lokaler Vasokonstriktion.
2. Plateauphase.
3. Orgasmusphase mit rhythmischer Kontraktion der Beckenmuskulatur und Ejakulation.
4. Entspannungs- und Rückbildungsphase mit dem Gefühl der Befriedigung und einem Erregungsabfall.

Phasen beim Mann:

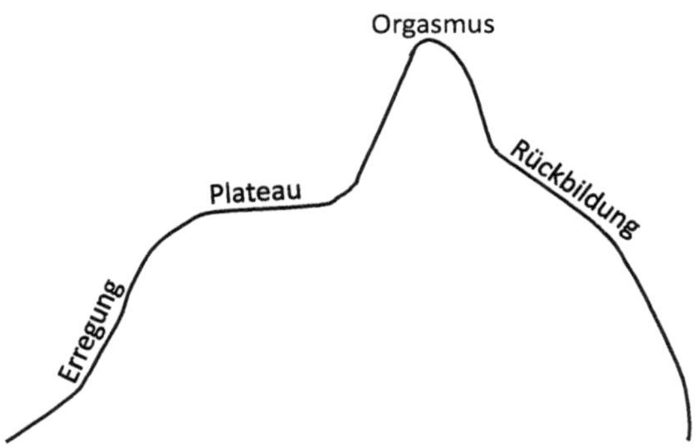

Phasen bei der Frau:

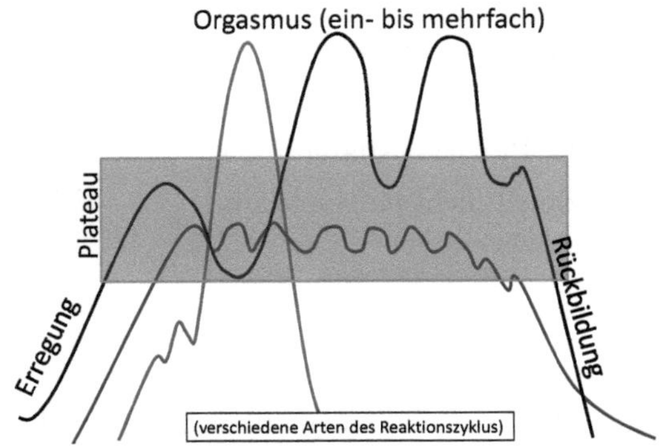

19.2 Homosexualität

- „Schwulheit“, „Homophilie“,
- Zuwendung zum gleichen Geschlecht,
- 1/3 aller Männer haben im Leben ein homosexuelles Erlebnis,
- hierbei handelt es sich nur in 4% der Fälle um eine Neigungshomosexualität,
- die Anzahl der eindeutig homosexuell (lesbisch) festgelegten Frauen liegt bei 1-2%,
- 10-15% aller Frauen sollen im Laufe ihres Lebens mindestens einmal einen intensiven homophilen Kontakt gehabt haben,
- zwischen dem 20.-25. Lebensjahr wissen Frauen, ob sie homosexuell sind,
- lesbische Partnerschaften sind konstanter und dauerhafter als bei den homosexuellen Männern,
- Homosexualität stellt keine sexuelle Störung mehr da.

Formen der Homosexualität:

1. Neigungshomosexualität (Ich-synton):
    - dauerhaft entschiedende Zuwendung zum gleichgeschlechtlichen reifen Partner,
    - Leidensdruck durch Ablehnung durch die Umwelt,
    - daher kommt es oft zu Verheimlichungen (bis hin zur heterosexuellen Heirat).

2. Hemmungshomosexualität:
    - Ich-schwache, infantile, unreife Männer, die gegenüber dem weiblichen Geschlecht unsicher und gehemmt wirken,
    - Angst vor Heterosexualität führt zu Handlungen im homophilen Bereich (neurotisch/psychotische/hirnorganische Erkrankungen müssen in Betracht gezogen werden).

3. Entwicklungshomosexualität:
   Vorübergehender homophiler Kontakt im Rahmen der psychosexuellen Entwicklung.
4. Pseudohomosexualität (Ich-dyston):
   Männer die, ohne homophil zu sein, homosexuelle Ersatzbefriedigungen durchführen (Prostitution).

19.3 Störung der Sexualität

Während der Ausbildung zur reifen genitalen Sexualität, wie auch im Rahmen der Phasen des sexuellen Reaktionszyklus, kommt es zu unterschiedlichen Störungsbildern: Störungen im Bereich des sexuellen Verhaltens und Erlebens.

Hierzu zählen nach ICD-10:
Sexuelle Funktionsstörungen (F52):

- Störungen der sexuellen Appetenz,
- Störungen der sexuellen Erregung,
- Störungen mit sexuell bedingten Schmerzen,
- Störungen des Orgasmus,
- postorgastische Verstimmung.

Störung der Geschlechtsidentität (F64):
Transsexualität.

Störung der Sexualpräfarenz (F65):

- Präferenzstörungen in Bezug auf die Sexualpraxis,
- Präferenzstörungen in Bezug auf das Sexualobjekt,
- Präferenzstörungen mit polymorphem Charakter.

19.3.1 Sexuelle Funktionsstörungen

Definition nach Sigusch:

- Alle Einschränkungen der Teil-Funktionen der genitophysiologischen und affektiven Reaktion menschlicher Sexualität, unabhängig von der Ätiologie (psychogen, somatisch).
- Grundsätzlich können dabei alle Funktionen ausfallen, geschwächt, krankhaft gesteigert oder verändert sein.

Epidemiologie:
15% beider Geschlechter geben sexuelle Versagensängste an.

Sexuelle Funktionsstörungen bei Frau und Mann:

	Frau	Mann
Appetenz	Minderung des sexuellen Verlangens (Libido), sexuelle Aversion, Ekel, Ängste, Frigidität	wie bei der Frau
Erregung	Lubrikationsstörung Hypersekretion (F52.1)	Errektionsstörungen Priapismus (F52.2)
Schmerz	schmerzhafte Kohabitation (Dyspareunie, Vaginismus) (F52.5)	schmerzhafte Kohabitation (Dyspareunie)
Orgasmus	Anorgasmie (F52.3)	Ejaculatio praecox (F52.4) Ejaculatio tarda Ejakulation ohne Orgasmus (F52.11)
Entspannung	Nachorgastische Gereiztheit, Schlafstörungen, Weinanfälle, innere Unruhe (F52.9)	

Ätiologie:

Somatische Ursachen:

- vaskuläre Erkrankungen,
- endokrinologische Störungen (Diabetes mellitus, Akromegalie, Morbus Addison, Hypothyreose),
- Operationen,
- Drogen-, Alkoholmissbrauch,
- Nebenwirkungen von Psychopharmaka.

Psychische Faktoren:

- Selbstverunsicherung,
- kognitive Einstellung,
- erlernter Erziehungsstil,
- selbstverstärkende Versagensängste,
- Partnerschaftsprobleme,
- hohe Leistungsanforderungen,
- mangelnde Lernerfahrung,
- psychosexuelle Traumatisierung (Missbrauch),
- berufliche Stresssituation.

Erhaltungsbedingungen:

- sexuelle Funktionsstörung,
- organische Faktoren,
- verdeckte Partnerschaftsproblematik,
- mangelnde Lernerfahrung,
- Umweltfaktoren (Trauma, Erziehungsstiel),
- Persönlichkeit (Selbstunsicherheit, Ängste, negative Gefühle).

Sexuelle Appetenzstörungen

- Anhaltendes sexuelles Desinteresse,
- eingeschränkte sexuelle Aktivität,
- Gleichgültigkeit gegenüber Sexualität,
- Ekel, Angst, sich belästigt fühlen,
- passiver Widerstand und sexuelle Aversion (Koitusphobie),
- Frauen > Männer,
- verminderte/fehlende Appetenz (Anaphrodisie/Frigidität),
- gesteigertes sexuelles Verlangen (Hypersexualität).

Erregungsstörung

- Mann: Impotentia coeundi oder erektile Impotenz: nicht ausreichende Erektion für den Verkehr,
- Frau: Schwell- und Lubrikationsreaktion entwickelt sich nicht ausreichend,
- sexuelle Libido ist normal,
- Ejakulation bleibt aus,
- bei Selbstbefriedigung ist jedoch beides möglich (Erektion und Ejakulation),
- primäre Form: erektile Impotenz bestand immer,
- sekundäre Form: erektile Impotenz tritt erst später auf,
- fakultativ: wenn sie sich nur bei einem bestimmten Partner zeigt,
- obligat: wenn sie generell beim Geschlechtsverkehr auftritt.

Schmerzhafte Kohabitation

Vaginismus:
Reflektorische Anspannung der Scheide und der Beckenbodenmuskulatur beim Versuch, den Penis einzuführen.
Der Leidensdruck ist gering.

Persönlichkeitsstruktur:

- naiv-kindliche Einstellung zur Sexualität und zum eigenen Körper (Dornröschensyndrom),
- Macht, Konkurrenz, Aggression (Brunhildtyp).

Dyspareunie (Algopareunie):
Der Verkehr ist mit Schmerzen, Brennen und Jucken verbunden.
Ursache: Infekte, hormonelle Störung, Narben.
Frauen > Männer.

Orgasmusstörung

- Orgasmusfähigkeit ist von emotionalen und situativen Einflüssen abhängig (Frauen > Männer),
- volle Orgasmusfähigkeit wird erst nach Jahren erreicht,
- 30% der Frauen leiden unter Orgasmusstörungen,
- 5-10% erleben niemals einen Orgasmus,
- die globale Anorgasmie umfasst auch die Masturbation (selten!).

Männliche Orgasmusstörung:

- vorzeitiger Samenerguss (Ejaculatio praecox),
- mangelnde Erregungssteuerung,
- Leidensdruck ist hoch,
- psychisch bedingt,
- gehemmter Orgasmus (Ejaculatio tarda),
- Medikamente,
- Homosexualität,
- neurologische Erkrankung,
- Impotentia satisfactionis,
- trotz Samenerguss erleben die Männer keine sexuelle Befriedigung.

Postorgastische Verstimmung

Schlaflosigkeit, Kopfschmerzen.

Ursache:

- partnerschaftliche Probleme,
- psychogene Störungen.

Therapie:

- eine Therapie ist nicht immer induziert,
- Sexualtherapie ist Paartherapie.

Psychotherapie:

- Sexualitätstraining (Einüben von Zärtlichkeiten),
- Körpertherapieverfahren (Wahrnehmung wird gesteigert),
- Ejaculatio praecox: hohe Erfolgsquote mit der verhaltenstherapeutischen Start-Stopp-Technik nach Kaplan.

PLISSIT-Modell zur Behandlung sexueller Funktionsstörungen:

P	LI	SS	IT
Permission	Limited Information	Specific Suggestions	Intensive Therapie
Der Therapeut ist bereit sexuelle Fragen anzusprechen.	Der Therapeut informiert über sexuelle Störung.	Direkte Ratschläge/Empfehlungen.	Beginn der eigentlichen Behandlung.

Pharmakotherapie:

- Phosphodiesterase-Hemmer: Sildenafilcitrat (Viagra), Tadalafil (Cialis).
- Schwellkörperautoinjektionstherapie (SKAT-Methode).

19.3.2 Störung der Geschlechtsidentität

Transsexualität:
Diskrepanz zwischen biologischem Geschlecht und der psychisch erlebten Geschlechtsidentität mit dem Wunsch dem anderen Geschlecht anzugehören.

Ätiologie:

- unbekannt,
- keine Beziehung zum Zwittertum,
- manifestiert sich nach der Pubertät (in der Kindheit vorhanden).

Epidemiologie:

- Mann-zu-Frau-Transsexualität: 1:40.000,
- Frau-zu-Mann-Transsexualität: 1:100.000.

Symptomatik:

- Wunsch sich mit dem anderen Geschlecht psychisch und biologisch zu identifizieren und um gesellschaftliche Anerkennung.
- Fühlen sich „im falschen Körper“ als „Fehler der Natur“.
- Ablehnung der eigenen biologischen Geschlechtsmerkmale.
- Wunsch dies zu verändern (juristisch, operativ, hormonell).
- Nachahmung der jeweils gegengeschlechtlichen Verhaltensweisen.
- Keine sexuelle Perversion.
- Störung im Bereich der sexuellen Identität, nicht im Bereich des Sexualverkehrs.
- Im Mittelpunkt steht nicht der Sexualtrieb sondern die geschlechtliche Identifikation und die soziale Anerkennung.
- Transsexuelle empfinden überwiegend heterosexuell.

Differentialdiagnose:

- transsexuelle Symptome bei Psychosen,
- fetischistischer Transvestitismus,
- bipolare Störung,
- Unzufriedenheit über gesellschaftliche Normen,
- Hypogenitalismus,
- Intersexualität (Vorliegen beider biologischen Geschlechtsmerkmale).

Therapie:

Psychotherapie (Betreuung, Beobachtung).

Ziel: Anpassung der biologischen und psychischen Geschlechtsidentität.

Alltagstest:
Der Betroffene soll 1 Jahr als Wunschgeschlecht leben.
Wenn er dann immer noch dem anderen Geschlecht angehören möchte:

- Hormonbehandlung,
- Transformationsbehandlung (OP).

In 75% der Fälle führt dies zu:

- einer Linderung von Leiden,
- einer Zunahme der subjektiven Zufriedenheit.

19.3.3 Störung der Sexualpräferenz

Paraphilien/sexuelle Deviationen oder Perversion.

Diagnostisch wird gefordert, dass

- der Wunsch nach unüblichen sexuellen Phantasien und/oder Praktiken über mindestens einen Zeitraum von 6 Monaten besteht,
- ein suchtartiger Charakter mit Impulskontrollverlust besteht,
- die Sexualpraktiken in einer stereotypen, ritualisierten Form auftreten,
- soziale und persönliche Kompetenzen in ihrem Funktionsniveau eingeschränkt sind,
- der Partner als Objekt instrumentalisiert wird und mit den sexuellen Praktiken nicht einverstanden ist,
- die sexuelle Befriedigung nur unter den für die Deviation charakteristischen Bedingungen ermöglicht wird (Inszenierung) und von der genitalen Sexualität abweicht.

Klinisch lassen sich 4 Schweregrade unterscheiden (Schorsch 1985):

Stufe 1	Das abweichende Verhalten tritt unter Belastungen einmalig oder selten auf.
Stufe 2	Der deviante Impuls wird zu einem wiederholungsstabilen Muster der Konfliktlösung.
Stufe 3	Aus dem abweichenden Impuls wird eine stabile sexuelle Orientierung (Fixierung).
Stufe 4	Die Fixierung mündet in eine dauerhafte Entwicklung.

Verlaufsformen:

- progredient,
- sexuelle Impulshandlungen (raptusartig: paraphile Handlungen, häufig mit Gewalt, diese werden danach bereut).

Ätiologie und Pathogenese:

Psychoanalytisch:

Paraphiles Verhalten ist eine Abwehrleistung reifer und genitaler Sexualität.

- Entwicklungsdefizite, Traumatisierung und Konflikte vor allem mit der mütterlichen Primärperson führen zu einer perversen Organisation und Symptombildung.
- Das Kind verfügt über alle sexuellen Verhaltensweisen (polymorph pervers).
- Fehlende Ablösung von der Primärperson in Verbindung mit der unvollständigen Ausbildung einer eigenen Geschlechtsidentität führt zu Verschmelzungsphantasien, Unsicherheiten und Verleugnung der eigenen Unselbstständigkeit.
- Subjekt-Objekt: unzureichendes Loslösen und unvollständige Entwicklung der eigenen Geschlechtsidentität führen zu Unsicherheiten.
- Die damit verbundenen Ängste werden durch Aufspaltung der kindlichen sexuellen Triebe unterdrückt.
- Der Patient entwickelt in der Folge ein paraphiles Verhalten dies mündet damit, dass er sich einer reifen Sexualität stellt.

Paraphiles Verhalten hat eine Ich-stabilisierende und reparative Funktion.

- Sexualisierte Körperschema und ritualisierte Handlungen wirken einer Selbstfragmentierung entgegen.
- Nicht der sexueller Akt sondern seine Funktion wird als lustvoll erlebtes, ständig wiederholendes und selbstinziniertes Ritual erlebt und dient der vorübergehenden Reparatur seiner Selbstpathologie (Trauma wird in Triumph umgewandelt).

Lerntheorie:

- Wird als Fehlkonditionierung realer oder phantasierter Reise angesehen.
- Money: biologische Faktoren und kritische Entwicklungsphase (8. Lebensjahr) und psychische Faktoren. Kritische life-events führen über sexuell-erotische Phantasiewelten in die Paraphilie.

Sexuell deliquente Patienten:
Fehlende Differenzierung und Trennung der evolutionsbiologisch angelegten Verhaltensweisen, Aggression, Selbsterhaltung und Sexualität.

- Organisch finden sich keine Auffälligkeiten.
- Die Störungen beginnen meistens in der Pubertät oder im frühen Erwachsenenalter.
- Der 1. Arztkontakt liegt zwischen dem 30.-40. Lebensjahr.
- Am häufigsten sind:
    - Pädophilien,
    - exhibitionistische Paraphilien.

Komorbidität:

- Persönlichkeitsstörungen,
- Alkoholismus.

19.3.4 Formen devianten Verhaltens

Präferenzstörung in Bezug auf die Sexualpraxis:

- Exhibitionismus (F65.2),
- Voyeurismus (F65.3),
- sexueller Masochismus/Sadismus/Sadomasochismus (F65.5),
- Frotteurismus (F65.6).

Präferenzstörung in Bezug auf das Sexualobjekt:

- Fetischismus (F65.0),
- transvestitischer Fetischismus (F65.1),
- Pädophilie (F65.4).

Präferenzstörung mit polymorphem Charakter:
multiple Störung der Sexualpräferenz (F65.9).

Exhibitionismus

- Befriedigung durch anonyme Demonstration des (erigierten) Penis, Schreck der Frau und Masturbation,
- Betroffene sind meist schüchtern, ängstlich, selbstunsicher,
- Männer im mittleren Alter,
- innerer Drang mit Kontrollverlust,
- Schuldgefühle nach der Tat,
- Bestrafung nach §183 StGB (Erregung öffentlichen Ärgernisses),
- machen 20% der Sexualdelikte aus.

Voyeurismus

- Spannen, Schaulust,
- sexuelle Befriedigung durch Beobachtung sich entkleidender Frauen oder von Geschlechtsverkehr,
- schüchtern, ängstliche Personen,
- ist nicht auf sexuellen Akt aus,
- Befriedigung durch Schaulust,
- Pornographie als Minimalvariante des Voyeurismus.

Sadomasochismus

Algolagnie: Lust durch Schmerz

a) aktive Algolagnie: Sadismus,
b) passive Algolagnie: Masochismus.

Algomanie: Verlangen nach Schmerzen.

Ursache:

- In der Kindheit gestörte Sexualentwicklung und pathologische Beziehung zur Primärperson.
- Jeder Kontakt ist Kampf um Macht.
- Konkurrenz, Leistung und Zweckmäßigkeit.
- Besiegen-Unterwerfen Dialektik in den Beziehungen:
    - Hier werden Leere und Sinnlosigkeit des eigenen Handelns und Erlebens durchbrochen und Affekte spürbar.
    - Betroffene: Sehnsucht nach liebevollem, affektvollem menschlichen Kontakt.

Extremvariante:
Sexualmord (Lustmord): ritualisierte, sadistische Phantasie.

Sadismus:

Männer > Frauen.

Häufig bei Impotenten.

Masochismus:

Wendung der Aggression nach Innen.

Frotteurismus

Sexuelle Erregung durch Anpressen und Reiben des eigenen Körpers an andere Menschen.

Fetischismus und Transvestitismus

Fetischismus: leblose Objekte führen zur sexuellen Erregung.

Fetisch: Ersatz, Flucht, Ausweg aus einer realen und altersentsprechenden Beziehung.

Fetischistischer Transvestitismus:

- Spezialform hierzu,
- Männer tragen Frauenkleider, hierdurch sexuelle Erregung, wenn diese nachlässt, spricht man von Transvestitismus.

Transvestitismus:

Verheiratete, heterosexuelle Männer mit eindeutiger männlicher Geschlechtsidentität, lehnen jedoch die als aggressiver erlebte männliche Geschlechterrolle ab.

Es ist ein Leben eines Transvestiten in 2 Welten. Dies führt zu Spannung im Beruf und in der Partnerschaft.

Kindesmissbrauch

- Nicht unbedingt pädophil.
- Zerrüttete Familien, ungünstige Wohnverhältnisse, niedriger Bildungsgrad, Persönlichkeitsstörungen.
- Macht-Kompetenzgefälle wird zur eigenen sexuellen Stimulation ausgenutzt.

Pädophilie

- Sexuelle Neigung Kindern gegenüber, die sich in der Vorpubertät oder im frühen Stadium der Pubertät befinden,
- Altersdifferenz zwischen Opfer und Täter,
- Motivation des Täters: das niedliche, kleine, weiche, unbeholfene, kindliche ist das sexuell stimulierende:
    - narzistische Bestätigung als väterliche Bezugsperson,
    - Ängste eine reife Sexualität auszubilden,
    - Sehnsucht nach Wiederherstellung der eigenen kindlichen Situation,
    - pädophile Hauptstörung mit ausschließlich pädophiler Präferenz,
    - pädophile Nebenstörungen: altersentsprechende Sexualität wird als befriedigend empfunden.

Pädophilie im Alter:
kann auch hirnorganisch bedingt sein.

Prognose:
schlecht ohne Therapie.

Multiple Störungen der Sexualpräferenz

Früher: polymorph perverses Syndrom.

- Unterschiedliche Paraphilien,
- selten Erotophonie (Telefonsex),
- selten Sodomie (mit Tieren),
- selten Nekrophilie (mit Leichen),
- selten Urophilie (mit Urin),
- selten Koprophilie (mit Fäkalien).

Therapie:

- nicht alle sind einer Therapie zugänglich,
- Aufklärung, Informationen, Beratung,
- Erarbeitung sozialer Kompetenzen,
- Psychoedukation,
- Erarbeitung und Einübung normaler Sexualpraktiken nach Masters/Johnson:
    - spezifische verhaltenstherapeutische Interventionen,
    - „verdeckte Sensibilisierung“ und Verbinden mit unangemessenen Ereignissen (z.B. entdeckt werden),
    - Bearbeitung der dysfunktionalen Kognitionen,
    - Pharmakotherapeutische Interventionen (hormonelle Kastration),
    - Antiandrogen: kompetitive Testosteron-Rezeptor-Blockade),
    - Libido geht zurück.

Nebenwirkungen:

- Hodenatrophie,
- metabolisches Syndrom,
- koronare Herzkrankheit.

Differentialdiagnose:
Sexuelle Deviationen können als Folge nahezu aller psychischen Erkrankungen auftreten.

20 Schlafstörungen

Schlaf:

- Gotisch: „sleps“,
- alt-mittelhochdeutsch: „slaf“, „schlapp“ oder „schlaff“,
- biologischer Mechanismus,
- gehört zu den Überlebensbedürfnissen des Menschen,
- äußert sich als Bewusstseinsminderung, die jederzeit durch innere oder äußere Reize beendet werden kann.

Typische vegetative Veränderungen:

- Herz-, Atemfrequenz sinken,
- Muskelspannung lässt nach,
- Blutdruck sinkt,
- Temperatur geht zurück.

Funktion des Schlafes:

- „Entmüdung“,
- Lern-, Gedächtnisleistungen steigt,
- Funktion des Immunsystems steigt,
- regenerative Prozesse des Stoffwechsels.

20.1 Einteilung der Schlafstadien und ihre Charakteristika

Non-REM-Schlaf:
Stadium 1. und 2.: Leichtschlaf, 50-60% der Schlafdauer.

- Stadium 1: Einschlafen, EEG: δ-Wellen, langsame, rollende Augenbewegungen.
- Stadium 2: Leichtschlaf, EEG: Schlafspindeln, κ-Komplexe.

Stadium 3. und 4.: Tiefschlaf 15-25% der Schlafdauer.

- Stadium 3, mittlerer Schlaf, EEG: δ-Wellen, gelegentlich Schlafspindeln.
- Stadium 4, Tiefschlaf, EEG: δ-Wellen.

Die Weckbarkeit nimmt mit Zunahme des Schlafstadiums ab.

REM-Schlaf (paradoxer, aktiver Schlaf): 25% der Schlafdauer:

- Schnelle Augenbewegungen,
- EEG: β/δ-Aktivität, Träume, Muskelatonie,
- REM-Anteil nimmt in der Nacht im Verlauf zu.

- Herzaktivität steigt,
- Atemtätigkeit nimmt zu,
- Hirndurchblutung steigt,
- Weckschwelle so hoch wie im Tiefschlaf,
- Trauminhalte plastisch, emotional.

Erfassung im Schlaflabor:
Polysomnographie zeichnet kontinuierlich die Hirnaktivität mit Hilfe des EEG, Muskelspannung im EMG und Augenbewegungen im EOG und weitere Parameter auf: Herzfrequenz, Atemfrequenz, SpO2, Beinaktivität.

Leichtschlaf-Tiefschlaf-REM-Phase (in der Nacht werden insgesamt 4-6 Zyklen durchlaufen).

20.2 Entwicklung des Schlafes in Abhängigkeit vom Lebensalter

- Beim Neugeborenen wiederholen sich Schlaf-Wach-Zyklen alle 3-4 Stunden.
  Der REM-Schlaf hat einen hohen Anteil (ungefähr 50%) an der Gesamtschlafzeit von ungefähra 16 Stunden.
- Bis zum 30. Lebensjahr nimmt die Gesamtschlafdauer kontinuierlich ab und erreicht dann ein für das weitere Leben etwa gleichbleibendes Niveau von durchschnittlich 7-8 Stunden (interindividuelle Unterschiede bestehen).
- Anteil des Tiefschlafs erreicht sein Maximum beim jungen Erwachsenen und nimmt dann, ebenso wie der REM-Schlaf, mit zunehmendem Alter zugunsten des oberflächlichen Schlafes (Stadium 1 und 2) ab.
- Schlafeffizienz wird im Laufe des Lebens kontinuierlich geringer.
- Polyphonisches Schlafmuster beim Neugeborenen. Im Kleinkindalter besteht eine bi- oder monophasische Verteilung des Schlafes. Im höheren Lebensalter entsteht durch die Wiederaufnahme des Mittagsschlafes häufig wieder ein biphasisches Schlafmuster.

20.3 Schlafstörungen

Auslöser: z.B. Medien (Fernseher, PC), Arbeit.

Schlafstörung: Störung kognitiver Fähigkeiten.

Dauerhafte Schlafstörung:

- subjektives Leiden,
- eingeschränkte Fähigkeit, die Leistungsanforderungen des Alltags zu bewältigen.

Klassifikation der Schlafstörungen nach ICD-10

Dyssomnien:

- nicht organische Insomie (F51.0),
- nicht organische Hypersomnie (F51.1),
- nicht organische Störung des Schlaf-Wach-Rhythmus (F51.2).

Parasomnien:

- Schlafwandeln (Somnambulismus) (F51.3),
- Pavor nocturnus (F51.4),
- Alpträume (F51.5).

Andere:

- andere nicht organische Schlafstörungen (F51.8),
- nicht näher bezeichnete nicht organische Schlafstörungen (F51.9).

Klassifikation der Schlafstörung unter Berücksichtigung der Ätiologie findet sich bei der International Classification of Sleep Disorders (ICSD):
3 Gruppen von Schlafstörungen lassen sich voneinander unterscheiden:

1. Dyssomnien (Ein- oder Durchschlafstörungen in Verbindung mit einer verstärkten Tagesmüdigkeit):

Störung	Ursache	Beispiele
intrinsische Schlafstörungen	organisch oder psychisch bedingt	z.B. nicht organische primäre Insomnie, nicht organisch primäre Hypersomnie, Schalf-Apnoe-Syndrom, Narkolepsie, Restless-legs-Syndrom
extrinsische Schlafstörungen	durch äußere Schlafstörungen, Auslöser bedingt	z.B. Schlafstörungen durch Einnahme von Alkohol, Medikamenten, inadäquate Schlafhygiene etc.
Störung des zirkardianen Rhythmus	Störung des Schlaf-Wach-Rhythmus	z.B. Schlafstörung bei Schichtarbeitern, Reisenden (Jetlag)

2. Parasomnien (Schlafstörungen beim (partiellen) Erwachen oder beim Wechsel von Schlafstadien) z.B. Alpträume, Schlafwandeln.
3. Schlafstörungen bei körperlichen oder psychischen Erkrankungen (= sekundäre Schlafstörungen).

Diagnostik

- Exploration,
- körperliche Untersuchung,
- Schlaftagebuch,
- standardisierte Schlaffragebögen.

Anamneseerhebung:

- Ein-, Durchschlafstörung,
- Schalfdauer,
- Tagesmüdigkeit,
- Einschlafattacken,
- Leistungseinbußen,
- begleitende körperliche (Brennen, Kribbeln in den Beinen) und psychische Symptome (Grübeln, Anspannung, Wut, Ärger),
- Umgebungsbedingungen (Lärm, Temperatur, Licht, Schlafgelegenheit, Bettpartner),
- Schlafgewohnheit: Nickerchen, Tag-Nacht-Rhythmus, im Bett verbrachte Zeit,
- Probleme des zirkardianen Rhythmus (Schichtarbeit),
- aktuelle und frühere körperliche Beschwerden oder Erkrankungen,
- psychische Erkrankungen oder psychologische Faktoren,
- Drogen- und Medikamentenanamnese,
- Familienanamnese,
- Fremdanamnese,
- Schlaftagebuch.

Befunderhebung:

- internistische und neurologische Untersuchung,
- psychischer Befund.

Epidemiologie

- Sehr häufig,
- Ein-, Durchschlafstörungen bestehen bei bis zu 25% der Bevölkerung,
- 6% der deutschen Bevölkerung sind von einer schweren Insomnie (Ein- und Durchschlafstörungen) mit starker Beeinträchtigung der Tagesbefindlichkeit betroffen,
- Frauen und ältere Menschen > Männer.

Komorbidität

- Depression,
- Substanzmissbrauch,
- arterielle Hypertonie, kardiovaskuläre Störungen.

20.3.1 Nicht organische (= psychophysiologische = primäre) Insomnie

Einschlafstörungen, Durchschlafstörungen, schlechte Schlafqualität mindestens 3 x/Woche während mindestens eines Monats. Dies führt zu Tagesmüdigkeit und Leistungseinbußen.

Diagnosekriterien für die nicht organische Insomnie (F51.0)

A. Klagen über Einschlafstörungen, Durchschlafstörungen oder eine schlechte Schlafqualität.
B. Die Schlafstörungen treten mindestens 3 x/Woche während mindestens eines Monats auf.
C. Die Schlafstörungen verursachen entweder einen deutlichen Leistungsdruck oder wirken sich störend auf die soziale und berufliche Funktionsfähigkeit aus.
D. Verursachende organische Faktoren fehlen, wie z.B. neurologische oder andere internistische Krankheitsbilder, Einnahme psychotroper Substanzen oder einer Medikation.

Symptomatik

- Ein-, Durchschlafstörungen mit Früherwachen,
- nicht erholsamer Schlaf: Tagesschläfrigkeit, kognitive Einbußen,
- Angst, ob nachts wieder geschlafen werden kann,
- die Betroffenen beschäftigen sich gedanklich immer mehr mit dem Thema Schlaf,
- Anspannung und Ängstlichkeit in Bezug auf die Fähigkeit schlafen oder nicht schlafen zu können. Dies führt zu einer Aufrechterhaltung der Symptomatik.

Epidemiologie

5-10% der Bevölkerung leiden über mindestens 6 Monate an einer primären Insomnie.

Diagnostik

- Organische/psychische sowie andere intrinsische Ursachen (z.B. Schlaf-Apnoe) müssen ausgeschlossen werden,
- Schlaftagebuch.

Ursachen

- Ungünstige Schlafgewohnheiten (Schichtarbeit),
- schlafhindernde Gedanken (Grübeln),
- physiologische Reaktion (Anspannung),
- Emotionen (z.B. Ärger, Verzweiflung),
- ungünstige Konsequenzen (Müdigkeit etc.).

Therapie

Nicht medikamentöse Therapie bei der Insomnie:

- Schlafhygiene und Psychoeduktation.
- Regelmäßiges Einsetzen der progressiven Muskelrelaxation.
- Paradoxe Intervention („Symptomverschiebung"): Patient wird angewiesen, möglichst lange wach im Bett liegen zu bleiben.
- Stimuluskontrolle: Das Bett nur bei ausgeprägter Müdigkeit aufsuchen, keine Aktivitäten im Bett wie Essen, Lesen, Fernsehen. Nachts nicht im Bett grübeln sondern aufstehen und etwas Angenehmes tun.
- Schlafrestriktion mit dem Ziel, den Schlafdruck zur Nacht hin zu erhöhen.
- Kognitive Restrukturierung, dass heißt Erhebung und überprüfen verzerrter Kognitionen (z.B. „Ich benötige 10 Stunden Schlaf, um fit zu sein.").
- Anwendung von Biofeedback.

Schlafhygienische Maßnahmen und Psychoedukation:

- Regelmäßige nächtliche Schlafzeiten mit Bettzeiten von maximal 8 Stunden (8 Stunden auch am Wochenende).
- Konsequenter Verzicht auf Alkohol und koffeinhaltige Getränke nach dem Mittagessen.
- Keine schweren Mahlzeiten am Abend.
- Regelmäßige körperliche Aktivität, jedoch nicht in den späten Abendstunden.
- Allmähliche Verringerung der Aktivität vor dem Zubettgehen.
- Persönliches Einschlafritual entwickeln.
- Kein Arbeiten oder Fernsehen im Bett.
- Abgedunkelte und ruhige Schlafumgebung.
- In der Nacht nicht auf die Uhr schauen.

Pharmakotherapie:

- wenn möglich vermeiden,
- wenn nötig Kombination mit nicht-medikamentöser Therapie.

Gruppe	Präparat	Eigenschaft
pflanzliche Präparate	Baldrian, Hopfen, Melisse, Kava-Kava	geringe hypnotische Wirkung
endogene Substanzen	L-Tryptophan, Melantonin	geringe hypnotische Potenz, Melatonin evtl. wirkungsvoller bei Jetlag
Antihistaminika	Diphenhydramin, Doxylamin	relativ geringe hypnotische Wirkung, anticholinerge Nebenwirkungen
sedierende Antidepressiva	Trimipramin, Doxepin, Trazodon, Mirtazapin	gute Wirksamkeit, Nebenwirkungen beachten (anticholinerg, orthostatische Dysregulation, Hang over)
sedierende Neuroleptika	Pipamperon, Melperon	weniger gut wirksam als die sedierenden Antidepressiva, werden v.a. im geriatrischen Bereich eingesetzt Nebenwirkungen: selten vegetative Nebenwirkungen, selten extrapyramidal motorische Störungen
Benzodiazepine	Lormetazepam, Temazepam	gute hypnotische Wirkung, vermehrte Nebenwirkungen, Abhängigkeit

Gruppe	Präparat	Eigenschaft
Benzodiazepin-Rezeptor-Agonisten	Zaleplon[1] Zolpidem[1] Zopiclon[2]	gute hypnotische Wirkung, etwas geringeres Suchtpotential als Benzodiazepine Nebenwirkungen: vergleichbar mit Benzodiazepinen
Alkoholderivate	Chloralhydrat	gute hypnotische Wirkung, rasche Toleranzentwicklung mit Dosissteigerung. Nebenwirkungen: Verstärkung der Wirkung von oralen Antikoagulanzien, Alkohol und zentral dämpfender Pharmaka

1: bei Einschlafstörungen

2: bei Einschlaf- und Durchschlafstörungen

Verlauf und Prognose

- Kombinationstherapie aus kognitiven und behavioralen Therapieelementen und einem Entspannungsverfahren sind sehr effektiv,
- Kurzzeitprogramme mit 4-6 Sitzungen,
- Einzeltherapie ist der Gruppentherapie nicht überlegen,
- Langzeitprognose der primären Insomnie ist gut.

20.3.2 Hypersomnie (Schlafsucht)

Verstärkte Schlafbedürfnisse und erhöhter Tagesmüdigkeit z.B.

- bei der nicht organischen Hypersomnie,
- beim Schlaf-Apnoe-Syndrom,
- bei der Narkolepsie
- und beim Restless-legs-Syndrom.

20.3.3 Nicht organische primäre Hypersomnie

- Trotz langer Schlafdauer klagen die Patienten über ausgeprägte Tagesmüdigkeit, sie haben große Schwierigkeiten richtig wach zu werden. Dies führt zu Problemen am Arbeitsplatz: Verspätung, mangelnde Konzentration, Leistungseinbußen.
- Selten, beginnt im Jugendalter.
- Ätiologie ist unklar.

Diagnosekriterien für die nicht organische primäre Hypersomnie (F51.1)

A. Klagen über übermäßige Schlafneigung während des Tages.

B. Tritt fast täglich über mindestens einen Monat oder in wiederkehrenden Perioden kurzer Dauer auf.

C. Fehlen von zusätzlichen Symptomen einer Narkolepsie (Kataplexie, Wachanfälle, hypnogene Halluzinationen) oder von klinischen Hinweisen für die Schlafapnoe.

D. Verursachende organische Faktoren fehlen.

Der Leidensdruck beim Betroffenen ist hoch. Durch den fehlenden Schlaf kommt es zu einer Beeinträchtigung der sozialen und beruflichen Funktionsfähigkeiten.

Therapie

- Schlafhygiene,
- versuchsweise Stimulanzien geben.

20.3.4 Schlafapnoe-Syndrom (SAS)

Symptome

- Atempausen während des Schlafs von mindestens 10 bis über 60 Sekunden Dauer,
- Atemstillstände werden von Schnarchgeräuschen unterbrochen,
- Tagesmüdigkeit/Tagesschläfrigkeit,
- morgendliche Kopfschmerzen,
- Störung der Aufmerksamkeit,
- Störung des Gedächtnisses,
- depressive Verstimmung,
- Potenzstörungen.

Die Folgen sind Schlafdefizite und eine Abnahme der Schlafqualität. Zudem kommt es zu einer Hypoxie, welche das Risiko für kardiovaskuläre Komplikationen erhöht (Sinusarrhythmie, Verschlechterung einer arteriellen Hypertonie, respiratorische Insuffizienz, Myokardinfarkt, Schlaganfall).

Epidemiologie

- SAS tritt bei 2-3% der Allgemeinbevölkerung auf,
- hauptsächlich sind Männer über 40 Jahren betroffen.

Ätiologie und Klassifikation

1. Obstruktives Schlafapnoe-Syndrom (90%):
   Verursacht durch Kollaps der Schlundmuskulatur bei nachlassendem Muskeltonus im Schlaf.
   Begünstigt durch:

   - Erkrankung des Hals-Nasen-Rachenraumen,
   - Adipositas,
   - Alkoholgenuss,
   - Einnahme von Tranquilizern.

2. Nicht obstruktives zentrales Schlafapnoe-Syndrom:
   Zentrale Störung der Aktivierung der Atemmuskulatur oder chronischer Lungenerkrankungen.

Diagnose

- Anamnese,
- HNO-Untersuchung,
- Schlaflabor (Polysomnographie).

Differentialdiagnose

- Obstruktives Schnarchen ohne Apnoe im Schlaf,
- Hypersomnie organischer Genese (Hirntumor, schwerer Infekt, dementieller Prozess),
- Narkolepsie,
- Hypersomnie bei Kleine-Levin-Syndrom (periodische Hypersomnie und Heißhungerattacken).

Therapie

Verhaltenstherapie:

- Gewichtsreduktion, Alkohol-, Nikotinkarenz, Vermeidung apnoeverstärkender Medikamente (z.B. Benzodiazepinpräparate),
- regelmäßiger Schlaf-Wach-Rhythmus,
- Schlafen in Seitenlage, nicht in Höhen von mehr als 1.000 m,
- CPAP (Continuous Positive Airway Pressure),
- zentrale SAS: IPPV (Intermittierent Positive Pressure Ventilation).

Verlauf und Prognose

- Bei einer Anzahl von mehr als 20 Atemstillständen pro Stunde: erhöhte Mortalität (40% innerhalb von 8 Jahren),
- diese können durch CPAP erfolgreich verhindert werden.

20.3.5 Narkolepsie

Kontinuierliche Müdigkeit, Einschlafattacken.

Kataplexie:
Anfallsartige Erschlaffung von Muskelgruppen bis zum Hinstürzen ohne Bewusstseinsverlust, häufig an bestimmte Affekte gekoppelt.
Hypnagoge Halluzinationen:
Lebhafte, häufig als negativ erlebte, meist visuelle Binnenwahrnehmungen beim Einschlafen.
Schlafparalyse:
Unfähigkeit, sich für einige Minuten nach dem Aufwachen bewegen oder sprechen zu können.
Automatische Handlungen:
Routinetätigkeiten werden bei Ermüdung in einer Art Halbschlaf durchgeführt.

Medikamentöse Therapie

Trizyklische Antidepressiva:

Clonipramin Imipramin	10-150 mg 25-150 mg	REM-Schlaf Unterdrückung	In Deutschland nicht für die Behandlung der Narkolepsie zugelassen (anticholinerge Nebenwirkungen).

Monoaminooxidasehemmer:

Selegilin Tranylcypromin	mind. 30 mg 5-15 mg	REM-Schlaf Unterdrückung	Keine Kombination mit SSRIs. Tyraminarme Diät.

Stimulantien, Amphetaminderivate:

Pemolin Amfetaminil Ephedrin Fenetyllin[1] Methylphenidat[1]	20-100 mg 5-30 mg 25-250 mg 12,5-200 mg 10-60 mg	Vigilanzsteigerung durch zentrale Stimulierung (noradrenerge und dopaminerge Wirkung)	Nebenwirkungen durch sympathische Stimulation. Toleranz-Abhängigkeits-Entwicklung.

1: BTM-pflichtig

Andere:

Modafinil	200-600 mg	zentrale Stimulation durch Agonismus an postsynaptischen Noradreanalin-Rezeptoren, Reduktion der GABAergen Neurotransmitter	bislang keine Toleranz/ Abhängigkeitsentwicklung bekannt (könnte aber höher sein,) als bislang angenommen

Epidemiologie

- Selten (30:100.000),
- manifestiert sich vor dem 35. Lebensjahr.

Ätiologie

Genetisch bedingt (HLA-DR2).

Diagnose

HLA-DR2-Bestimmung und Klinik.

Differentialdiagnose

- Hypersomnie bei Schlaf-Apnoe,
- Kataplexien sind von orthostatischen Synkopen und epileptischen Anfällen abzugrenzen.

Therapie

- Schlafhygienische Maßnahmen (geplante Schlafzeiten tagsüber, Schlaf-Wach-Rhythmus),
- Alkohol-, Nikotinkarenz,
- Gewichtsreduktion,
- Kataplexien, hypnagoge Halluzinationen und Schlafparalyse sprechen auf Medikamente an, die den REM-Schlaf unterdrücken (trizyklische Antidepressiva oder Monoamonoxidasehemmer),
- bei ausgeprägter Tagesmüdigkeit kann die Vigilanz durch intermittierende Gabe von Amphetaminderivaten (Methylphenidat, Amfetaminil) oder analog wirksamen Substanzen (Modafinil) gesteigert werden,

- das Narkotikum γ-Hydroxybuttersäure ist seit kurzem zur Behandlung kataplektischer Anfälle bei Narkolepsie zugelassen (auch gegen verstärkte Tagesmüdigkeit)
- plus Psychotherapie
- plus Angehörigenarbeit
- plus Psychoeduktion
- plus Bewältigungsstrategien.

20.3.6 Restless-Legs-Syndrom

Parästesien oder Dysästhesien der Beine, die im Ruhezustand gegen Abend oder nachts auftreten. Hinzu kommt eine Unruhe in den Beinen. Eine Besserung stellt sich bei körperlicher Aktivität mit Bewegung der Beine ein.

Ätiologie und Klassifikation

1. Idiopathisches Restless-Legs-Syndrom (2/3):
   Autosomal-dominanter Erbgang.
2. Sekundäre Formen:
   z.B. bei Niereninsuffizienz, Eisen-, Folsäure-, Vitamin B12-Mangel, in der Schwangerschaft.

80% leiden unter periodischen nächtlichen Beinbewegungen. Diese führen zu einer Schlaffragmentierung.

Ursache:
Eine Dysfunktion zentraler (und peripherer) dopaminerger Systeme wird diskutiert, die mit einer gesteigerten Erregbarkeit mono- und polysynaptischer Reflexbögen auf Hirnstamm- und Rückenmarksebene einhergehen.

Diagnosekriterien des Restless-Legs-Syndroms

1. Bewegungsdrang der Beine.
2. Beginn oder Verschlechterung während der Ruhezeit oder im Sitzen/Liegen.
3. Bewegungsdrang oder die unangenehmen Gefühle bessern sich bei Bewegung wie Laufen/Dehnung teilweise oder vollständig.
4. Bewegungsdrang ist abends/nachts schlimmer.

Therapie

Primäres Restleg-leg-Syndrom:
L-Dopa oder lang wirksame Dopaminagonisten (zugelassen sind Pramipexol/Sifrol und Ropinirol/Requip).
Wichtig: Einschleichend dosieren, abendliche Gabe.

- Sifrol/Pramiprezol 0,25-0,375 mg.
- Requip/Ropinirol 0,25-4 mg.
- Nebenwirkungen der beiden Präparate: gastrointestinal, kardiovaskulär, zentral. Daher initial in Kombiantion mit einem Antiemetikum (Domperidon 3 x 10-20 mg) gegeben.
- L-Dopa = Levodopa (plus peripherer Decarbocylasehemmer) 100-600 mg.
- Nebenwirkungen beachten, Wirkverlust nach ungefähr 2 Jahren, starker Rebound-Effekt.

Bei leichter Symptomatik:
Therapieversuch mit Magnesium 12-15 mmol zur Nacht (nur bei milder Symptomatik).

Bei Versagen dopaminerger Substanzen:
Behandlung mit Opioiden, Antiepileptika oder Tranquilisern können in Betracht gezogen werden.
Opioide:

- Codein 30-100 mg,
- Dextropropoxyphen 150 mg,
- Nebenwirkungen beachten.

Bei sekundärer Form:
organische Grunderkrankung therapieren.

Differentialdiagnose

- Akathisie (Sitzunruhe):
    - Ursache: Medikation mit hochpotenten Neuroleptika.
    - Symptome: Unruhegefühl im ganzen Körper.
    - Nicht auf Abendstunden oder die Nacht beschränkt.
- pAVK,
- Schmerzen bei Varikose,
- Polyneuropathie oder nächtliche Wadenkrämpfe.

Verlauf/ Prognose

- Oft progredienter Verlauf,
- Spontanremissionen sind selten,
- unter dopaminerger Medikation deutliche Besserung.

Supportive Kriterien für die Diagnose eines Restless-Legs-Syndroms

- Positive Familienanamnese,
- Ansprechen auf dopaminerge Therapie (L-Dopa oder niedrige Dosen von Dopaminagonisten),
- periodische Beinbewegungen im Wachzustand oder im Schlaf.

20.3.7 Extrinsische Schlafstörungen

Durch äußere Faktoren verursacht.

Therapie:
Beseitigung der äußeren Faktoren.

20.3.8 Störung des zirkardianen Rhythmus

Schichtarbeiter, Jetlag.

Therapie:
Melatonin, Modafinil.

20.3.9 Parasomnien

Schlafstörungen, die beim teilweisen Erwachen oder beim Wechsel von Schlafstadien entstehen und die den Schlaf unterbrechen.

20.3.10 Alpträume

- In Alpträumen werden Episoden und Situationen „erlebt“, die als lebensbedrohlich, äußerst angsteinflößend oder beschämend empfunden werden.
- Das Erleben im Traum ist trotz oft bizarr anmutender Inhalte sehr lebendig und emotional.
- Gehäuftes Vorkommen: auf extreme Belastung durch entsprechende Lebensereignisse oder durch Absetzen von REM-Schlaf unterdrückenden Medikamenten.
- Treten im REM-Schlaf auf und vorzugsweise in den frühen Morgenstunden.
- Nach dem Erwachen ist der Betroffene sofort orientiert, kann sich teilweise an die Trauminhalte erinnern.

Diagnosekriterien für Alpträume (F51.5)

A. Aufwachen aus dem Schlaf mit detaillierter und lebhafter Erinnerung.
B. Nach dem Aufwachen sind die Patienten rasch orientiert.
C. Traum erleben: verursacht Leidensdruck.
D. Verursachende organische Faktoren fehlen (neurologische Erkrankungen oder Medikamente).

Therapie

- Psychotherapeutische Intervention,
- REM-Schlaf-Phase unterdrückende Pharmaka (z.B. bestimmte trizyklische Antidepressiva).

20.3.11 Pavor nocturnus (Nachtangst)

- An Tiefschlaf gebunden,
- tritt in der ersten Nachthälfte auf,
- beginnt mit einem lauten Schrei und
- hoher vegetativer Erregung,
- vorübergehende Desorientiertheit beim Erwachen,
- betrifft zumeist Kinder oder Jugendliche,
- sie setzen sich im Bett auf oder springen voller Panik auf,
- für das Geschehen besteht am anderen Morgen typischerweise Amnesie,
- Pavor nocturnus und Schlafwandeln treten häufig gemeinsam auf.

Diagnosekriterien für Parvor nocturnus (F51.4)

A. Wiederholte (zwei oder mehr) Episoden von Erwachen aus dem Schlaf mit einem Panikschrei, heftiger Angst, Körperbewegungen und vegetativer Übererregbarkeit.
B. Treten während des ersten Drittels des Nachtschlafes auf.
C. Dauer beträgt weniger als 10 Minuten.
D. Während dieser Episode zeigt Zureden keine Wirkung.
E. Reorientiertheit.
F. Erinnerung an das Geschehen ist sehr begrenzt.
G. Verursachende organische Faktoren fehlen.

Differentialdiagnose

- Alpträume,
- schlafbezogene epilepitische Anfälle.

Therapie

Aufklärung der Eltern über Harmlosigkeit des Symptoms.

20.3.12 Somnambulismus (Schlafwandeln)

- Erste Nachthälfte/Tiefschlaf,
- mit geöffneten Augen sitzt der Betroffene im Bett, spricht oder steht auf und geht im Zimmer umher,
- spricht auf Ansprache nicht an,
- schwer zu erwecken,
- nach dem Erwachen vorübergehende Desorientiertheit und Amnesie für die Episode,
- etwa 15% aller Kinder im Alter von 5-12 Jahren Schlafwandeln mindestens ein Mal,
- genetische Faktoren.

Diagnosekriterien für Somnambulismus (F51.3)

A. Das vorherrschende Symptom sind wiederholte Episoden, in denen die Betroffenen das Bett während des Schlafs verlassen und mehrere Minuten bis zu 1/2 Stunde umher gehen.

B. Während einer solchen Episode haben die Betroffenen meist einen leeren, starren Gesichtsausdruck.

C. Nach dem Erwachen: Amnesie für die Episode.

D. Verwirrung nach dem Erwachen: danach aber keine Beeinträchtigung der Aktivität mehr.

E. Fehlende Belege für eine organisch psychische Störung (Demenz, Epilepsie etc.).

Differentialdiagnose

Schlafgebundenes Anfallsleiden.

20.3.13 Weitere Parasomnien

Zähneknirschen (Bruxismus), das nächtliche Einnässen (Enuresis nocturna), nächtliche Wadenkrämpfe, Sprechen im Schlaf.

20.3.14 Schlafstörung bei körperlichen und psychischen Erkrankungen

- Somatische Erkrankungen,
- Pharmakamissbrauch,
- internistische Erkrankungen (kardiovaskuläre Erkrankungen, Lungenerkrankungen, chronische Infektionen etc.).
- neurologische Erkrankungen: Polyneuropathie, Multiple Sklerose, Myasthenie, extrapyramidal motorische Störungen, Epilepsien,
- Pharmaka: ASS, Benzodiazepine, Kaffee, Nikotin, Antibiotika, Antihypertensiva, Parkinsonmedikamente, Nootropika.

Psychische Erkrankungen:

- Drogenmissbrauch,
- Depression,
- Manie,
- Demenz.

21 Essstörungen

Essen:

- Die Zufuhr von Nahrung und Flüssigkeit ist für den menschlichen Körper überlebensnotwendig,
- soziokultureller Hintergrund.

Als Maß zur Einschätzung der Körperfettmasse hat sich der Body Mass Index (BMI) etabliert:
BMI (kg/m^2)= (Körpergewicht)/(Körpergröße m)^2

BMI $<$ 14: hochgradiges Untergewicht
BMI 14-16: mittelgradiges Untergewicht
BMI 16-18: leichtgradiges Untergewicht
BMI 18-26: Normalgewicht
BMI 26-30: Adipositas I
BMI 30-40: Adipositas II
BMI $>$ 40: Adipositas III

Aufgrund der mit ihnen verbundenen Komplikationen und des oft chronischen Verlaufs stellen die Adipositas und die Essstörungen im engeren Sinne (Anorexie und Bulimia nervosa, Binge Eating Disorder) Krankheiten von hoher sozialmedizinischer Relevanz da.

Klassifikation der Essstörungen und Adipositas nach ICD-10 und DSM-IV:

ICD-10	DSM-IV
Essstörungen (F50)	
Anorexia nervosa (F50.0)	Anorexia nervosa (307.1)
atypische Anorexia nervosa (F50.1)	
Bulimia nervosa (F50.2)	Bulimia nervosa (307.51)
atypische Bulimia nervosa (F50.3)	
Essattacken bei sonstigen psychischen Störungen (F50.4)	
Erbrechen bei sonstigen psychischen Störungen (F50.5)	
sonstige Essstörungen (F50.8)	nicht näher bezeichnete Essstörung (307.50)
Fettsucht (E66)	Bing Eating Disorder (Appendix B)

21.1 Anorexia nervosa

Definition:

Die Begriffe „Appetitverlust“ und „Appetitlosigkeit“ beschreiben die Erkrankung nicht korrekt.

Bei der Anorexia nervosa handelt es sich nicht um den Verlust des Appetits, sondern ein auffälliges Essverhalten und eine Verminderung der Körperwahrnehmung stehen im Vordergrund der Störung. Synonym verwendete Begriffe sind auch die „Pubertätsmagersucht“, „juvenile Magersucht“ oder „psychogene Anorexie“.

Bei der Anorexia nervosa handelt es sich um eine Essstörung, bei der die Betroffenen durch ein restriktives Essverhalten und willentlichen Hunger einen erheblichen Gewichtsverlust herbeiführen. Neben einem Untergewicht zieht dies auch körperliche Folgen mit sich.

Trotz des Untergewichtes:

- Angst zu dick zu werden,
- erleben sich als „zu fett“,
- verleugnen ihren körperlichen Mangelzustand und das Bestehen einer Erkrankung,
- das Selbstwerterleben der Betroffenen ist oft herabgesetzt und in hohem Maße an das Körpergewicht gekoppelt.

Bereits 1691 verfasste der englische Geistliche Richard Morton eine erste ausführliche Beschreibung der Störung. 1868 und 1873 veröffentlichten unabhängig voneinander der Londoner Internist Sir William Guhl und der französische Neurologe Ernest Charles Lasèque genaue Beschreibungen „der Anorexia nervosa“ bzw. „anorexie hystérique“ als eigenständige Erkrankungen. Im 19. Jahrhundert wurde die Symptomatik sehr differenziert und umfassend dargestellt:

- körperlich: Amenorrhoe, Bradykardie, Hypothermie, körperliche Unruhe,
- psychisch: familiäre Bedingungen oder vorausgehende Lebensereignisse.

1916 beschrieb der Pathologe Morris S. Schumonds mehrere Fälle hypophysär bedingter Kachexie und folgerte daraus, „dass man in allen Fällen progressiver Kachexie unbekannten Ursprungs an eine Hypophysenerkrankung zu denken hat.“

Die Annahme einer organischen Ursache für die Anorexie beeinflusste das Verständnis der Erkrankung bis in die 70er Jahre. In dieser Zeit publizierte Hilde Bruck ihre bahnbrechende Arbeit „Eating disorders Obesity, anorexia nervosa and the person within“.

1962 beschrieb sie bereits 3 Hauptsymptome der Anorexia nervosa:

1. Störung des Körperbildes und des Körperkonzeptes.
2. Störungen in der Wahrnehmung und kognitiven Interpretation interozeptiver Reize.
3. Ein alles umfassendes Gefühl eigener Ineffektivität und Unzulänglichkeit.

Diagnostische Kriterien der Anorexia nervosa nach ICD-10 und DSM-IV

	ICD-10 (F50.0)	DSM-IV (307.1)
A.	Gewichtsverlust oder bei Kindern fehlende Gewichtszunahme. Körpergewicht von mindestens 15% unter dem Normalen oder dem für das Alter und die Körpergröße erwarteten Gewicht.	Weigerung, das Minimum des für das Alter und die Körpergröße normalen Körpergewichtes zu halten (z.B. der Gewichtsverlust führt dauerhaft zu einem Körpergewicht von weniger als 85% des zu erwartenden Gewichtes).
B.	Gewichtsverlust ist selbst herbeigeführt durch Vermeidung von „fett machenden“ Speisen.	Ausgeprägte Ängste vor einer Gewichtszunahme oder davor dick zu werden, trotz bestehenden Untergewichtes.
C.	Selbstwahrnehmung als zu fett, verbunden mit einer sich aufdrängenden Furcht, zu dick zu werden. Die Betroffenen legen für sich eine sehr niedrige Gewichtsschwelle fest.	Störung in der Wahrnehmung der eigenen Figur und des Körpergewichtes oder der Figur auf die Selbstbewertung oder Leugnen des Schweregrades des gegenwärtigen geringen Körpergewichtes.

	ICD-10 (F50.0)	DSM-IV (307.1)
D.	Umfassende endokrine Störungen der Achse Hypothalamus-Hypophyse-Gonaden. Dies führt zu Amenorrhoe, beim Mann zu Interessensverlust an Sexualität und Potenzverlust. Die vaginale Blutung kann bei anorektischen Frauen persistieren.	Bei postmenarchalen Frauen das Vorliegen einer Amenorrhoe, d.h. das Ausbleiben von mindestens drei aufeinander folgenden Menstruationszyklen.
E.	Die Kriterien A und B für eine Bulimia nervosa (F50.2) werden nicht erfüllt.	

Symptomatik

Neben den obengenannten Leitsymptomen stellen sich weitere auffällige Verhaltensmuster da:

- Nahrungsmittel werden in Kategorien „erlaubt“ und „verboten“ eingeteilt, wobei die Liste der verbotenen Lebensmittel oft alle kohlenhydrat- und fetthaltigen Lebensmittel umfasst.
- Der Kaloriengehalt verzehrter Speisen wird peinlich genau erfasst.
- Tägliches wiegen, Umfang der Oberschenkel messen, des Bauches, der Hüfte und anderer Körperteile.
- Gedanken kreisen sehr häufig um die Themen Essen, Lebensmittel, Kalorien und Ernährung.
- Bekochen Freunde und Familie, ohne selbst an der Mahlzeit teilzunehmen, oder suchen sich Tätigkeiten im gastronomischen Bereich.
- Bizarre Rituale (z.B. Zerteilen der Nahrung in kleine Stückchen, langes Kauen oder verstecken/horten von Lebensmitteln).
- Subjektiv berichten die Patienten über ein Gefühl der Stärke angesichts ihrer Willenskraft.
- Wegen Gewichtsabnahme: fast immer anerkennende Reaktionen.

- Störung der Körperwahrnehmung erstreckt sich auf vielfältige Bereiche wie Gewicht, Größe, Form aber auch auf enterozeptive Reize (Hunger, Sättigungsgefühl).
- Dick zu sein äußert sich in ihrer Intensität oft wie eine überwertige Idee.
- Vermeidung, gemeinsam mit anderen zu essen.
- Ziehen sich aus Beziehung zurück.

Eine dauerhafte Mangelernährung kann eine Vielfalt körperlicher Probleme bis hin zum Tode mit sich bringen.

Körperliche Symptome und Laborparameter:

- kortikale Atrophie,
- Haarausfall,
- Lanugobehaarung,
- Bradykardie,
- Arrhythmie,
- orthostatische Dysregulation,
- Akrozyanose,
- Amenorrhoe,
- Osteoporose,
- Hypothermie,
- Minderwuchs,
- Blutbildveränderungen,
- Elektrolytverschiebungen,
- Ödeme,
- Cortisolanstieg (Serum),
- fT3-Abnahme (Serum) ,
- Muskelatrophie,
- gastrointestinale Störungen (verzögerte Magenentleerung, Völlegefühl, Obstipation, Blähungen),
- Migräne.

Psychische Symptome:

- bulimische Attacken,
- depressive Affektlage,
- Angst- oder Zwangssymptome.

Unterformen der Anorexia nervosa

DSM-IV unterscheidet zwei Unterformen:

1. Der restriktive Typus der Anorexia nervosa (oder asketische Anorexia nervosa):
   Untergewicht wird durch striktes Diäthalten erreicht und aufrechterhalten.
2. Der „purging type“ (oder die bulimische Form):
   - einhergehend mit Heißhungerattacken mit anschließendem Erbrechen,
   - Einnahme von Laxantien, Diuretika oder anderen Substanzen zur Gewichtsregulation (to purge: reinigen, entschlacken).

Epidemiologie

- Die jährliche Inszidenz der Anorexia nervosa hat seit den 60er Jahren zugenommen,
- die Prävalenz nimmt ebenfalls zu,
- Frauen > Männer (12:1),
- Mädchen im Alter zwischen 15 und 19 Jahren (das Vorkommen wird auf 3% geschätzt),
- das Ersterkrankungsalter liegt im Durchschnitt bei 16 Jahren (selten vor der Pubertät oder nach dem 40. Lebensjahr),
- sie entstammen der Mittel- und Oberschicht,
- sie sind überdurchschnittlich intelligent.

Komorbidität

- Depressive Episoden,
- Dysthymie,
- Angst- und Zwangserkrankungen,
- Persönlichkeitsstörungen (zwanghafte, ängstlich vermeidende und selbstunsichere Persönlichkeitsstörungen),
- bei bulimischer Anorexia nervosa auch Alkoholmissbrauch.

Störungsmodell der Anorexia nervosa und der Bulimie:
Prädisponierende Faktoren:

- soziokulturell vorgegebenes Schlankheitsideal,
- irrational kognitive Schemata,
- Problem im Familiensystem,
- Lernerfahrung mit Nahrungsaufnahme,
- biologische Faktoren,
- auslösende Faktoren.

Hinzu kommen:

- kritische Lebenssituation,
- Trennung, Tod, Erkrankungen etc.,
- Symptom der Essstörung,
- Erbrechen, Essanfälle,
- Laxantienmissbrauch,
- Zentriertheit auf Figur und Gewicht,
- biologische Konsequenzen,
- Neurotransmitterstörung,
- metabolische und endokrine Störungen,
- Erniedrigung des Energiebedarfs,
- Pseudoatrophie des Gehirns,
- Störungen gastrointestinaler Funktionen,
- aufrechterhaltende Faktoren,
- psychosoziale Konsequenzen,

- soziale Isolation,
- affektive Labilität,
- kognitive Beeinträchtigung,
- ständige gedankliche Beschäftigung mit der Nahrungsaufnahme.

Ätiologie

- Kein einheitliches Modell,
- multifaktorielle Genese (Vulnerabilität-Stress-Modell mit auslösenden und aufrechterhaltenden Faktoren).

Auslösende Faktoren:

1. Soziokulturelle Faktoren:
    - Schönheitsideal,
    - Schlankheit wird mit Intelligenz, Erfolg, Dynamik etc. gleichgesetzt (Werbung, Modewelt),
    - gleichzeitig hat sich das durchschnittliche Körpergewicht von Frauen bei gestiegenem Nahrungsmittelangebot angehoben und die Abnahme körperlicher Beanspruchung erhöht.
    - Dies führt zu einer Diskrepanz zwischen tatsächlicher Figur und dem vorgegebenen Ideal.
    - Durch die Rollenveränderung der Frau hat sich der Druck bezüglich einer schlanken Figur erhöht.
    - Die Mehrheit (weiblicher) Jugendlicher erlebt sich als „zu fett“.
    - Mehr als 50% aller 11-18 jährigen Mädchen haben mindestens eine Diät gemacht.
    - Rezidivierende Diäten können den Einstieg in eine Essstörung bilden.

2. Biologische Faktoren:

   - Das Risiko ist bei Verwandten 1. Grades erhöht (genetische Prädisposition),
   - zentrale serotonerge Dysfunktion,
   - Hypothalamus-Hypophysen-Nebennierenrinden-System ist Folge nicht Ursache.

3. Familienstruktur:

   - Die familiäre Interaktion betroffener Familien ist geprägt durch Rigidität, Konfliktvermeidung und Verstrickung,
   - das offene Äußern von Bedürfnissen und Gefühlen soll weniger akzeptiert sein.

4. Lernprozesse: Nahrung als Mittel zur Entspannung oder Belohnung.
5. Dysfunktionale Kognitionen und unbewusste Konflikte:
   Bestimmte irrationale Denkprinzipien (ähnlich wie Beck sie für die Depression beschrieben hat).
   Typisch sind Kognitionen wie:

   - „Ich bin schön und attraktiv, wenn ich dünn bin."
   - „Wenn ich 2 Kilo zunehme, kann ich keine Shorts mehr tragen."
   - „Wenn ich jetzt Schokolade esse, werde ich die Kontrolle komplett verlieren und fett werden."

   → Es handelt sich um ein „Alles oder nichts Denken".
6. Lebensereignisse:

   a. Akute Belastungen:

      - belastendes Ereignis („life event"),
      - Krankheit,
      - Trennung,
      - Angst vor Leistungsversagen.

   b. Chronische Belastungen (Krankheiten).

7. Aufrechterhaltende Faktoren:

- gezügeltes Essverhalten selbst,
- bestimmte Lernerfahrungen.

Tiefenpsychologische Sicht:
Unbewusster Konflikt, der sich in Form von Essstörungen äußert:
Essstörung als Abwehr des Konflikts, bei dem sexuelle Wünsche oder einander zuwiderlaufende Autonomiebestrebungen und Abhängigkeitswünsche eine wesentliche Rolle spielen.

Charakteristisch ist:
ein alles durchdringendes, lähmendes Gefühl eigener Unzulänglichkeit und Ineffektivität (Bruch). Es erfolgt die Kompensation durch die Erkrankung.

Gezügeltes Essverhalten:
Auf Gewichtsreduktion oder Gewichtserhalt ausgerichtetes Essverhalten, willentlich, kontrolliert, richtete sich nach Appetit, Hunger und Sättigungsgefühl.
Charakterisiert durch:

- Durchführen von Diäten,
- das Auslassen von Mahlzeiten,
- das Kalorienzählen,
- Verzicht auf hochkalorische Nahrungsmittel, Gebrauch von Diätprodukten.

Psychische/körperliche Konsequenzen:

- Depressivität,
- Reizbarkeit,
- Ängstlichkeit,
- Affektlabilität,
- gedankliche Einengung auf das Thema „Essen“,
- langsames Essen, spielen oder verstecken von Nahrungsmitteln,
- gieriges, rasches Verschlingen von Nahrungsmitteln wird beobachtet,
- Konzentrationsstörung, Störung der Entscheidungsfähigkeit,
- Interesse an sozialen Kontakten und Sexualität geht zurück,
- vegetative Störungen:
    - Schlafstörungen,
    - Kopfschmerzen,
    - gastrointestinale Funktionsstörungen,
    - Bradykardie, Bradypnoe, Hypothermie, Grundumsatz nimmt ab,
    - metabolische und endokrinologische Veränderungen (Anpassungsleistung des Körpers).

Lernerfahrungen:
Durch Gewichtsreduktion erfahren die Patienten Anerkennung und Zuwendung. Sie fühlen sich anfänglich selbstsicher, attraktiver, überlegen. Die positive Verstärkung stellt einen hohen Anreiz zur Aufrechterhaltung da.

Diagnostik

1. Durch die charakteristische Symptomatik ist nach gezielter Exploration gut die Diagnose zu stellen:
   Exploration des Essverhaltens:

   - Was wiegen sie im Augenblick?
   - Wie groß sind sie?
   - Was haben sie vor der Essstörung gewogen?
   - Haben sie ihre Periode noch?
   - Gewichtsverlauf.
   - Was würden sie gerne wiegen?
   - Haben sie Angst Gewicht zu zunehmen?
   - Sind sie aktiver oder passiver geworden?
   - Gibt es für sie verbotene Nahrungsmittel?
   - Etc.

2. Erfassung körperlicher Probleme (potentiell lebensbedrohliche Komplikationen):
   Basisparameter:

   - Gewicht,
   - Größe,
   - Blutdruck,
   - Labor (Drogenscreening),
   - EKG.

3. Psychiatrische Komorbidität.
4. Vorbehandlungen.

Differentialdiagnose

Psychisch:

- depressive Episode,
- Schizophrenie (Vergiftungswahn),
- körperliche Erkrankungen (Patienten haben Wunsch zuzunehmen),
- keine körperliche Überaktivität,
- Tumore,
- Infektionen,
- endokrinologische Störung,
- gastrointestinale Erkrankungen.

plus

- somatoforme Störungen,
- Substanzmissbrauch,
- Angst- oder Zwangserkrankungen.

Therapie

Da es sich um eine multifaktoriell bedingte Erkrankung handelt, muss ein mehrdimensionales Therapiekonzepte angewandt werden:

Ernährungshabilitation:

- Gewichtsnormalisierung,
- Behandlung organischer Komplikationen,
- Ernährungsberatung und Therapie: Beratung zu ausgewogenem und vielfältigem Ernährungsverhalten,
- das Einüben angemessenen Essverhaltens (regelmäßige, strukturierte Mahlzeiten), eventuell zusätzlich Astronautenkost.

Ziel: Gewichtsnormalisierung. Dies erfolgt durch:

- kontrollierte Gewichtszunahme (mindestens 0,5 kg/Woche),
- kontingenter Gewichtsvertrag mit „Belohnungen“,
- bei Lebensgefahr: forcierte Nahrungsgabe per Magensonde,
- gemeinsames Kochen, regelmäßiges Essen in Gruppen.

Psychosoziale Rehabilitation:

- strukturierte stationäre und teilstationäre Therapieprogramme,
- Einzelpsychotherapie,
- Familientherapie,
- Selbsthilfegruppen.

Psychotherapie:

a. Wahrnehmungstraining:

  - Körper- und kunsttherapeutische Ansätze,
  - Selbstbeobachtung in kritischen Situationen (Essprotokoll),
  - soziales Kompetenztraining (lernen, Bedürfnisse adäquat zu äußern).

b. Psychoanalytisch:

  - Bearbeitung des Autonomiekonfliktes sowie der Probleme in der Akzeptanz der weiblichen Geschlechterrolle.
  - Wenn familiäre Probleme bestehen: Familientherapie.

c. Kognitiv verhaltenstherapeutische Behandlung:
Dysfunktionale, verzerrte Gedanken werden bearbeitet und verändert.

Medikamentöse Therapie:

- untergeordnete Rolle,
- eine Antidepressiva-Wirkung ist bei der Anorexie nicht nachgewiesen,
- Bulimie: SSRIs,
- Olanzapin: unterstützt initial die Gewichtszunahme, hilft bei Körperschemastörung und bei kognitiver Einengung.

Weitere Aspekte:

Setting:

- stationär oder ambulant: entscheidet Motivation, Allgemeinzustand etc.,
- BMI < 15: eine stationäre Behandlung ist unabdingbar.

Schwierigkeiten:

- fluktuierende Motivation,
- Autonomiestreben des Patienten: Machtkämpfe mit dem Therapeuten.

Hierarchie symptombezogener Therapieziele bei der Behandlung essgestörter Patientinnen:

1. Abwendung akuter Lebensgefahr.
2. Aufbau einer Behandlungsmotivation.
3. Reduzierung therapiegefährdender Verhaltensweisen (Selbstverletzung etc.).
4. Wiederaufbau eines angemessenen Essverhaltens.
5. Modifikation dysfunktionaler Schemata.
6. Aufbau von Verhaltensfertigkeiten (Kommunikation, soziale Kompetenz).
7. Spezifische Behandlung affektiver Störungen.
8. Spezifische Behandlung von Persönlichkeitsstörungen.
9. Spezifische Behandlung posttraumtischen Störungen.
10. Unterstützung beim Erreichen individueller Ziele.
11. Verhinderung einer Chronifizierung.

Verlauf/ Prognose

Langzeitverlauf:

- vollständige Besserung in etwa 50-70% der Fälle,
- partielle Besserung in 20% der Fälle,
- chronischer Verlauf in 10-20% der Fälle.

Mortalität nimmt mit der Erkrankungsdauer zu:

- nach 15-20 Jahren: 10-20%,
- Verlauf ungünstiger, je früher die Erkrankung während der Adoleszenz beginnt.

21.2 Bulimia nervosa

Definition:

- Griechisch: „Ochsenhunger".
- Kennzeichen der Bulimie sind regelmäßige Heißhungerattacken, während derer innerhalb kurzer Zeit große Mengen, meist hochkalorischer Nahrungsmittel, verschlungen und anschließend gezielt wieder erbrochen werden.
- Häufig werden Laxantien oder Diuretika eingenommen oder Fastenperioden eingelegt, um eine Gewichtszunahme zu verhindern.
- Normalgewichtige Patienten erleben während der „Fressanfälle" einen Kontrollverlust hinsichtlich der Nahrungsaufnahme.
- Nach dem Erbrechen dominieren Gefühle von Scham, Schuld und depressiver Verstimmung.
- Häufig treten auch körperliche Probleme auf.
- Tritt die Symptomatik nach oder während einer Anorexie auf, wird dies gelegentlich als „Bulimarexie" bezeichnet.

Aufgrund der Überschneidung der Symptomatik zwischen anorektischer und bulimischer Symptomatik wurde lange diskutiert.
Die Bulimie wird seit 1980 im DSM geführt, seit 1992 auch in der ICD.

Komorbidität

- Depressives Syndrom,
- Angststörung,
- Substanzmissbrauch,
- Persönlichkeitsstörungen.

Diagnosekriterien der Bulimia nervosa nach ICD-10 und DSM-IV

	ICD-10 (F50.2)	DSM-IV (307.51)
A.	Häufige Episoden von Fressattacken in einem Zeitraum von 3 Monaten, mindestens 2 x pro Woche, bei denen große Mengen Nahrung in sehr kurzer Zeit konsumiert werden.	Wiederholte Episoden von „Fressattacken". Eine „Fressattacken-Episode" ist gekennzeichnet durch beide der folgenden Merkmale: 1. Verzehr einer Nahrungsmenge in einem bestimmten Zeitraum. Die verzerrte Menge ist größer als das was Normalgewichtige zu sich nehmen. 2. Das Gefühl, während der Episode die Kontrolle über das Essverhalten zu verlieren.

	ICD-10 (F50.2)	DSM-IV (307.51)
B.	Andauernde Beschäftigung mit dem Essen, eine unwiderstehliche Gier oder Zwang zu essen.	Wiederholte Anwendung von unangemessenen, einer Gewichtszunahme gegensteuernden Maßnahmen: selbstinduziertes Erbrechen, Missbrauch von Laxantien, Diuretika, Fasten, übermäßige Betätigung.
C.	Die Patienten versuchen, der Gewichtszunahme durch die Nahrung mit einer oder mehreren der folgenden Verhaltensweisen entgegenzusteuern: - selbstinduziertes Erbrechen, - Missbrauch von Abführmitteln, - zeitweilige Hungerperioden, - Gebrauch von Appetitzüglern Diuretika etc.	Die „Fressattacken“ und das unangemessene Kompensationsverhalten kommen 3 Monate lang im Durchschnitt mindestens 2 x/Woche vor.
D.	Selbstwahrnehmung als „zu fett“, mit einer sich aufdrängenden Furcht, zu dick zu werden (was meist zu Untergewicht führt).	Figur und Körpergewicht haben einen übermäßigen Einfluss auf die Selbstbewertung.
E.		Störung tritt durchschnittlich im Verlauf von Episoden einer Anorexia nervosa auf.

Klassifikation nach DSM

Die Bulimia nervosa wird in 2 Untergruppen unterteilt:

1. „Purging type“ (Bulimia nervosa mit regelmäßigem Erbrechen oder Laxantien- bzw. Diuretikaeinnahme).
2. „Non-purging type“ (Bulimia nervosa mit gegensteuernden Maßnahmen wie Fasten oder übermäßiger körperlicher Aktivität).

Symptome

- Gelegentlich beobachtet man die Überzeugung „fett“ zu sein,
- Einengung auf Beschäftigung mit dem Thema „Essen“,
- Störung der Körperwahrnehmung sowie der Wahrnehmung emotionaler Qualitäten,
- im Vergleich zur Anorexie kommt es jedoch nicht zu einem starken Untergewicht,
- Gewichtsschwankungen, jedoch normalgewichtig oder leicht übergewichtig,
- Rituale während des Essens (z.B. Musik hören),
- Selbstwertproblematik,
- Wert der eigenen Person wird an Normen (Schlankheitsideal) und an Meinungen anderer Menschen gekoppelt,
- Scham-, Schuld- und Versagensgefühle.

Körperliche Symptome:

- Parotitis,
- schwerer Karies,
- Oesophagitiden/Pharyngitis,
- Herzrhythmusstörungen,
- rezidivierende Pankreaditiden,
- Schwielen an den Fingern oder am Handrücken,
- diabetische Entgleisungen,
- Elektrolytverschiebungen (Hypokaliämie),
- Niereninsuffizienz,
- Magendilatation,
- Gastritiden.

Komorbidität

- Angsterkrankungen (vor allem soziale Phobie),
- Alkoholmissbrauch,
- depressive Episoden,
- borderline Persönlichkeitsstörung,
- finanzielle Probleme (aufgrund eines erhöhten Nahrungsbedarfs),
- ADHS.

Epidemiologie

- Bulimie > Anorexie,
- Frauen > Männer,
- nicht selten geht eine Bulimie der Anorexie voraus.

Ätiologie

Das ätiologisches Modell der Anorexie lässt sich weitgehend auf die Bulimie übertragen.

Diagnostik

Diagnostik: s. Anorexie.

Differentialdiagnosen

1. Somatische Erkrankungen:

   - hypothalamischer-hypohysärer Tumor,
   - Diabetes mellitus,
   - Hyperthyreose,
   - Kleine-Levin-Syndrom.

2. Psychische Erkrankungen:

   - andere Essstörungen,
   - affektive Störungen,
   - Schizophrenie,
   - Belastungsreaktion,
   - Anpassungsstörungen.

Therapie

- Maßnahmen der Gewichtszunahme sind in der Regel bei bulimischen Patienten nicht erforderlich,
- sonst entspricht die Therapie die der Anorexia nervosa.

Prognose/ Verlauf

- Besser als bei der Anorexia nervosa,
- geringere Mortalität.

21.3 Binge Eating Disorder

Definition:

- „Binge“: „Sauf-Fressgelage“,
- regelmäßige Essanfälle (psychische Hyperphagie) ohne gegensteuerndes Verhalten,
- meist besteht Übergewicht,
- werden nicht durch „purging“ (selbstinduziertes Erbrechen, Laxantiengebrauch, exzessive sportliche Betätigung) kompensiert.

Sie wurde 1994 in die DSM-IV aufgenommen.

Die Überschneidungen mit der Adipositas und der Bulimia nervosa vom „non purging“-Typus sind groß.

Symptomatik

- Verzehr großer Mengen an Lebensmitteln,
- während des Essens: Kontrollverlust (essen immer schneller),
- Essen ohne Hunger zu haben bis zu einem unangenehmen Hungergefühl,
- Essen meist alleine,
- danach Schamgefühl, Deprimiertheit, Schuld- oder Ekelgefühl.

Zusätzlich wird im DSM zur Diagnosestellung gefordert:
„Heißhungerattacken“ über 6 Monate an mindestens 2 Tagen der Woche, unter denen die Betroffenen erheblich leiden.

Epidemiologie

- Männer = Frauen,
- 50% leiden an Adipositas.

Ätiologie

- Unklar,
- genetische Disposition,
- soziokulturelle Faktoren,
- psychische Faktoren (Störung der Körperwahrnehmung, des gezügelten Essverhaltens).

Komorbidität

- Depressive Syndrome,
- Angsterkrankungen,
- Persönlichkeitsstörungen.

Diagnostik

Vorstellung wegen des Übergewichts.

Erfragen:

- Essverhalten,
- Störung der Körperwahrnehmung,
- emotionale Probleme.

Differentialdiagnose

- Körperliche Erkrankung ausschließen (Diabetes mellitus, hypophysärer oder hypothalamischer Tumor),
- depressive Episoden,
- Medikamente (Neuroleptika, Lithium, trizyklische Antidepressiva).

Therapie

- Ernährungsrehabilitation und Psychotherapie
- plus angeleitete Selbsthilfe, kognitive Verhaltenstherapie,
- interpersonelle Psychotherapie,
- Behandlung komorbider Erkrankungen,
- Absetzen von stimulierenden Substanzen (Nikotin, Amphetamine, Kokain),
- Medikamente: eventuell SSRIs (kein Nachweis),
- Ziel: Gewichtsreduktion.

Verlauf/ Prognose

Die Kombination aus Ernährungsrehabilitation mit Gewichtsreduktion und Einzel- und Gruppentherapie ist so günstig wie bei der Bulimia nervosa.

21.4 Adipositas

Definition:

- Adipositas: Anteil von Körperfett an der Ganzkörpermasse ist zu hoch,
- Übergewicht: Erhöhung der Körpermasse, dass heißt das Gewicht liegt oberhalb entsprechender Alters- und Geschlechtsnormen.

Klassifikation

- Messmethode: BMI,
- BMI von 25-30: Übergewicht,
- BMI von < 30: Adipositas.

Muster der Fettverteilung

- Abdominelle Fettansammlung (häufiger Männer): Risiko für Folgeerkrankungen erhöht.
- Gluteofemorale Fettansammlung (eher bei Frauen).

Symptomatik

Kardiovaskulär:

- arterielle Hypertonie,
- Herzinfarkt,
- Herzinsuffizienz,
- Schlaganfall,
- Lungenembolie.

Stoffwechsel:

- Diabetes mellitus Typ 2,
- Hyperlipidämie,
- metabolisches Syndrom,
- Gicht.

Sonstige:

- Katarakte,
- Krebserkrankungen,
- Schwangerschaftsprobleme,
- Schlaf-Apnoe,
- erhöhtes Mortalitätsrisiko.

Epidemiologie

- 50% aller Erwachsenen in den Industrienationen sind übergewichtig,
- jeder 5.-6. hat Adipositas,
- 10-20% der Schulkinder sind übergewichtig,
- Tendenz steigend (Industriestaaten).

Ätiologie

Genetische Faktoren:

- z.B. Energieverbrauch,
- Anzahl der Fettzellen.

Psychosoziale Faktoren:

- Nahrungsaufnahme durch Lernerfahrung beeinflusst,
- Eltern: Modellcharakter (Süßigkeiten, „Teller wird leer gegessen").

Soziokulturelle Faktoren:
Nahrungsmittelangebot ist sehr hoch (westliche Staaten).

Schematische Darstellung der Entstehung der Adipositas:

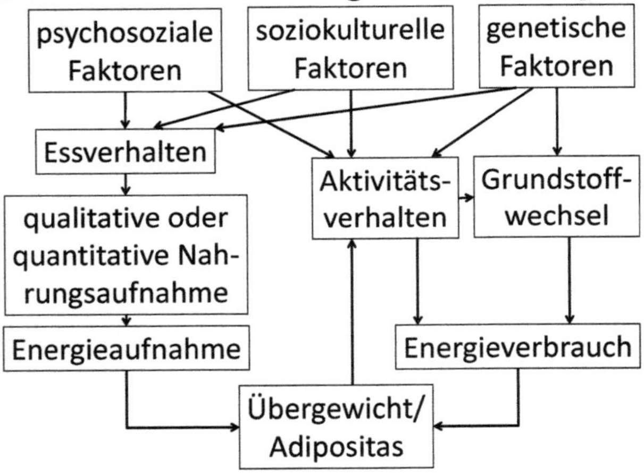

Diagnostik

- BMI,
- ernährungs-, aktivitätsbezogene Anamnese,
- Erfassung komorbider Erkrankungen,
- Erfassung von Folgeerkrankungen,
- Ausschluss organischer Erkrankungen.

Differentialdiagnose

Sekundäre Adipositas:

- Morbus Cushing, Hypothyreose (endokrinologische Erkrankung),
- Medikation:
    - Antipedressiva wie Mirtazapin,
    - Neuroleptika wie Quetiapin oder Olanzapin,
- Binge Eating Disorder.

Therapie

1. Ernährungsrehabilitation:
    - Gewichtsreduktion (Diät): hypokalorische Mischkost, Einsparung von 500 Kilokalorien/Tag.
    - Sinnvolle Verteilung von:
        - 50-55% Kohlenhydrate,
        - 30% Fett,
        - 15-20% Eiweiß.
    - Kontinuierlicher Gewichtsverlust (0,5 kg/Woche).
2. Sport.
3. Verhaltenstherapie:
    - Einsichten über ungünstige Verhaltensweisen,
    - Selbstkontrolltechniken.
4. Pharmakotherapie:
   Bei schwerer Adipositas BMI $>$ 35 plus Risikofaktoren.
    a. Zentral wirksame serotonerg und noradrenerg wirksame Substanzen (Sibutramin):
        - verstärken das Sättigungsgefühl,
        - erhöhen den Energieumsatz,
        - 10 mg/Tag,
        - Nebenwirkungen: Herzfrequenzerhöhung, Blutdruckerhöhung.

b. Orlistat (Lipasehemmer):

  - Hemmung der intestinalen Fettaufnahme (120 mg/Tag),
  - Nebenwirkungen: Durchfall, Fettstühle, Darmkrämpfe, Meteorismus, Hypovitaminose.

5. Operation:

- Laut den Leitlinie für die Chirurgie der Adipositas werden in Deutschland vier Verfahren angewendet: das Magenband, der Schlauchmagen, Magenbypass (Roux-Y-Magen-Bypass) und biliopankreatische Diversion mit Duodenalswitch.
- Indikation:
  - BMI $>$ 40 oder BMI $>$ 35 mit Begleiterkrankungen (Diabetes mellitus, Schlafapnoe, arterielle Hypertonie usw.).
  - Das Übergewicht besteht seit mehr als 3 Jahren.
  - Alter zwischen 18-65 Jahren.
  - Ausgeschöpfte konservative Methoden.
  - Keine Suchtsymptomatik wegen der Gefahr der Suchtverlagerung.

22 Psychische Störungen bei Kindern und Jugendlichen

Psychische Störungen bei Kindern und Jugendlichen werden nach dem multiaxialen Klassifikationsschema (MAS) der WHO auf mehreren Achsen abgebildet:

Achse	Klassifikation nach WHO	Beispiele nach ICD-10
1	klinisch-psychiatrische Syndrome	hyperkinetische Störung (F90) Tic-Störungen (F95) Enuresis (F98)
2	Entwicklungsstörungen	Lese-Rechtschreibstörung (F81.2) Rechenstörung (F82.2)
3	Intelligenzniveau	Schwere intellektuelle Behinderung (F70)
4	körperliche Symptomatik	
5	aktuelle psychosoziale Umstände	
6	Globalbeurteilung der psychosozialen Anpassung	

Die Einteilung erfordert genaue Kenntnisse der Normalentwicklung!

Ätiologie:

Die Ätiologie psychischer Störungen im Kindes- und Jugendalter ist multifaktorieller Genese

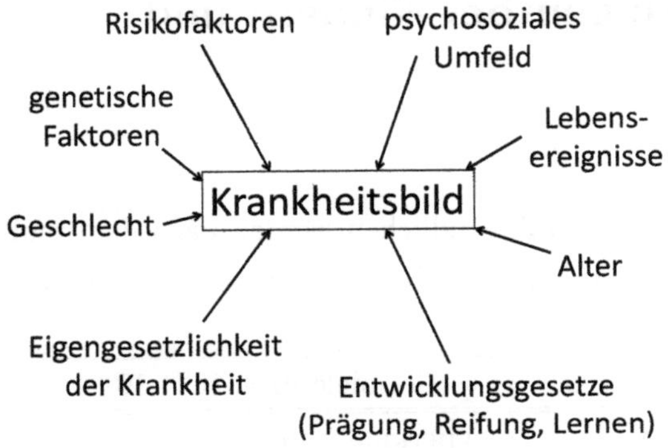

Therapie:

Die Therapie ist aufgrund der multifaktoriellen Genese mehrdimensional:

- Psychoedukation,
- Psychotherapie,
- Pharmakotherapie,
- Einbeziehung der Familie und des Umfeldes.

22.1 Intelligenzminderung (Oligophrenie, geistige Behinderung) und Demenz im Kindesalter

Definition:

- Die Intelligenzminderung ist definiert als eine stehen gebliebene, unvollständige Entwicklung der geistigen Fähigkeit, die sich im Laufe der Jahre manifestiert.
- Synonyme nach ICD-10 sind „Oligophrenie" und „geistige Behinderung".
- Die Demenz ist davon zu unterscheiden, weil es sich hier um einen umschriebenen Abbauprozess bereits ausgebildeter und entwickelter Intelligenzfunktionen handelt.

Verteilung innerhalb der Intelligenzminderung:

- leichte Intelligenzminderung 80%,
- mittelgradige Intelligenzminderung 12%,
- schwere Intelligenzminderung 7%,
- schwerste Intelligenzminderung mit weniger als 1%.

Klassifikation der Intelligenzminderungen nach ICD-10

IQ	Intelligenz	Auswirkung
85-70	niedrige Intelligenz (Lernbehinderung)	Können sich im Leben selbstständig zurechtfinden. Einfache berufliche Tätigkeiten sind möglich. Besuch der Hauptschule.
69-50	leichte Intelligenzminderung (leichte geistige Behinderung, früher Debilität)	Einfache praktische Tätigkeiten sind möglich. Besuch der Schule zur individuellen Förderung oder individuellen Lebensbewältigung.
49-35	mittelgradige Intelligenzminderung (mittelgradige geistige Behinderung, früher Imbezillität)	Von familiärer oder institutioneller Fürsorge abhängig. Einfache Tätigkeiten nur in beschützten Werkstätten möglich. Besuch der Schule zur individuellen Lebensbewältigung.
34-20	schwere Intelligenzminderung (schwere geistige Behinderung, früher ausgeprägte Imbezillität)	Mehrheitlich in Institutionen untergebracht. Schulbesuch ist kaum möglich. Häufig zusätzliche Behinderung vorhanden, z.B. Lähmungen.
19-0	schwerste Intelligenzminderung (schwerste geistige Behinderung)	Überwiegend Pflegefälle mit Mehrfachbehinderungen.

IQ = Intelligenzquotient

Epidemiologie

Die Anzahl der geistigen Behinderungen in der deutschen Gesamtbevölkerung liegt bei etwa 2-3% (Jungen > Mädchen).

Ätiologie

In 50% unklare Genese.

Pränatal:

- Genmutation:
  - Stoffwechselstörung z.B. Phenylketonurie,
  - dominant vererbte Genmutation z.B. Neurofibromatose,
  - X-chromosomal, z.B. Rett-Syndrom.
- Fehlbildung, Retardierung: z.B. Prader-Willi-Syndrom.
- Chromosomenanomalien:
  - Trisomien, z.B. Down-Syndrom,
  - Deletionen, z.B. Katzenschrei-Syndrom,
  - gonosomale Aberationen, z.B. Klinefelter-Syndrom (xxy).
- Exogen verursacht:
  - Infektionen (z.B. Röteln),
  - toxisch, z.B. Alkohol, Strahlen.

Perinatal entstandene Formen: z.B. Sauerstoffmangel durch Geburtstrauma oder Frühgeburt.

Postnatal entstandene Formen:

- Schädelhirntrauma,
- Entzündungen,
- Tumoren.

Symptomatik

- Störung der Anpassungsfähigkeit an neue und geänderte Situationen.
- Unfähigkeit zur Differenzierung zwischen Wichtigem und Unwichtigem.
- Störung im Bereich des Antriebs und des Affekts.
- Ausgeprägter Bewegungsdrang (erethisch) mit Kurzschlusshandlungen.
- Bei schwerer geistiger Behinderung kommt es häufig zur Automutation (Selbstverstümmelung).
- Geschmacksstörung.
- Psychische Störungen sind häufiger als bei normaler Intelligenz.

Diagnostik

- Internistische/neurologische Untersuchung,
- neuropsychologische Testung,
- psychogenetische Untersuchungen.

Differentialdiagnose

- Demenzzustände,
- frühkindlicher Autismus,
- Epilepsie.

Therapie

1. Symptomatisch:
    - funktionelle Übungsbehandlung,
    - verhaltenstherapeutische Maßnahmen zur Beseitigung von Verhaltensauffälligkeiten (z.B. selbstverletzendes Verhalten).
2. Medikamentöse Therapie:
   Milderung der Hyperaktivität (niederpotente oder atypische Neuroleptika) plus Risperidon.
3. Unterstützung und Beratung der engen Bezugspersonen und des sozialen Umfeldes.

22.2 Umschriebene Entwicklungsstörungen

Sie nehmen ihren Beginn meist im Kleinkindesalter und sind mit der biologischen Reifung des Nervensystems eng verknüpft.

Definitionskriterien einer umschriebenen Entwicklungsstörung nach ICD-10 (F90)

- Beginn ausnahmslos in der Kindheit.
- Störung der sprachlichen, motorischen und schulischen Fertigkeiten sind eng mit der biologischen Reife des zentralen Nervensystems verknüpft.
- Störungen sind nicht Ausdruck einer allgemeinen Intelligenzminderung.
- Störungen sind nicht Ausdruck einer mangelhaften Förderung.
- Der Verlauf ist nicht durch spontane Remission oder Rezidive charakterisiert.
- Störungen sind nicht Folge einer organischen oder primär psychotischen Störung.

Unterscheidung:

1. Umschriebene Entwicklungsstörungen:
    - des Sprechens und der Sprache,
    - schulischer Fertigkeiten,
    - motorischer Funktionen.
2. Tiefgreifende Entwicklungsstörungen.

Klassifikation der umschriebenen Entwicklungsstörungen

Umschriebene Entwicklungsstörungen des Sprechens und der Sprache (F80):

Klassifikation	Beispiele
Artikulationsstörung (F80.0)	- Dyslalie - entwicklungsbedingte Artikulationsstörung - Lallen - phonologische Entwicklungsstörung
expressive Sprachstörung (F80.1)	- Dysphagie oder Aphagie
rezeptive Sprachstörung (F80.2)	- Dysphasie oder Aphasie - Wernicke-Aphasie
erworbene Aphasie mit Epilepsie	
sonstige Entwicklungsstörungen des Sprechens und der Sprache (F80.8)	Lispeln

Umschriebene Entwicklungsstörung der motorischen Funktionen (F82):

Klassifikation	Beispiele
Umschriebene Entwicklungsstörungen der: - Grobmotorik (F82.0) - Fein- und Grobmotorik (F82.1) - Mundmotorik	 Schreiben Sprechstörungen

Umschriebene Entwicklungsstörungen schulischer Fertigkeiten (F81):

Klassifikation	Beispiele
Lese- und Rechtsschreibstörung (F81.0)	- Entwicklungsdyslexie - umschriebene Lesestörung - Leserückstand
isolierte Rechtschreibstörung (F81.1)	
Rechenstörung (F81.2)	- entwicklungsbedingtes Gerstmann-Syndrom - Entwicklungsstörung des Rechnens - Entwicklungskalkulie
kombinierte Störung schulischer Fertigkeiten (F81.3)	

22.2.1 Sprachstörung

- Hörstummheit (Audimutitas),
- Stammeln und Dyslalie (Artikulationsstörung),
- einzelne Laute oder Lautverbindungen fehlen völlig oder werden durch andere ersetzt oder entstellt,
- kommen am häufigsten vor,
- Agrammatismus und Dysgrammatismus,
- Unfähigkeit grammatikalisch korrekt zu sprechen.

22.2.2 Sprechstörungen

- Störung des Sprechablaufes, des Redeflusses.
- Poltern: Störung des Redeflusses (hohe fehlerhafte Sprechgeschwindigkeit, die unrhythmisch und ruckartig verläuft).
- Stottern ist eine Störung des Sprechflusses:
    - Hemmung (tonisches Stottern),
    - Unterbrechung (klonisches Stottern).

Ätiologie

- Polygene genetische Faktoren,
- psychosoziale Faktoren.

Differentialdiagnosen

- Hörstörungen,
- geistige Behinderungen,
- frühkindlicher Autismus,
- sprachliche Deprivation.

Therapie

Logopädische Behandlung.

22.2.3 Lese-Rechtschreibstörung (Legasthenie)

Ätiologie

- Genetisch,
- Störung der zerebralen Informationsverarbeitung.

Symptomatik

- Auslassen, Ersetzen, Verdrehen oder Hinzufügen von Wortteilen oder Wörtern,
- Diskrepanz der Fehlerhaftigkeit zur Altersnorm und zur allgemeinen intellektuellen Begabung.

Diagnostik

Standardisierte Lese- und Rechtsschreibtests plus Intelligenzmessverfahrens.

Diffenetialdiagnosen

- Neurologische Erkrankungen,
- Seh-, Hörstörungen,
- der Verlust einer erworbenen Lesefähigkeit (Dyslexie) oder Rechtschreibfähigkeit (Dysgraphie) aufgrund einer erworbenen zerebralen Schädigung muss ausgeschlossen werden.

Therapie

- Beratung der Eltern und der Kinder,
- spezifische Übungsbehandlung des Lesens, Rechtschreibens bzw. Rechnens,
- psychotherapeutische Maßnahmen,
- sozialrechtliche Hilfen,
- Ausschöpfung schulrechtlicher Möglichkeiten.

22.2.4 Rechenstörung (Dyskalkulie)

Ätiologie

Defizite bei der Sprachinformationsverarbeitung:

- Defizite bei der visuell-räumlichen Informationsverarbeitung,
- genetische Aspekte.

Symptomatik

Störung in der Zahlensemantik:

- Rechenoperationen werden nicht verstanden,
- Schwächen im sprachlichen Umgang mit Zahlen,
- Probleme bei den 4 Rechenarten.

Diagnostik

- Standardisierte Intelligenzfeststellung,
- standardisierte Rechentests.

Verlauf

- Sekundäre Ausbildung emotionaler Störungen (Ängste, Depressionen, Schulverweigerung),
- Störung im Sozialverhalten,
- psychosomatische Probleme.

22.2.5 Umschriebene Entwicklungsstörungen der motorischen Funktion

Ursache:
Gestörte motorische Entwicklung.

Ätiologie

- Genetische Aspekte,
- erworbene Besonderheiten.

Symptomatik

- Kinder sind ungeschickt,
- sie haben Schwierigkeiten sich selbst anzukleiden, die Schuhe zuzubinden, zu zeichnen und zu malen,
- Schwimmen und Fahrradfahren werden spät erlernt,
- Außenseiterrolle in der Schule.

Diagnostik

- Brenner Entwicklungstest,
- Münchner funktionelle Entwicklungsdiagnostik.

Differentialdiagnosen

- Zerebalparesen,
- motorische Entwicklungsbeeinträchtigung bei Intelligenzminderung,
- Sehbehinderung,
- Autismus,
- Zwang,
- Psychose.

Therapie

Frühe Förderung motorischer Erfahrungen und Fertigkeiten.

22.3 Tiefgreifende Entwicklungsstörungen

- Frühkindlicher Autismus nach Kanner (F84.0),
- autistische Psychopathie nach Asperger (F84.2),
- Rett-Syndrom (F84.5).

22.3.1 Autismus

Definition:

- Qualitative Beeinträchtigung in den sozialen Interaktionen und Kommunikationsmustern plus
- eingeschränktes, stereotypes, sich wiederholendes Repertoire von Interessen und Aktivitäten.

Klinisch unterscheidet man 2 Formen:

1. Frühkindlicher Autismus nach Kanner.
2. Autistische Psychopathie nach Asperger.

Ätiologie

Ungeklärt. Es handelt sich um eine Störung in der kognitiven Informationsverarbeitung.

Symptomatik

Frühkindlicher Autismus nach Kanner:

- Entwickelt sich vor dem 3. Lebensjahr,
- die nonverbale soziale Interaktion ist gestört,
- Blickkontakt wird vermieden,
- soziales Lächeln entwickelt sich sehr verspätet,
- differenzierte Mimik und Gestik zum Ausdruck von Gefühlen fehlen,
- Beziehungsaufbau zu anderen ist gestört,
- dingliche Gegenstände wecken mehr Interesse als vertraute Angehörige,
- 50% erlernen keine Sprache,
- wenn Sprache vorhanden ist, zeigen sich häufig stereotype Wort- und Satzfolgen, Neologismen, pronominale Umkehr (Du statt Ich),
- Echolalie,
- Störung der Intonation,
- im Affekt sind die Kinder indifferent,
- 2/3 weisen eine Intelligenzminderung auf,
- Motorik stereotyp und monoton,
- Kinder bohren mit den Fingern in den eigenen Augen,
- Selbstverstümmelung,
- Veränderungsängste,
- Kreativität und Spielverhalten sind eingeengt!

Autistische Psychopathie nach Asperger:

- Beginn ab dem 3. Lebensjahr,
- günstigere Sozialprognose,
- unauffällig intellektuelle Leistungsfähigkeit,
- Sprachentwicklung ist nicht verzögert,
- motorisch ungeschickt,
- Sprache geschraubt, affektiert, oft situationsadäquat,
- typisch: Spezial- und Sonderinteressen (technisches Wissen etc.)
- Spielverhalten ist wenig kreativ, hochdifferenziertes Spielmuster.

Diagnostik

- Anamnese,
- Exploration,
- Entwicklungs-Intelligenzdiagnostik,
- neurologische Untersuchung,
- Seh-, Hörprüfung,
- EEG: Ausschluss Epilepsie.

Differentialdiagnose

- Frühkindliche Schizophrenie,
- Entwicklungsstörung der Intelligenz,
- Seh- und Hörstörungen plus
- Deprivationssyndrom,
- Autismus (Sprachverweigerung), nonverbale Kommunikation und Interaktionen sind unauffällig.

Therapie

- Frühestmögliche ärztliche Versorgung,
- pädagogische Betreuung,
- familiäre Unterstützung,
- verhaltenstherapeutische Hilfen und Behandlung von Begleitstörungen.

Psychopharmakotherapie: (z.B. atypische und klassische Neuroleptika) Bei Begleiterkrankungen wie Selbstverletzungen, Fremdaggressionen, Ess- und Ausscheidungsstörungen.

22.3.2 Rett-Syndrom

Ätiologie

- Genetisch,
- fast ausschließlich bei Mädchen.

Symptome

- Beginn zwischen dem 7. und 24. Lebensmonat,
- teilweiser oder vollständiger Verlust des bereits erworbenen Sprachvermögens und der Handgeschicklichkeit,
- ataktische Bewegungen,
- charakteristisch sind stereotype Handbewegungen (sogenannte Waschbewegungen):
    - Rumpfataxie, Skoliose, choreatiforme Bewegungen,
    - Kopfwachstum verlangsamt sich, dementieller Prozess stellt sich ein.

Prognose

Progredienter Verlauf.

22.4 Aktivität- und Aufmerksamkeitsstörung (ADHS)

Synonyme:

- Aufmerksamkeitsdefizit-Hyperaktivitäts-Syndrom,
- hyperkinetische Störung.

Klassifikation nach ICD-10

1. Einfache Aktivitäts- und Aufmerksamkeitsstörung (F90.0).
2. Hyperkinetische Störung des Sozialverhaltens (F90.1).

Charakteristika

- Situationsübergreifende, extreme motorische Unruhe,
- Störung der Aufmerksamkeit,
- Störung der Impulskontrolle,
- bei 1/3 der Betroffenen kann eine Persistenz bis ins Erwachsenenalter bestehen.

Epidemiologie

Jungen > Mädchen.

Ätiologie

- Multikausal (genetisch, neurobiologische Erklärungsansätze),
- neuroanatomische und neurophysiologische Auffälligkeiten finden sich im Bereich des Frontalhirns und der Basalganglien,
- Dysregulation der Konzentrations- oder Aktivierungsverhältnisse verschiedener Neurotransmittersysteme,
- perinatale Intoxikationen.

Symptome

- Hyperaktivität: Ruhelosigkeit, ständiges Reden und Lärmen, ziellose Aktivität,
- Aufmerksamkeitsstörung: Tätigkeiten werden vorzeitig abgebrochen, hochgradige Ablenkbarkeit,
- Impulsivität: niedrige Frustrationstoleranz.

Folgen:

- Störung im Sozialverhalten ist möglich,
- Jugendalter: Symptome der motorischen Unruhe gehen später zurück, erhöhte Impulsivität und verminderte Aufmerksamkeit bleiben.

Diagnostik

- Sorgfältige Anamneseerhebung,
- körperlich/neurologische Untersuchung,
- neuropsychologische Testverfahren,
- standardisierte Symptomskalen wie z.B. Conners Rating Scales.

Differentialdiagnosen

- Störungen des Sozialverhaltens,
- Intelligenzminderung,
- hirnorganische Psychosyndrome,
- Seh-, Hörstörungen,
- epileptische Psychosyndrome.

Komorbidität

- Tic-Störungen,
- Lese-Rechtschreib-Störungen,
- Angststörungen,
- Sprech-Sprachstörungen.

Therapie

- Mehrdimensionale Therapie: Beratung der Eltern und des Kindes,
- Verhaltenstherapie plus spezielle Pädagogik plus Pharmakotherapie mit Psychostimulantien.

Verhaltenstherapeutische Programme:

- Kontingenz-Programme,
- Selbstinstruktionstraining,
- Selbstmanagementverfahren.

Das Kind lernt problematisches Verhalten zu erkennen und sein Spiel- und Arbeitsverhalten zu modifizieren.

Medikamente: Psychostimulanzien

- Methylphenidat (liegt auch in retardierter Form vor),
- alternativ D-L-Amphetamin,
- Dosis: maximal 1 mg/kg/KG (effektivste Behandlungsmethode),
- Kombination: Verhaltenstherapie plus Pharmakotherapie.

Nebenwirkungen:

- Übelkeit,
- Einschlafstörungen,
- Appetitminderung,
- Kopfschmerzen,
- Schwindel,
- Dysphorie.

Schulische Maßnahmen:

- Aufklärung und Beratung des Lehrkörpers,
- heilpädagogische Maßnahmen.

22.5 Störung des Sozialverhaltens

Bei einer Störung des Sozialverhaltens (F91) kommt es zu einem sich wiederholenden, andauernden Muster dissozialen, aggressiven oder aufsässigen Verhaltens.

Synonyme: Dissozialität, antisoziales Verhalten.

Ätiologie

- Störungen im Sozialverhalten,
- genetische Aspekte,
- Neurochemie,
- Hormone,
- Temperamentsfaktoren,
- Sozialstatus der Eltern,
- Erziehungsverhalten der Eltern,
- Persönlichkeitsmerkmale der Eltern,
- soziales Umfeld,
- Neurophysiologie.

Symptomatik

- Wutausbrüche,
- häufiges Streiten,
- aggressive Ablehnung,
- gezieltes Lügen sowie Brechen von Vereinbarungen,
- aggressive körperliche Auseinandersetzung,
- Zerstörung fremden Eigentums,
- problematischer Schulbesuch.

Komorbidität

- Hyperkinetische Störung,
- organisches Psychosyndrome,
- umschriebene Entwicklungsstörung,
- Anpassungsstörung,
- Drogenmissbrauch.

Diagnostik

- Anamnese,
- Fremdanamnese,
- Psychodiagnostik,
- neurologische/internistische Untersuchung, einschließlich Ableitung eines EEGs.

Therapie

Ziel: Eindämmung der Kernsymptomatik um einer drohenden Delinquenz vorzubeugen.

Therapeutische Maßnahmen:

- Kind- oder adoleszensorientierte Verfahren (verhaltenstherapeutische Programme),
- familienzentrierte Verfahren,
- kommunale lebensumfeldnahe Maßnahmen (Integration in Jugendgruppen).

Pharmakotherapie:

Bei aggressiven Verhaltensweisen können Medikamente wie z.B. Lithium oder Carbamazepin eingesetzt werden.

22.6 Emotionale Störung

Werden unterteilt in:

1. Angststörungen,
2. depressive Störungen.

22.6.1 Angststörungen

- Phobische Ängste,
- Trennungsängste.

Ätiologie

- Klassische Konditionierung, das operante Lernen plus Modelllernen,
- genetische Disposition.

Symptomatik

- Trennungsangst,
- Schulangst.

Ursachen

- Ungelöste Konflikte,
- begründete Angst vor Verlassen werden,
- Lernschwäche, Überforderung, körperliche Auffälligkeiten, Hänseleien oder Bedrohungen durch Mitschüler (Mobbing),
- Konflikte mit Lehrern.

Diagnostik

- Anamnese/Fremdanamnese,
- Beobachtung,
- standarisierte Selbst- und Fremdratingskalen.

Therapie

- Ambulant,
- Einbeziehung und Entlastung der Eltern,
- Reizkonfrontation (graduiert).

22.6.2 Depressive Störungen

Ätiologie

- Genetische Disposition,
- biologische und auch psychosoziale Wirkfaktoren.

Symptomatik

- Rückzug,
- Kopfschmerzen,
- Übelkeit,
- Bauchschmerzen,
- Schlafstörungen,
- Niedergeschlagenheit,
- traurige Grundstimmung,
- Interessenverlust, Antriebsstörungen, hohe Ermüdbarkeit bei bestimmten Schlafstörungen,
- Konzentrationsstörungen,
- Appetitlosigkeit,
- vermindertes Selbstwertgefühl.

Diagnostik

Befragen der Kinder.

Therapie

- Verhaltenstherapie plus Pharmakotherapie (Antidepressiva),
- psychodynamisches Verfahren (Spieltherapie) plus Pharmakotherapie (Antidepressiva).

22.7 Psychosen bei Kindern und Jugendlichen

Schizophrene Psychosen lassen sich im Kindesalter sehr viel schwerer diagnostizieren, da die Symptomatik nicht immer eindeutig psychotisch ist.

Es werden 2 Formen unterschieden:

1. Schleichender hebephrenieähnlicher Verlauf.
2. Akut einsetzende schubartige Symptomatik.

Ungefähr 1% aller Schizophrenien treten vor dem 10. Lebensjahr auf.

Symptomatik

Prodromalssymptome:

- Störung von Konzentration,
- Störung der Aufmerksamkeit,
- Antriebs- und Motivationsstörung,
- Schlafstörungen,
- Ängste,
- sozialer Rückzug,
- Misstrauen, Leistungsknick in der Schule und im Beruf.

Therapie

Der akuten Behandlungsphase schließt sich eine Remissionsphase an.

Psychopharmakotherapie:
Atypische Neuroleptika (wenig extrapyramidale Störung, gut bei der negativen Symptomatik, geringe Gefahr der Spätdyskinesien).

Prognose

Ist sehr ungünstig, daher ist die Rehabilitationsphase sehr wichtig!

22.8 Tic-Störung

Einteilung:

- einfache/komplexe,
- verbal/motorisch.

Ätiologie

- Genetisch,
- neurobiologisch,
- psychologische Wirkmechanismen.

Therapie

- Verhaltenstherapie,
- Pharmakotherapie: Tiaprid, Risperidon, Pimorid, Haloperidol.

22.9 Essstörungen

Adipositas, Anorexia nervosa, Bulimia nervosa.
(Siehe Kapitel 21.)

22.9.1 Adipositas bei Kindern

Ätiologie

- Genetische Faktoren,
- psychosoziale Konstellation,
- lerntheoretische Aspekte.

Therapie

- Umstellung der Ernährungsgewohnheiten,
- stärkere Bewegungen.

22.9.2 Anorexia nervosa

Risikogruppen:

- Tänzerinnen,
- Turnerinnen,
- Models.

Therapie

- 70-80% können die Symptomatik überwinden,
- bei ungefähr 20% entwickelt sich ein chronischer Verlauf.

22.9.3 Bulimia nervosa

Siehe Erwachsene.

22.10 Ausscheidungsstörungen

22.10.1 Enuresis

Enuresis (F98.0).
Definition:
Liegt vor, wenn ab einem Lebensalter/Entwicklungsalter von 5 Jahren ein unwillkürlicher Harndrang vorliegt, wobei organische Ursachen ausgeschlossen werden.

Ätiologie

- Biologische Faktoren (genetische Aspekte),
- psychosoziale Faktoren (emotional belastende Ereignisse).

Klassifikation

1. Primäre Enuresis (Andauern der infantilen Inkontinenz).
2. Enuresis diurna (Einnässen am Tage).
3. Enuresis nocturna (nächtliches Einnässen).
4. Sekundäre Enuresis (nach Periode erworbener Blasenkontrolle Rückkehr zum erneuten Einnässen).

Therapie

Gestuftes Vorgehen:

1. Diagnoseerklärung und Beratung.
2. Verhaltenstherapeutische Programme, wie Verstärkens- und Belohnungspläne, werden mit gutem Erfolg eingesetzt.
3. Einsatz von Weckgeräten.
4. Pharmakotherapie: trizyklische Antidepressiva (Imipramin).

22.10.2 Enkopresis

Enkopresis (F98.1).

Definition:

Wiederholtes unwillkürliches oder willkürliches Absetzen von Stuhl in Kleidung.

Ätiologie

- Biologische Faktoren,
- psychosoziale Faktoren.

Diagnostik

Kinderpsychiatrische und organische Abklärung.

Therapie

Gestuftes kombiniertes Vorgehen wie bei der Enuresis.

22.11 Weitere Störungen im Kindesalter

- Schlafstörungen,
- Schlafwandeln,
- Pavor nocturnus,
- Alpträume.

(Weitere siehe Kapitel 20, wie bei den Erwachsenen.)

22.12 Vernachlässigung, Misshandlung, sexueller Missbrauch

22.12.1 Vernachlässigung

1. Körperliche Vernachlässigung:
   kann zu Gedeih-Entwicklungsstörung und zu psychosozialem Minderwuchs führen.
2. Emotionale Vernachlässigung:
   kann zu Deprivation führen.

22.12.2 Kindesmisshandlungen

- Direkte Gewalteinwirkung,
- Sonderform: Münchhausen-by-proxy-Syndrom.

Münchhausen-by-proxy-Syndrom

Hierbei werden Krankheiten vorgetäusch oder mutwillig herbeigeführt, um eine medizinische Behandlung zu erzwingen.

- In 90% der Fälle sind es die eigenen Mütter, ansonsten die Stief- oder Pflegemütter,
- sie erfinden oder verursachen Symptome bei ihren Kindern,
- im Anschluss erzwingen sie eine Behandlung des Kindes,
- die Frauen falle als gute Mütter auf,
- sie wirken hyperprotektiv,
- sie sind medizinisch belesen,
- häufig kommen sie aus medizinischen Berufen oder sie geben dies vor,
- betritt ein Dritter nach der Tat den Raum geben sie sich sehr fürsorglich.

Einteilung:

- Phase 1: Die Mütter schildern nicht vorhandene Symptome (z.B. Atemaussetzer, epileptische Anfälle).
- Phase 2: Messdaten wie die Fieberkurve werden verfälscht, eigenes Blut oder Eiter wird dem kindlichen Urin beigefügt.
- Phase 3: Das Kind hat tatsächliche Symptome durch Verabreichung von Medikamenten oder Giftstoffen. Die Kinder werden erstickt oder es werden nicht kindgerechte Nahrungsmittel wie hohe Dosen an Salz verabreicht oder es werden Magensonden gelegt, mit denen die Nahrung abgepumpt wird.

Ätiologie:

- psychische Erkrankungen,
- Isolation,
- durchschnittliche Bildung,
- Beruf im Medizinbereich oder Interesse an medizinischen Berufen.
- Alleinerziehend,

- Traumata (die Mutter hat das gleiche in der eigenen Kindheit erlebt),
- Projektion,
- Nachahmung.

Diagnose:
Die Diagnose ist sehr schwer zu stellen. Besteht der Verdacht kann die Mutter mittels Videoüberwachung überführt werden.

Therapie der Mutter:
25% der Frauen sind nicht therapieeinsichtig. Bei den anderen können folgende Therapiekonzepte angewandt werden:

- stationäre psychiatrische Behandlung,
- kognitive Verhaltenstherapie,
- Pharmakotherapie.

- Behandlung und Schutz des Kindes,
- ggf. Sorgerechtsentzug,
- weitere Kinder im Haushalt müssen ebenfalls geschützt werden.

22.12.3 Sexueller Missbrauch, sexuelle Misshandlung

Sexueller Missbrauch:
Einbeziehung von Kindern und Jugendlichen in Sexualaktivitäten, die sich an Funktion und Tragweite nicht überschauen lassen.

Sexuelle Misshandlungen:
Gewaltanwendung und sexuelle Aktivität gegen den Willen der Kinder.

Diagnostik

- Aussagen der Kinder,
- unangemessenes Sexualverhalten.

22.13 Mutismus

Definition:

Das Nichtsprechen bei erhaltenem Sprachvermögen.

Totaler Mutismus:

Nichtsprechen gegenüber allen Menschen.

Selektiver Autismus:

- nur bestimmten Personen gegenüber,
- in bestimmten Situationen.

Ätiologie

- Persönlichkeits-/Temperamenteigenschaften,
- Scheu/Ängstlichkeit,
- disharmonische Familienstrukturen.

Symptomatik

- Sprachentwicklungsstöungen,
- symbiotische Beziehung zu einer Person,
- oppositionelles Verhalten.

Diagnose

- Normales Niveau des Sprachverständnisses,
- Kinder sind in der Lage in bestimmten Situationen normal zu sprechen,
- länger als 4 Wochen bestehend.

23 Suizidalität

Medizinisch betrachtet ist die Suizidalität an sich keine eigenständige Krankheitseinheit. Sie wird als multifaktorielles Geschehen verstanden.

Definition Suizid:
Suizid ist ein vorsätzlicher, selbst herbeigeführter Tod aufgrund eines absichtlichen, direkten und bewussten Versuchs, das eigene Leben zu beenden. (Shneidman, 1999)

Suizidale Handlung:
Eine bewusste, selbst durchgeführte und beabsichtigte Tat, die die Selbsttötung anstrebt bzw. zum Tode führt. Sie kann

- in einem vollendeten Suizid enden,
- in einem Suizidversuch münden.

Parasuizidale Handlungen:
Sind angelegt wie suizidale Handlungen, jedoch mit dem Wissen, dass es nicht zum Tode kommt und mit der Absicht im Leben Veränderungen zu erzielen. Sie haben

- appellativen Charakter und einen
- manipulativen Charakter.

Suizidideen:
Gedankliche Auseinandersetzung mit der Selbsttötungsmöglichkeit von der Erwägung bis zum Entschluss.

- Überschneidungen mit Störung der Impulskontrolle ohne suizidalen Charakter z.B. bei pathologsicher Brandstiftung, pathologischem Stehlen oder Trichotillomanie
- oder auch mit primär nicht-suizidalen autoaggressiven Verhaltensweisen.

23.1 Formen der Suizidalität

1. Gemeinsamer Suizid: 2 oder mehrere Personen.
2. Chronischer Suizid: häufig oder auch konstant anhaltende suizidale Krise (mindestens 2 Suizidversuche bzw. anhaltende Suizidankündigungen).
3. Erweiterter Suizid: Selbsttötung und Tötung von anderen gegen ihren Willen (Mitnahmesuizid).
4. Bilanzsuizid: rational durchdachte Handlung in einer aussichtslos erlebten Situation.
5. Kindersuizide:
    - selten,
    - ab dem 6.-7. Lebensjahr,
    - sie haben Angst nicht akzeptiert zu werden.
6. Protrahierter Suizid: chronisch selbstschädigendes Verhalten (Essstörungen, Suchterkrankungen).

23.2 Epidemiologie

WHO:

- ungefähr 1 Millionen Suizide/Jahr (weltweit),
- Industrieländer > Entwicklungsländer,
- Deutschland: 12.000 Suizide/Jahr (alle 45 Minuten),
- Männer > Frauen (Suizid),
- Frauen > Männer (Suizidversuche),
- Suizidversuche sind 10-100 Mal häufiger als Suizide,
- für junge Erwachsene stellt er die häufigste Todesursache da,
- hohes Risiko: in höchsten und niedrigsten sozialen Schichten, bei Änderung des sozialen Status (Auf-/Abstieg),
- am geringsten in Kriegszeiten,
- Risiko steigt mit dem Lebensalter, insbesondere nach dem 60. Lebensjahr (Suizid),
- Suizidversuche nehmen mit dem Alter ab,
- Städte > Land,
- Frühjahr und Sommer häufiger,
- in katholischen Ländern niedriger,
- ungefähr 30% beschäftigen sich mindestens 1 Mal im Leben mit Suizidgedanken.

23.3 Selbstmordmethoden

Harte Methoden: (häufig Männer und Psychotiker)

- Erhängen,
- Erschießen,
- Ertränken,
- Öffnen der Pulsadern,
- Sturz aus großer Höhe,
- vor den Zug werfen.

Weiche Methode:

- Vergiftung (Schlaf-, Beruhigungs- oder Schmerztabletten, Pflanzenschutzmittel, Autoabgase).
- Häufig erfolgt eine Kombination aus Alkohol und Medikamenten. Durch den Alkohol wird die Hemmschwelle gesenkt.
- Die weichen Methoden bieten eine höhere Überlebenschance.

Die häufigsten Methoden bei Selbstmordversuchen:

- Vergiftungen (64%):
    - Hypnotika,
    - Sedativa,
    - Psychopharmaka,
    - in 50% mit zusätzlichem Alkoholkonsum,
    - in 50% Mischintoxikationen.
- Schnittverletzungen (16%),
- Erhängen/hinunter stürzen (4%),
- absichtliche Verkehrsunfälle (6%),
- Sonstige (6%).

23.4 Einflussfaktoren

Besonders gefährdete Personengruppen:

- psychische Störungen,
- Depressionen,
- Schizophrenie,
- Sucht,
- akute Belastungsreaktion,
- sozial Isolierte,
- frühere Suizidversuche oder Suizide/Suizidversuche in der Familie oder im Bekanntenkreis,
- Arbeitslose,
- existentiell Bedrohte,
- chronisch bzw. unheilbar Kranke,
- Ledige, Geschiedene, Kinderlose,
- alte Menschen,
- politisch Verfolgte.

Bei 90% aller Suizide liegen psychische Erkrankungen im engeren Sinne vor, davon:

- 40-60% Depressionen,
- 20% Alkoholismus,
- 10% Schizophrenie,
- 5% Persönlichkeitsstörungen,
- 5% Angsterkrankungen.

Epidemiologie:

- Ein Suizidrisiko liegt bei psychischen Erkrankungen 15-30 Mal höher als in der Allgemeinbevölkerung.
- Bei psychisch Erkrankten ist das Risiko 2 mal höher als bei rein körperlich erkrankten Personen.
- 80% kündigen ihren Suizid vorher an, 70% begehen ihn innerhalb einer Zeitspanne von 24 Stunden nach dem Entschluss.
- In den ersten 12 Monaten nach einem Suizidversuch ist das Risiko für einen erneuten Suizidversuch besonders hoch (35-50% unternehmen einen weiteren Suizidversuch):
    - 10% sterben am wiederholten Suizid,
    - die Rezidivquote liegt nach 5 Jahren bei 5%.

23.5 Motive für Suizidversuche

Nach Hoffmann (2000):

- Erlösung von seelischem und körperlichem Leid,
- Suche nach Ruhe und Geborgenheit,
- Hilfsappell,
- Entlastung von Schuldgefühlen,
- Aggressionsumkehr,
- primäre Aggressivität gegen das eigene Ich,
- Identifikation mit Idolfigur,
- Erpressung bzw. Wunsch, die eigene Umwelt zu manipulieren,
- Racheakt (Bestrafung des Partners),
- narzistische Kränkung,
- Versuch, das Selbstwertgefühl zu retten,
- aktive und freie Entscheidung eines Menschen (Bilanzsuizid),
- Spannungsabfuhr.

23.6 Präsuizidales Syndrom

Nach Ringel (1953):

1. Einengung: Die Möglichkeiten der Selbstbestimmung werden immer weiter eingeengt, bis letztlich nur der Suizid als Möglichkeit bleibt. Diese Einengung müssen nicht der Realität entsprechen (Depression, Kontaktstörung) können aber auch in der Realität begründet sein (Isolation, Vereinsamung, Arbeitslosigkeit, Verluste, Krankheit).
2. Aggressionsumkehr: Eine verstärkte und gehemmte Aggression, die sich gegen das eigene Ich wenden kann.
3. Selbstmordphantasien: Es besteht das Gefühl, der Realität nicht mehr gewachsen zu sein. Der Betroffene entflieht in eine Scheinwelt, in der der Tod eine immer größere Rolle spielt.

23.7 Stadien der suizidalen Entwicklung

Stadien der suizidalen Entwicklung nach Pöldinger (1968):

1. Erwägung: Psychodynamische Faktoren wie soziale Isolation oder eine Hemmung der Aggressionen können dazu führen, dass der Tod als Lösung aller Probleme in Betracht gezogen wird. Hinzu kommen können suggestive Momente wie der Suizid eines Familienmitgliedes oder eines Bekannten.
2. Ambivalenz: In diesem Stadium ist der Betroffene hin- und hergerissen zwischen dem Wunsch zu leben und dem Gefühl, dass der Tod der einzige Weg zum Lösen aller Probleme ist. Häufig kommt es in diesem Stadium zu einer Suizidankündigung als Hilferuf und mit der Hoffnung auf eine Kontaktaufnahme.
3. Entschluss: In diesem Stadium ist der Entschluss gefallen zu leben oder zu sterben. Es erfolgen eher indirekte Suizidankündigen wie eine plötzliche Gelassenheit und Ruhe („Ruhe vor dem Sturm") nach schwerer Verzweiflung. Der Betroffene bereitet seinen Suizid vor.

Im Stadium des erfolgten Entschlusses bereitet der Betroffene seinen Suizid vor, indem er die benötigten Hilfsmittel wie Strangulationswerkseug oder Medikamente anschafft. Es erfolgen Abschiedstelefonate oder das Verschenken von Gegenständen, denen der Betroffene sehr nahe stand. Erbschaftsregelungen werden getroffen. Der Betroffene zieht sich aus seinem persönlichen Umfeld zurück. Er beschäftigt sich mit dem Thema Tod indem er z.B. entsprechende Literatur ließt. Zudem kann es zu Veränderungen der Persönlichkeit kommen. Es kann zu einem veränderten Schlaf-Wachrhythmus kommen, Essgewohnheiten ändern sich oder es kommt zu einer Vernachlässigung des äußeren Erscheinungsbildes. Es kann aber auch dazu kommen, das der Betroffene in hohem Masse Alkohol oder Drogen konsumiert oder durch einen riskanten Fahrstiel auffällt.

23.8 Erklärungsmodell

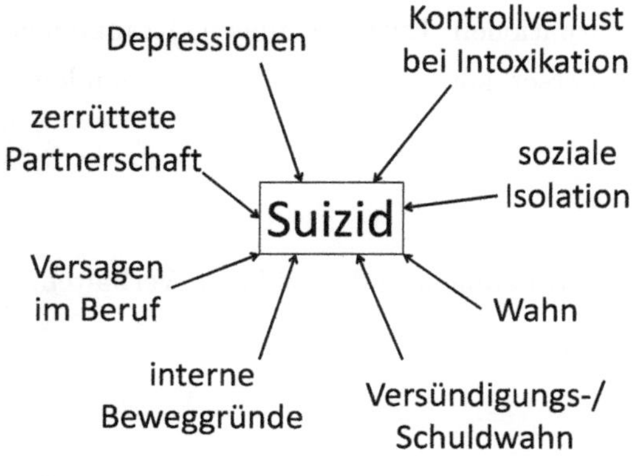

Interne Beweggründe:

- Autoaggressionen (Selbsthass, Selbstbestrafung),
- Fremdaggressionen (Vorwürfe, Rache),
- appellativ-manipulative Gründe (Verzweiflung, Hilfeschrei),
- Fluchtmotive (unerträgliche Situation, Wunsch nach Ruhe, Hoffnungslosigkeit).

Man unterscheidet:

1. Ätiologische Modelle:
    - Krisenmodell,
    - Krankheitsmodell der Suizidalität.
2. Entwicklungsmodelle:
   unterschiedliche Stadien der Suizidalität.

Krisenmodell:
Zunächst unauffällige Persönlichkeit, die durch ein Ereignis in einen inneren Spannungszustand kommt.
Bisherige lebensgeschichtliche Konfliktbewältigungen spielen eine Rolle, z.B.

- Neigung zur Selbstentwertung,
- Imitationseffekt,
- depressives Attributionsziel.

Das Zuspitzung der belastenden Situationen, Enttäuschungen, Kränkungen oder Hassgefühle gegen die eigene Person können in einem Suizid münden.

Krankheitsmodell:
Psycho-biologisches Modell:
Zusammenhang von psychischen Erkrankungen und suizidalem Verhalten:

1. Psychopathologische Kennzeichen:
    - Hoffnungslosigkeit,
    - innere Unruhe,
    - quälende Schuldgefühle,
    - Impulskontrollverlust,
    - reduzierte Anpassungsleistung.
2. Biologische Kennzeichen:
    - genetische Disposition,
    - psycho-physiologische Parameter („Serotonin-Hypothese“ bei Suizidalität).

Entwicklungsmodell (dynamische Aspekte und unterschiedliche Stadien der Suizidalität):

1. Anomiekonzept (Durkheim):
   Soziologische Faktoren:
   - fehlende gesellschaftliche Wertesysteme,
   - Autoritätsverlust,
   - Wertewandel.
2. Lerntheoretische Ansätze (Linehan, Schmidtke):
   Selektive Wahrnehmung und einseitige kognitive Verarbeitung (Verallgemeinerung, Rationalisierung) führen dazu, dass eigene Verhaltensmuster bestätigt werden. Ein Scheitern im Persönlichen wird im Zusammenhang mit dem eigenen Erleben bestätigt (erlernte Hilflosigkeit).

   Phänomenologische Betrachtungen (Ringel, Pöldinger):
   - situative Einengung,
   - verzerrte Wahrnehmung der Realität,
   - soziale Rückzugstendenzen.

23.9 Prävention

Beobachten:

- liegen psychische Erkrankungen vor,
- Andeutung: „Ruhe vor dem Sturm“,
- Autoaggressionen,
- eingeschränkte Bewältigungsmechanismen,
- Verlust von Werten und Normen,
- herabgesetzte Steuerung/Kontrollfähigkeit.

Bei akuter Gefährdung:
Vorübergehende Unterbringung in einer geschützt, geschlossenen Station. Ziel: Behandlung der Grunderkrankungen.

Einteilung des präsuizidalen Syndroms (Ringel):

1. Einengung der sozialen und psychischen Lebensbereiche.
2. Aggressionshemmung nach Außen und Wendung gegen die eigene Person.
3. Rückgang der allgemeinen Appetenz sowie erste Todesphantasien.

Wichtig:

- Ausgesprochene und ernsthafte Todesphantasien sind ernst zu nehmen.
- Testpsychologische Ergebnisse können Hinweise auf Suizidalität geben:

    - projektive Tests,
    - Gießen-Test,
    - Taylor-Angstskala,
    - Selbsteinschätzungsskala.

Möglichkeit der Prävention:

- engmaschiger therapeutischer Kontakt,
- Beratungsstellen,
- Fragen nach Problemen und Suizidalität,
- Therapie: niederpotente Neuroleptika und Benzodiazepine.

23.10 Rechtlicher Aspekt

- Suizid aus freiem Willen ist nicht strafbar. Juristisch wird er als „Unglücksfall" eingestuft.
- Jeder, der Zeuge einer suizidalen Handlung wird, ist jedoch zur Hilfe verpflichtet, ansonsten kann er wegen „unterlassener Hilfeleistung" angeklagt werden. Dies kann zivilrechtliche Folgen für den Arzt haben, daher ist jede suizidale Äußerung äußerst ernst zu nehmen!

23.11 Therapeutisches Handeln nach Suizidversuch

- Abschätzung des Wiederholungsrisikos durch Exploration.
- Rezidivrate innerhalb der ersten 12 Monate liegt bei über 35%. Daher:
- Nach Suizid fragen!

Therapie:

- tragfähige therapeutische Beziehung,
- Labor und körperliche Abklärung,
- Therapie mit Benzodiazepinen und trizyklischen Antidepressiva (CAVE: Benzodiazepine können enthemmen und einen erneuten Suizidversuch begünstigen, daher ist die Gabe von Benzodiazepinen individuell abzuwägen!),
- bei Schizophrenie: neuroleptische Behandlung (Haldol oder Taxilan),
- bei Konflikten: psychotherapeutische Behandlung.

Gesprächstechnik:

- offenes, direktes Ansprechen auf Suizidgedanken,
- Stärkung des Selbstwertgefühles,
- Versuch eines Gesprächs über Suizidalität und Intensität der Suizidgedanken,
- Aufbau einer Distanz zur Tat,
- empathisches Verhalten,
- Therapeut äußert Hoffnungen, bietet Unterstützung,
- Ansprechen von Therapie- und Hilfsmöglichkeiten,
- Bindung an positiv-erlebte Bezugspersonen,
- Festlegung der nächsten Schritte,
- Antisuizidvertrag (CAVE: Dies ist lediglich eine Vereinbarung und keine Garantie! Daher bei Verdacht auf Non-Comliance temporäre Unterbringung in einer geschlossenen Einrichtung!).

24 Psychiatrische Notfälle

- Dritthäufigste Ursache für Notarzteinsätze:
  - Belastungsreaktionen (25%),
  - Alkohol- und Drogenprobleme (jeweils 20%),
  - Schizophrenien (15%),
  - affektive Störungen (15%),
  - organische Psychosen (5%).
- Medikamentöse Therapie: i.v. besser steuerbar als i.m.
- Diagnostische Abklärung:
  - Suizidalität,
  - akute Angst- und Erregungszustände,
  - akute Psychosen,
  - Intoxikationen,
  - delirante Syndrome/Verwirrtheitszustände,
  - katatone Syndrome,
  - Neuroleptika-induzierte Syndrome.

24.1 Allgemein

Allgemeine Aspekte

- Anamnese ist oft schwierig,
- zeitlicher Aufwand ist oft hoch,
- oft fehlt Krankheits- und Behandlungseinsicht,
- körperliche Untersuchung wird zum Teil abgelehnt,
- eineDiagnose ist oft nur auf Syndromebene möglich.

Verhaltensaspekte

- Geduld,
- uneingeschränkte Akzeptanz,
- Provokation vermeiden,
- der eigenen Angst vertrauen,
- Situation erklären,
- Patienten nicht „austricksen",
- Fremdanamnese und Anamnese vergleichen.

Gesprächstechnische Elemente (Krisenintervention)

- Geschützten Rahmen schaffen,
- Echtheit, positive Wertschätzung, Transparenz vermitteln,
- Fremdgefährdung, Suizidalität abklären,
- psychotische Symptome abklären,
- mögliche Krankheitserlebnisse ansprechen,
- „gemeinsame Basis" besprechen,
- gegebenenfalls „talk down".

Dokumentation

- Bewusstseinszustand,
- Antrieb.

Ausschluss organischer Diagnose bei

- Bewusstseinsstörung,
- Orientierungsstörung,
- Fieber,
- Kopfschmerz,
- vegetativen Befunden,
- neurologischen Seitendifferenzen.

24.2 Krankheitsbilder

24.2.1 Suizidalität

- Suizidphantasien,
- Suizidandrohungen,
- passiver Todeswunsch,
- unkonkrete Suizidgedanken,
- konkreter Suizidplan,
- Abschiedsvorbereitung,
- Suizidhandlungen.

Akutintervention:

- 4-Augengespräch,
- Patient nicht alleine lassen,
- auf Suizidabsichten ansprechen,
- mögliche Kränkungserlebnisse ansprechen,
- medikamentöse Anxiolyse: Diazepam 5-10 mg (wiederholen) oder Promethazin 25-50 mg oral,
- Suizidalität immer dokumentieren,
- Vorstellung in einer psychiatrischen Klinik.

24.2.2 Akute Angst- und Erregungszustände

Symptomatik:

- Agitiertheit,
- innere Unruhe,
- Aggressivität,
- vegetative Symptome wie Zittern, Tachykardie, Dyspnoe, Schweißausbrüche.

Vorkommen:

- bei Panikattacken,
- Schizophrenen/manischen Psychosen,
- Intoxikationen,
- organische Psychosen,
- posttraumatische Belastungsstörungen,
- ängstlich-agitierte Depression.

Organische Differentialdiagnosen:

- Enzephalitiden,
- Epilepsien,
- hypertensive Krise,
- Hyperthyreose,
- Hyperventilation,
- Hypoglycämie,
- Hypokaliämie,
- Lungenembolie,
- Herzinfarkt,
- Phäochromozytom,
- postkontusionelles Syndrom,
- intrazerebrale Blutung, zerebrale Durchblutungsstörung,
- Entzugsdelir.

Akutintervention:

- Reaktive Belastungsreaktion und Panikattacken: Beratung, Diazepam (5-10 mg)/ Lorazepam (0,5-2 mg).
- Akute schizophrene oder manische Psychosen: Haloperidol (5-10 mg) evtl. mit Promethazin (50-100 mg) und Diazepam (5-10 mg), bei Bedarf wiederholen.
- Organische Psychosen: Dosierung nach klinischem Zustandsbild mit Haloperidol (5-10 mg), Diazepam (5-10 mg).
- Geronto: Haloperidol (1-3 mg) oder Pipamperon (40 mg).
- Intoxikationen mit Alkohol oder Schlafmitteln: evtl. Haloperidol (5-10 mg).

24.2.3 Akute Psychosen

Symptomatik:

- gesteigerte motorische Unruhe,
- verstärkte Ängste und unmotiviertes Leben,
- Schreien oder Weinen,
- Hypervigilanz,
- optische/akustische Halluzinationen,
- Wahn,
- zerfahrener Gedankengang.

Organische Differentialdiagnosen:

- Alkoholintoxikation,
- Schädelhirntrauma,
- Hirntumor,
- Parkinsonsyndrom,
- Demenz,
- Epilepsie,
- Migräne,
- Medikamente,

- Hyperthyreose,
- AIDS,
- Hypoglykämie.

Akutintervention:

- Behandlung der internistischen/neurologischen Grunderkrankung,
- Schizophrenien und Manien: Mischinfusion mit Haloperidol (5-10 mg), Promethazin (50-100 mg) und Diazepam (5-10 mg), bei Bedarf wiederholen oder Zuclopenthixol (Ciatyl-Z-Acuphase) i.m.
- Fixierung,
- Vitalparameter kontrollieren,
- Einweisung.

24.2.4 Intoxikationen

Alkohol

Symptomatik:

- Dysarthrie,
- gemindertes Urteilsvermögen,
- aggressives, unkontrolliertes Verhalten,
- Foetor alkoholocus,
- Ataxie,
- orthostatische Dysregulation,
- Vigilanzstörung.

Komplikation:

- Krämpfe,
- Atemstillstand,
- Hypoglycämie,
- Sturz,
- Aspiration,
- Erfrierung.

Akutintervention:

- 5-20 mg Haloperidol (keine Benzodiazepine, kein Distraneurin wegen Atemdepression),
- Therapie vorliegender Morbiditäten,
- cCT,
- Suizidalität abfragen,
- Psychiatrie/innere Abteilung.

Tranquilizer und Hypnotika

Symptomatik:

- Somnolenz bis Koma,
- Areflexie,
- Ataxie,
- Nystagmus.

Komplikationen: Atemstillstand.

Akutintervention:
Flumazenil (Anexate) 0,2-0,3 mg i.v. (bis zu 1 mg Gesamtdosis).

Trizyklische Antidepressiva

Symptomatik:

- anticholinerge Wirkung mit trockener Haut, Harnverhalt, Tachykardie,
- lebensbedrolichen Arrhythmien,
- psychosomatische Unruhe,
- Krampfneigung,
- Delir.

Akutintervention:
Physostigmin (Anticholium) 1-4 mg i.v. langsam spritzen.

Lithium

Symptome: (ab 2 mmol/l im Blut)

- Ataxie,
- Schwindel,
- Bewusstseinstrübung,
- grobschlägiger Tremor,
- Diarrhoe,
- gesteigerte Reflexe,
- Dysarthrie,
- Polyurie,
- Durst (Dehydratation, Kochsalzmangel).

Komplikationen: Bradyarrhythmien.

Akutintervention:

- Pausieren der Medikation,
- Flüssigkeitssubstitution eventuell Dialyse.

Opiate

Symptomatik:

- parasympatikotone Reaktion mit Miosis, Hypotonie, Bradykardie, Hypothermie,
- Hyporeflexie,
- Atemstillstand,
- Koma.

Komplikationen: Atemlähmung.

Akutintervention:
Naloxon (Narcanti) fraktioniert 0,4-2 mg i.v.

Kokain und Amphetamine

Symptomatik:

- sympathikotone Reaktion mit Mydriasis, Hyperthermie, Tachykardie,
- gesteigerte Spontanmotorik,
- Krämpfe, Koma,
- optische und akustische Halluzinationen,
- gesteigerter Rededrang,
- Arrhythmien, Herzversagen,
- eventuell Nasenschleimhautentzündungen/ -atrophie.

Komplikationen:

- Atemdepression,
- Kreislaufversagen,
- Hirnblutung.

Akutintervention:

- Diazepam,
- Haloperidol nach klinischem Zustand.

Cannabis/ Halluzinogene

Symptomatik:

- Erregungssyndrom mit Mydriasis, Tachykardie, Hyperthermie,
- gesteigerte Spontanmotorik,
- Panikattacken,
- gerötete Konjunktiven,
- optische und akustische Halluzinationen.

Komplikationen: Kreislaufversagen.

Akutintervention:

- „Talk down“,
- Diazepam, eventuell Haloperidol.

24.2.5 Delirante Syndrome

Symptomatik:

- Desorientiertheit mit wechselnder Bewusstseinslage,
- motorische Unruhe bzw. hochgradige Erregung,
- abrupter Stimmungswechsel,
- erhöhte Suggestibilität,
- Nesteln,
- optische Halluzinationen,
- illusionäre Verkennung,
- Wahn,
- Gefahr der vegetativen Entgleisung (Tremor, Bluthochdruck, Tachykardie, Schwitzen, Fieber).

Unbehandelt verlaufen 25% tödlich, 50% mit Krampfanfällen!

Vorkommen:

- Alkohol-, Medikamentenentzugsdelir,
- Kohlenmonoxid-Intoxikation,
- Nieren-, Leber-, Herzinsuffizienz,
- Encephalitiden,
- Sepsis,
- Hypertonie,
- Hydrocephalus,
- Hypoglykämie,
- Sonderformen: Wernicke-Encephalopathie.

Akutintervention:

- Behandlung der internistischen/neurologischen Grunderkrakungen,
- Alkoholenzugsdelir: sofortiger Entzug, Clomethiazol, eventuell Haloperidol, Diazepam.

24.2.6 Verwirrtheitszustände

Symptomatik:

- Desorientiertheit,
- ratlos, unsicher,
- oft dysphorisch gereiztes Verhalten,
- eventuell Erregungszustände,
- Verlangsamung des Auffassungsvermögens und des Gedankenganges,
- ungesteuerte und agitierte Psychomotorik.

Organische Differentialdiagnosen:

- Medikamenteneffekt,
- Epilepsien,
- Thiaminmangel,
- hypertensive Krise,
- vaskuläre Enzephalopathie,

- intrakranielle Blutung,
- Hypoglycämie,
- Hirntumor,
- Lues,
- Intoxikationen,
- Exsikkose,
- Arrhythmien,
- Encephalitis,
- Demenz.

Akutinterventionen:

- Behandlung der internistischen/neurologischen Grunderkrankung,
- symptomatische Behandlung (Haloperidol 1-3 mg oder Pipamperon bis 80 mg).

24.2.7 Perniziöse Katatonie und malignes neuroleptisches Syndrom

Perniziöse Katatonie:

- Lebensgefährliche Form der Katatonie,
- Störung des Antriebs und der Motorik mit Stupor, Katalepsie, psychomotorischer Erregung und Stereotypien,
- Therapie der Wahl: Elektrokonvulsionstherapie, eventuell Gabe von Benperidol.

Malignes neuroleptisches Syndrom:

- lebensbedrohliche Nebenwirkungen der Neuroleptika,
- Akinese, Rigor,
- fakultativ: CK-Erhöhung, Transamninasenanstieg, Leukozytose,
- das klinische Bild ähnelt dem der perniziösen Katatonie,
- Therapie der Wahl: Absetzen der Neuroleptika, Gabe von Dopaminagonisten (Dantrolen, Lisuid).

Gemeinsame Symptome:

- Fieber,
- Exsikkose,
- vegetative Dysfunktion,
- Elektrolytstörung.

Siehe auch Kapitel 3.16 (Seite 34), Kapitel 11 (Seite 221) und Kapitel 24.2.8 (Seite 660).

24.2.8 Katatone Syndrome

Siehe auch Kapitel 3.16 (Seite 34), Kapitel 11 (Seite 221) und Kapitel 24.2.7 (Seite 659).

Symptomatik:

- Erregungszustände und/oder wechselnd mit Autismus,
- Haltungsstereotypen und Stupor,
- vegetative Dysregulation und Fieber.
- Klassischer Weise bei der katatonen Schizophrenie und als depressiver Stupor.

Organische Differentialdiagnosen:

- Demenz,
- malignes neuroleptisches Syndrom,
- Urämie,
- hepatische Enzephalopathie,
- Drogenmissbrauch,
- Enzephalitis,
- Locked-in-Syndrom,
- Epilepsie,
- dissoziative Störung.

Akutintervention:

- Behandlung der neurologischen/internistischen Grunderkrankung,
- Lorazepam (2-6 mg), Haloperidol (5-10 mg),
- Elektrokonvulsionstherapie (EKT).

24.2.9 Neuroleptikainduziere Syndrome

Siehe auch Kapitel 5.3.1 (Seite 91).

1. Dyskinesien
   a. Frühdyskinesien (z.B. Zungen-Schlund- oder Blickkrämpfe):
      Therapie: Akineton i.v.
   b. Akathisie (extrem quälende Bewegungsunruhe im Sitzen und im Liegen):
      Therapie: Benzodiazepine.
      Cave: nicht verwechseln mit Restless-legs-Syndrom (hier nur Unruhe der Beine im Liegen)!
   c. Parkinsonoid und Spätdyskinesien.
2. Malignes neuroleptisches Syndrom.

Nebenwirkungen unter atypischen und niederpotenten Neuroleptika:

- diabetische Entgleisungen (Olanzapin/Clozapin),
- Agranulozytose (Clozapin),
- Krampfanfälle, Hypotonie, Harnverhalt.

25 Psychiatrische Begutachtung

Arten von Gutachten:

- strafrechtliche Begutachtung,
- Schuldfähigkeitsgutachten,
- zivilrechtliche Begutachtung,
- Beurteilung der Betreuungsnotwendigkeit,
- sozialrechtliche Begutachtung,
- Beurteilung bei Leistungsansprüchen gegenüber der gesetzlichen Rentenversicherung, der Unfallversicherung und der privaten Berufsunfähigkeitsversicherung.

Prinzip eines mehrstufigen Vorgehens:

1. Diagnosestellung,
2. Zuordnung der Diagnose zu den jeweiligen juristischen Begrifflichkeiten,
3. Beantwortung der gestellten Beweisfragen,
4. Zusammenfassung und Bewertung der Befunde, ggf. wenn erwünscht die Angabe des Grad der Behinderung (GdB).

Diagnosestellung:

1. Einbestellung des Patienten,
2. Anamneseerhebung,
    a) Krankheitsanamnese,
    b) Sozialanamnese,
    c) wenn möglich Fremdanamnese,
    d) bei einer gesetzlichen Betreuung, wenn erforderlich den gesetzlichen Betreuer mit einbestellen,
    e) Medikation,
    f) Vorerkrankungen,
    g) Vorbehandlungen,
3. aktuelle Medikation,
4. aktuelle Behandlung,
5. alte Befunde,
6. neue Befunde,
7. bereits existierende Gutachten,
8. wenn erforderlich häusliche Inspektion, Lebensumstände, häusliche Versorgung,
9. wenn erforderlich eigene Untersuchungen einschließlich bildmorphologischer oder elektrophysiologischer Untersuchungen.

Zuordnung der Diagnose zu den jeweiligen juristischen Begrifflichkeiten:

1. Zusammenhang zwischen der Erkrankung und juristischen Begrifflichkeiten,
2. fehlender Zusammenhang zwischen der Diagnose und den juristischen Begrifflichkeiten,
3. Widersprüchlichkeiten,
4. Ergänzungen.

Beantwortung der gestellten Beweisfragen:

1. Klar formulierte Antworten auf die gestellten Fragen.
2. Alle Fragen müssen beantwortet werden.

Bei Betreuungsgutachten:

1. die Bereiche benennen, die einer Betreuung bedürfen,

2. Vorschlag machen, wer die Betreuung übernehmen möchte oder könnte,

3. Dauer der Betreuung.

Liquidation:

1. Dauer zum Aktenstudium,
2. Dauer der Untersuchung bzw. der Begutachtung des Patienten und Anamneseerhebung, ggf. Anfahrtkosten,
3. Dauer zur Ausfertigung und Korrektur des Gutachtens,
4. Schreibgebühr für die Anzahl der Seiten,
5. Kosten der Kopien,
6. Telefon-/Portokosten.

26 Unterbringung psychisch Kranker gegen ihren Willen

Jede Freiheitsentziehung bedarf einer überzeugenden Begründung und klarer formaler Voraussetzungen auf der Basis einer gesetzlichen Rechtsgrundlage. Bei akuter Eigen- und Fremdgefährdung erfolgt die Unterbringung nach den Landesunterbringungsgesetzen bzw. Psychischkranken-Gesetzen (Psych-KG). Bei Eigengefährdung, nicht jedoch bei Fremdgefährdung, erfolgt die Unterbringung nach dem Betreuungsrecht. Als strafrechtliche Maßregel zur Besserung und Sicherung, nachdem eine Straftat im Zustand einer psychischen Störung verübt wurde, erfolgt die Unterbringung psychisch Kranker gegen ihren Willen, wenn folgende 3 Punkte erfüllt sind:

1. Es muss eine psychische Erkrankung vorliegen.
2. Aufgrund dieser besteht eine akute Eigen- oder Fremdgefährdung.
3. Die Gefahr kann nicht anders abgewendet werden, z.B. durch eine engmaschige ambulante Betreuung.

Im Notfall:

- Kann jeder Arzt einen Patienten, bei akuter Eigen- oder Fremdgefährdung, in eine Klinik für Psychiatrie und Psychotherapie, unter Zuhilfenahme der Polizei, einweisen.
- Die Polizei selbst kann nach dem Polizeigesetz Personen, die sie für akut psychisch krank und behandlungsbedürftig hält und von denen eine Gefahr für sich und andere ausgeht, einweisen.

Bei Minderjährigen:

- Vormundschaftsgericht: die geschlossene Unterbringung nach § 1613b BGB.
- Bei Eigen- und Fremdgefährdung ist die Unterbringung ohne vorherige Genehmigung möglich.
- Dies muss aber unverzüglich nachgeholt werden.

26.1 Betreuung psychisch Kranker

Das seit 1992 gültige Betreuungsgesetz (§ 1896 bis § 1908 BGB) löste unter anderem folgende Paragraphen ab:

- § 6 BGB (Entmündigung),
- § 114 BGB (beschränkte Geschäftsfähigkeit Entmündigter),
- § 1906 BGB (vorläufige Vormundschaft),
- § 1910 BGB (Pflegschaft).

Betreuung bedeutet, dass der Betroffen Rechtsbeistand bei der Besorgung seiner täglichen Angelegenheiten erhält und das weiterhin die Möglichkeit bestehen bleibt, im Rahmen seiner Fähigkeiten, sein Leben nach seinen Wünschen und Vorstellungen zu gestalten.

26.2 Einrichtung einer Betreuung

2 Tatbestände müssen erfüllt sein:

Es muss eine psychische Erkrankung oder eine körperliche, geistige oder seelische Behinderung vorliegen. Dies muss zur Folge haben, dass der Betroffene seine Angelegenheiten „ganz oder teilweise nicht besorgen“ kann.

Einen Antrag auf Betreuung kann der Betroffene selbst stellen. Die Einrichtung der Betreuung erfolgt durch das Vormundschaftsgericht. Zuvor muss ein Gutachten erstellt werden. In diesem müssen folgende Punkte dargelegt werden:

- Besteht eine psychische Erkrankung?
- Kann der Betroffene seine Angelegenheiten ganz oder teilweise nicht besorgen?
- Ist die Ursache hierfür die Erkrankung?

Gutachten:

- Angaben zu Ressourcen,
- Dauer der Betreuung,
- welche Person kommt als Betreuer in Frage,
- Vorschläge zum Umfang des zu betreuenden Aufgabenkreises.

Vor Bestellung eines Betreuers muss eine Anhörung durch den Richter erfolgen. Der Betreuer muss sich nach dem Wunsch des Patienten richten!

Beispiele:

- Altersvorsorgevollmacht,
- Patientenverfügung.

Aufgabenkreise und Pflichten des Betreuers:

- Vermögensverwaltung,
- Gesundheitsfürsorge,
- Aufenthaltsbestimmung,
- auch andere Aufgabenkreise können definiert werden,
- Ansprechpartner des Arztes, Eingriffe nur mit seiner Zustimmung. Die Ausnahme bilden Notfälle. Allerdings sind die Behandlung mit Psychopharmaka und die Behandlung mittels Elektrokonvulsionstherapie (EKT) nicht genehmigungspflichtig.

Dauer der Betreuung:

- Solange wie sie erforderlich ist.
- Spätestens nach 7 Jahren muss ein neues Gutachten mit entsprechendem Beschluss durchgeführt werden.
- Bei Unterbringung muss dies nach einem Jahr erfolgen.

26.3 Einwilligungsvorbehalt

§ 1903 BGB:
Soweit dies zur Abwendung einer erheblichen Gefahr für die Person oder das Vermögen des Betrauten erforderlich ist, ordnet das Vormundschaftsgericht an, dass der Betreute zu einer Willenserklärung, die den Aufgabenkreis des Betreuten betrifft, dessen Einwilligung bedarf.

26.4 Unterbringung nach dem Betreuungsrecht

§ 1906 BGB:

- Eine Unterbringen des Betreuten durch den Betreuer ist nur zulässig, solange sie zum Wohle des Patienten erforderlich ist, weil

   a. eine Eigengefährdung bei psychischer Erkrankung besteht,
   b. die Heilbehandlung eines ärztlichen Eingriffes notwendig ist.

- Die Unterbringung des Patienten ist nur mit Genehmigung des Vormundschaftgerichtes zulässig.
- Sonst ist sie nur zulässig, wenn dadurch Gefahr abgewendet wurde. Eine Genehmigung ist unverzüglich nachzuholen.
- Der Betreuer hat die Unterbringung zu beenden, wenn ihre Voraussetzungen wegfallen. Die Beendigung muss dem Vormundschaftsgericht mitgeteilt werden.
- Unterbringung nach Betreuungsrecht nur in 2 Fällen:

   1. Selbstgefährdung,
   2. zum Zwecke einer notwendigen ärztlichen Untersuchung, Behandlung oder eines sonstigen Eingriffes.
      Das Vormundschaftsgericht entscheidet danach und holt sich ein Sachverständigengutachten.

- Unterbringung maximal für 1 Jahr,
- in Ausnahmefällen für 2 Jahre,
- bei Fremdgefährdung (PsychKG).

26.5 Psychisch Kranken Gesetz (PsychKG)

Voraussetzung der Unterbringung:

- Eigen- und Fremdgefährdung,
- die fehlende Bereitschaft sich behandeln zu lassen, rechtfertigt für sich alleine keine Unterbringung,
- eine Unterbringung nach diesem Gesetz darf nicht vollzogen werden, wenn der Betroffene aufgrund richterlicher Anordnung in Haft oder in anderen öffentlichen Einrichtungen untergebracht ist,
- Einhaltung des Datenschutzgesetzes.

Einrichtungen der Unterbringung:

- anerkannte psychiatrische Krankenhäuser,
- psychiatrische Fachabteilungen sonstiger Krankenhäuser,
- andere für psychisch Kranke Personen geeignete Einrichtungen,
- diese Einrichtungen sind im Rahmen der Qualitätssicherung zur Basisdokumentation verpflichtet,
- diese Einrichtungen müssen geeignete Maßnahmen, die das Entweichen von untergebrachten Personen vorweisen,
- sie müssen aber auch für eine offene Unterbringung geeignet sein,
- sie müssen die Wiedereingliederung der untergebrachten Personen fördern können,
- Jugendliche und Kinder werden in jugendpsychiatrischen Einrichtungen bzw. Krankenhäusern untergebracht.

Sofortige Unterbringung

Zuständigkeiten:

- Kreisverwaltung,
- Stadtverwaltung,
- örtlich zuständig ist die Behörde,
- in Notfällen ist die Behörde zuständig, in deren Bezirk sich der Patient aufhält,
- Polizei.

Verfahren:

- Die zuständige Behörde stellt schriftlichen Antrag beim zuständigen Gericht.
- Dem Antrag ist ein Gutachten eines Psychiaters oder eines Kinder- und Jugendpsychiaters beigefügt.
- Das Gutachten darf nicht älter als eine Woche sein.
- Im Gutachten muss die Unterbringung medizinisch begründet sein.
- Wenn Gefahr im Verzug ist, ist ein Gutachten nicht erforderlich, jedoch ein ärztliches Zeugnis aus dem eine medizinische Begründung für die Unterbringung hervorgeht.
- Der Antrag muss die Namen und die Anschriften aller Beteiligten enthalten.
- Die zuständigen Behörden können bei Gefahr auch ohne Einwilligen des Betroffenen oder des gesetzlichen Betreuers eine gesetzliche Unterbringung einleiten.
- Anordnungen des Gerichtes können durch die zuständigen Behörden durch unmittelbaren Zwang vollstreckt werden.
- Wenn nach der Unterbringung Gründe vorliegen, dass der Patient die Kriterien einer Unterbringung nicht erfüllt, so ist das Gericht unverzüglich zu unterrichten.
- Die zuständigen Behörden sind aufgefordert den sozial-psychiatrischen Dienst zu informieren.

- Der Betroffene kann gegen diese Maßnahmen beim Betreuungsgericht, bei Minderjährigen beim Familiengericht, Widerspruch einlegen.
- Dem Betroffenen muss die Gelegenheit gegeben werden Angehörige oder für ihn wichtige Personen zu benachrichtigen. Sollte der Betroffene dazu nicht in der Lage sein, muss die Behörde diese Aufgabe übernehmen, es sei denn, der Betroffene wünscht dies ausdrücklich nicht.

Bei einer sofortigen Unterbringung sind folgende Punkte zu beachten:

- Unverzügliche Untersuchung durch einen Psychiater bzw. Jugendpsychiater.
- Die Ergebnisse müssen unverzüglich den zuständigen Behörden übermittelt werden.
- Bei fehlenden Voraussetzungen für die Unterbringung muss die Behörde die Unterbringung sofort aufheben. Hält die Behörde die Unterbringung, basierend auf dem medizinischen Zeugnis, für erforderlich, muss die Behörde unverzüglich das zugehörige Gericht informieren.

Bei erheblicher Gefahr, die medizinisch begründet ist, können besondere Sicherungsmaßnahmen getroffen werden:

- Wegnahme oder das Vorenthalten von Gegenständen,
- Beschränkung des Aufenthalts im Freien,
- die Absonderung in einem besonderen Raum,
- Fixierung,
- Ruhigstellung durch Medikamente.
- Wichtig: Jede Maßnahme ist befristet anzuordnen und ärztlich zu überwachen. Eine mehr als einen Tag andauernde Absonderung in einem besonderen Raum bedarf der Zustimmung der Aufsichtsbehörde. Bei der Fixierung ist eine ständige Beobachtung zu gewährleisten.

Körperliche Untersuchung:

- Bei erheblicher Störung der Sicherheit/Ordnung in der Einrichtung.
- Bei erheblicher Selbstgefährdung.
- Die Untersuchung muss in einem geschlossenen Raum durchgeführt werden.
- Andere Patienten dürfen nicht anwesend sein.
- Männer werden von männlichen Untersuchern untersucht und Frauen von weiblichen Untersuchern.
- Hierüber ist ein Protokoll zu führen und dem Patienten eine Kopie auszuhändigen.

Unmittelbarer Zwang:

- Das ärztliche, pflegerische und therapeutische Team dürfen bei einer erheblichen Gefährdung der öffentlichen Sicherheit und Ordnung Zwang anwenden.
- Unmittelbarer Zwang ist vorher anzuordnen.
- Eine Ausnahme bildet nur eine akute Gefährdung.
- Als Zwangmittel dürfen nur die ausgesucht werden, die den Patienten am wenigsten gefährden.
- Die Anwendung des Zwangs muss schriftlich begründet werden und dokumentiert werden.

Die untergebrachte Person hat das Recht Besuche zu empfangen, ein Telefonrecht und das Recht auf einen Schriftwechsel. Ein Verbot oder ein Abbruch kann nur dann erfolgen, wenn Gefahr im Verzug ist oder wenn die öffentliche Ordnung in Gefahr ist. Die Begründungen müssen Aktenkundig sein. Der Besuch von Seelsorgern, Patientenfürsprechern und Anwälten sind unabhängig davon zu gestatten. Der Schriftwechsel darf überwacht werden, wenn Anhaltspunkte bestehen, dass die Gefahr der Einschleusung von Suchtmitteln oder gefährlichen Gegenständen besteht. Schriftverkehr mit Gerichten, Notaren, Rechtsanwälten, Patientenfürsprechern, Seelsorgern oder gesetzlichen Betreuern unterliegen keiner Einschränkung. Die Untergebrachten haben das

Recht Zeitungen und Zeitschriften zu beziehen. Einschränkungen sind zu begründen. Überwachung der Telefongespräche müssen begründet werden (Behandlung, Sicherheit und Ordnung). Diese Gespräche dürfen dem Gericht nur dann gegeben werden, wenn darin Straftaten vorkommen.

Beendigung der Unterbringung

- Wenn das Gericht die Unterbringung aufhebt,
- wenn die Behörden die Unterbringung aufheben,
- aus medizinischen Gründen,
- wenn die vom Gericht festgelegte Dauer beendet ist.

27 Beurteilung von Geschäfts-, Testier- und Einwilligungsfähigkeit

27.1 Definitionen

Geschäftsunfähigkeit: § 104 BGB
Geschäftsunfähig ist, wer sich in einem die freie Willensbestimmung ausschließenden Zustand krankhafter Störung der Geistestätigkeit befindet, sofern nicht der Zustand seiner Natur nach ein vorübergehender sei.

Nichtigkeit der Willenserklärung: § 105 BGB

1. „Die Willenserklärung eines Geschäftsunfähigen ist nichtig."
2. Nichtig ist auch eine Willenserklärung, die im Zustand der Bewusstlosigkeit oder vorübergehenden Störung der Geistestätigkeit abgegeben wurden.

Vollgeschäftsfähigkeit:
Gesund, über 18 Jahre alt.

Beschränkt geschäftsfähig:
Kind/Jugendlicher mit Vollendung des 7. bis zur Vollendung des 18. Lebensjahres.

Geschäftsunfähig:

1. Kinder unter 7 Jahre,
2. krankhafte Störung der Geistestätigkeit.

Abstufungen im Sinne einer verminderten Geschäftsfähigkeit gibt es nicht.

Partielle Geschäftsunfähigkeit:
pathologischer Eifersuchtswahn und die Ehe angehende Fragen.

„Krankhafte Störung der Geiststätigkeit":
Alle Fälle, in denen infolge einer psychischen Störung das Urteilsvermögen und die Willensbildung erheblich gestört ist.

Bewusstlosigkeit:
Nach § 105 BGB Satz 2 (Alkoholintoxikation (Blutalkohol mehr als 3 Promille), Epilepsien, hirnorganische oder sonstige toxische aber auch durch Fieber oder Hypnose herbeigeführte Bewusstseinsstörungen).

Vorübergehende Störung der Geistestätigkeit:
Zeitlich begrenzte Phasen affektiver oder schizophrener Psychosen, Delirien, Dämmerzustände.

Testierfähigkeit: § 2229 Absatz 4 BGB
Fähigkeit, eine letztwillige Verfügung wirksam zu errichten, zu ändern oder anzuheben (z.B. Testament) (Unterform der Geschäftsfähigkeit).

Prozessfähigkeit:

- Prozess selbst (Fähigkeit) oder durch einen selbst bestimmten Vertreter zu führen (Unterformen der Geschäftsfähigkeit).
- Prozessunfähig, wenn Geschäftsunfähigkeit nach § 104 Absatz 2 BGB vorliegt.

27.2 Einwilligungsfähigkeit für medizinische Untersuchungen und Behandlungen

Willigt ein Patient oder sein Betreuer nicht in einen medizinischen Eingriff oder andere Interventionen ein, ist jegliches Zuwiderhandeln eine vorsätzliche Körperverletzung oder eine Verletzung seiner Persönlichkeitsrechte, verbunden mit

- Schmerzensgeldanspruch,
- einem Strafverfahren gegen den Arzt.

Um medizinische Untersuchung einwilligen zu können, muss die natürliche Einwilligungsfähigkeit vorliegen. Der Betroffener muss in der Lage sein, die Konsequenzen des Eingriffes zu verstehen. Nur bei psychischen Erkrankungen ist die Entscheidung mit Hilfe des Betreuers und des Gerichtes zu treffen.
Es gilt, wer geschäftsfähig ist, ist auch einwilligungsfähig. Im Umkehrschluss gilt aber, wer geschäftsunfähig ist, könnte aber auch einwilligungsfähig sein.

27.3 Beurteilung und Behandlung psychisch Kranker im Zusammenhang mit Straftaten

- Schuldfähigkeit,
- Prognosebeurteilung.

Entscheidung Strafvollzug oder psychiatrischer Maßregelvollzug (§ 63 StBG) bei:

- verminderte Schuldfähigkeit (§ 21 StGB),
- Schuldunfähigkeit (§ 20 StGB).

Vollrausch (nach § 323a StGB):

Wer sich vorsätzlich oder fahrlässig durch Alkohol oder andere Drogen in einen Rausch versetzt, wird mit Freiheitsstrafen bis zu 5 Jahren verurteilt, wenn er in diesem Zustand eine Straftat begeht.
Ein schuldunfähiger Täter kann nur ausnahmsweise nach § 323a StGB („Vollrausch") verurteilt werden.

Folgende Straftaten dominieren:

- unter Alkoholeinfluss begangen,
- im Affekt begangene Delikte,
- Sexualdelikte,
- Diebstahl.

Psychiatrische Begutachtung im Strafrecht erfolgt nach einer zweistufigen Methode:

1. Psychiatrische Diagnose stellen: § 20 StGB zuordnen?
2. Beurteilt wird, ob der Täter aufgrund des psychopathologischen Befundes außerstande war, das Unrecht der Tat einzusehen (Einsichtsfähigkeit) oder nach dieser Einsicht zu handeln (Steuerunfähigkeit).

27.4 Juristische Krankheitsbegriffe

1. Krankhafte seelische Störung:

   - organische psychische Störung,
   - Schizophrenie/wahnhafte Störung,
   - affektive Störung,
   - Suchterkrankung.

2. Tiefgreifende Bewusstseinsstörungen:

   - dissoziative Störungen,
   - akute Belastungsreaktion.

   Für Affektdelikt sprechen:

   - spezifische Vorgeschichte (lange konflikthafte Täter-Opfer-Beziehung),
   - affektive Ausgangssituation,
   - kurzer/abrupter Tatablauf,
   - Tatkonstellierung durch das Opfer (Tat nach Beleidigung durch das Opfer),
   - starke Einengung des Bewusstseins des Täters.

3. Schwachsinn: erhebliche angeborene Intelligenzminderung.
4. Schwere andere seelische Abartigkeiten:

   - Persönlichkeitsstörung, Verhaltensstörungen (schwere),
   - neurotische, belastung-somatoforme Störungen,
   - sexuelle Deviationen.

27.5 Maßregeln der Besserung und Sicherung

Laut § 67d StGB muss, unabhängig von der Frage der Schuld versucht werden, den gefährlichen Täter vor sich bzw. andere vor ihm zu schützen. Dies gilt nicht nur bei Schuldunfähigen sondern auch bei vermindert Schuldfähigen (aber nur bei diesen beiden). Für diese beiden gilt, eine Unterbringung in einem psychiatrischen Krankenhaus (§ 63 StGB) oder einer Erziehungsanstalt (§ 64 StGB) sowie die Sicherungsverwahrung (§ 66 StGB).

27.5.1 Unterbringung in einer Erziehungsanstalt

Nach § 64 StGB erfolgt die Unterbringung in einer Erziehungsanstalt dann, wenn ein Zusammenhang zwischen einer Abhängigkeitserkrankung und der Tat besteht oder wenn die Gefahr der Wiederholung besteht. Dies ist auch bei voll Schuldfähigen möglich (im Vergleich zu § 63 StGB).

27.5.2 Einstweilige Unterbringung

§ 126a StPO beinhaltet, dass ein Täter aufgrund einer schweren Straftat wegen besonderer Umstände bis zur Gerichtsverhandlung in Untersuchungshaft zu nehmen ist. Besteht ein Anhaltspunkt für eine psychische Erkrankung, dann ordnet das Gericht eine einstweilige Unterbringung in einem psychiatrischen Krankenhaus/einer psychiatrischen Erziehungsanstalt und keine Untersuchungshaft an.

27.5.3 Sicherungsverwahrung

Es gibt 3 Arten der Sicherungsverwahrung:

1. Das Gericht kann sie zusammen mit der Strafe gleich im Urteil anordnen („einfache Sicherungsverwahrung“ § 66 StGB).
2. Das Gericht kann sich vorbehalten nach Verbüßung der Strafe über eine Sicherungsverwahrung zu entscheiden („vorbehaltene Sicherungsverwahrung“ § 66 StGB).
3. Gefährliche Täter: Gericht kann aus dem Strafvollzug eine Sicherungsverwahrung anordnen („nachträgliche Sicherungsverwahrung“ § 66b StGB).

Eine Sicherungsverwahrung kann nur gegen verminderte oder voll schuldfähige Täter verhangen werden, weil sie immer eine Verurteilung des Täters voraussetzt.

27.6 Prognosebeurteilung

1. Ausgangsdelikt (Delikt, Kontext, psychische Erkrankung).
2. Prädeliktische Persönlichkeitsentwicklung (Biographie und Persönlichkeitsentwicklung).
3. Postdeliktische Persönlichkeitsentwicklung (Verhaltensbeobachtung) Bewältigungsstrategien.
4. Soziales Umfeld bei der Entlassung.

27.7 Sozial- und versicherungsmedizinische Begutachtung

Seit dem 01.01.2001 gelten neue Begriffe im Bereich der gesetzlichen Rentenversicherung. Die alten Begriffe „Berufs-, Erwerbsunfähigkeit" wurden ersetzt durch „teilweise Erwerbsminderung oder volle Erwerbsminderung". Dies bedeutet, dass der Betroffene

a. nicht in der Lage ist 6 Stunden/Tag zu leisten und
b. nicht in der Lage ist mindestens 3 Stunden/Tag zu leisten.

Folgende Fragen müssen beantwortet werden:

- Welche Erkrankung liegt vor?
- Welche Funktionseinschränkung liegt vor?
- Welche Auswirkung hat dies auf das Erwerbsleben?
- In welchem zeitlichen Umfang kommt es zu einer Leistungsminderung im bisherigen Beruf?
- Seit wann liegen die Voraussetzungen für die Leistungsminderung vor und wie lange werden sie anhalten?
- Besteht Aussicht auf Besserung oder gar Wiederherstellung?

27.8 Begutachtung für die gesetzliche Unfallversicherung

- Kausalitätsbeurteilungen (beweisen).
- Wenn eine Kausalität zwischen Unfall und dem Behinderungsgrad besteht, dann muss der Sachverständige eine Einschätzung der Minderung der Erwerbsfähigkeit (MdE) angeben. Der MdE ist losgelöst von den konkrete Erwerbsverhältnisse des Betroffenen. Beispiele:
  - Länger als 6 Monate anhalten schizophrene Psychose oder affektive Störung (GdB: 50-100%),
  - einige Wochen/mehrere Jahre (GdB 30-50%).

27.9 Beurteilung der Fahreignung

- Der Arzt muss den Patienten über die Auswirkung der Medikamente auf den Straßenverkehr aufklären und dies auch dokumentieren.
- Es gibt keine generelle Meldepflicht seitens des Arztes.
- Ausnahme:

  - Uneinsichtiger Patient mit Eigen- und Fremdgefährdung.
  - Begründete Güterabwägung (Dokumentation!) im Sinne des rechtfertigenden Notstandes (§ 34 StGB) die ärztliche Schweigepflicht zu durchbrechen und den Patient der Verkehrsbehörde zu melden. Der Arzt kann ein Gutachten in Auftrag geben.

2 Fragen an das Gutachten:

1. Beeinträchtigung der Fahrtauglichkeit zum aktuellen Zeitpunkt.
2. Die zu erwartende Beeinträchtigung der Fahrtauglichkeit aufgrund vorliegender Erkrankungen.

Bestehen Leistungsmängel:

- Auflagen z.B. Geschwindigkeitsbegrenzung, Fahrzeugeigenarten,
- der Gutachter kann auch eine Fahrprobe vornehmen lassen.

Reicht dies nicht aus, kann ein medizinisch-psychologisches Gutachten angeordnet werden.

Fahreignung bei depressiven und manischen Phasen:

- in beiden akuten Phasen besteht keine Fahreignung,
- zudem besteht unter einer Medikamenteneinstellung und Medikamentenerhöhung keine Fahreignung,
- kritisch sind sedierende Medikamente wie Benzodiazepine,
- unbedenklich sind SSRIs.

Fahreignung bei schizophrenen Psychosen:

- akute Phase: keine Fahreignung,
- nach Abklingen: für Kraftfahrzeuge der Gruppe I sind die Patienten formal fahrtauglich (wenn kein Wahn, keine Halluzinationen etc. bestehen).

Kraftfahrzeuggruppe I: Fahrer von Fahrzeugen der Klassen A, B, B + E und der Unterklassen A1 und B1.

Fahreignung bei Alkoholabhängigkeit und Alkoholmissbrauch sowie Drogenabhängigkeit und Drogenmissbrauch:

- es besteht keine Fahreignung,
- erst bei dauerhafter Abstinenz besteht wieder eine Fahreignung,
- ein Nachweis einer erfolgreichen Entwöhnungsbehandlung (ambulant oder stationär) muss vorliegen,
- ein Nachweis einer einjährigen Abstinenzzeit nach der Entwöhnungszeit (nachzuweisen durch geeignete Laboruntersuchungen) muss vorliegen.

Methadonsubstituierte Patienten sind grundsätzlich nicht fahrgeeignet!

Fahreignung bei Neuroleptika/trizyklischen Antidepressiva:

- es besteht keine Fahrtauglichkeit unter einer Medikamentenneueinstellung,
- es besteht keine Fahrtauglichkeit unter einer Aufdosierung,
- es besteht keine Fahrtauglichkeit nach Absetzen der Medikamente,
- nach 10-14 tägiger Stabilisierung ist der Patient problemlos fahrtauglich. Bestehen Bedenken, kann die Konzentration und die Aufmerksamkeit getestet werden!

28 Die ärztliche Schweigepflicht

Die ärztliche Schweigepflicht ist keine Erfindung der modernen Medizin. Bereits Hamurabi (Gesetzestafeln) und später Hippokrates (Hippokratischer Eid) haben die ärztliche Schweigepflicht in ihre Gesetze mit aufgenommen. Die ärztliche Schweigepflicht ist im Strafgesetzbuch § 203 StGB und in den Berufsordnungen (BO) der Ländesärztekammern § 9 BO festgelegt. Der Anspruch des Patienten auf Verschwiegenheit resultiert des weiteren aus dem Behandlungsvertrag. Bei Verstößen muss der Arzt mit einer strafrechtlichen und berufsrechtlichen Verfolgung bzw. mit Sanktionen rechnen. Schadensersatzforderungen können geltend gemacht werden.

Die ärztliche Schweigepflicht umfasst nicht nur die Untersuchungen, die Befunde sondern all das, was der Patient dem Arzt mitteilt. Auch die Tatsache, dass der Patient überhaupt in ärztlicher Behandlung ist fällt unter die Schweigepflicht. Die ärztliche Schweigepflicht bezieht sich nicht nur auf das, was der Patient mitteilt, sondern auch auf das, was der Arzt bei dem Patienten beobachtet.

Die Schweigepflicht gilt für alle Ärzte, auch für den Betriebsarzt, den Polizeiarzt etc. Die ärztliche Schweigepflicht besteht auch nach dem Tode des Patienten fort. Die Einsicht in Krankennunterlagen nach dem Tode des Patienten durch Angehörige muss nach dem mutmaßlichen Willen des Verstorbenen entschieden werden. Die Schweigepflicht ist auch gegenüber anderen Ärzten einzuhalten, wenn keine Entbindung von der Schweigepflicht vorliegt. Die Schweigepflicht gilt sogar gegenüber Minderjährigen, wenn diese in der Lage sind die Situation selbst gut einzuschätzen. Besteht eine gesetzliche Betreuung, so gilt die Schweigepflicht nicht gegenüber dem Betreuer.

Wird der Arzt zur Offenbarung von Patientendaten gegenüber Dritten durch ein entsprechendes Gesetz verpflichtet, so kann der Arzt die Patientendaten übermitteln, ohne den Patienten zu informieren. Gegenüber der Kassenärztlichen Vereinigung ist der Vertragsarzt gemäß § 294ff. Sozialgesetzbuch verpflichtet, alle erforderlichen Daten, einschließlich der Diagnosen, verschlüsselt nach der ICD-10, zu übermitteln. Diese Daten dienen der Abrechnung und der Kontrolle durch die Kassenärztliche Vereinigung. Diese Daten werden zur Überprüfung der Wirtschaftlichkeit des Vertragsarztes nach § 106 SGB V den Krankenkassen zur Verfügung gestellt. Der Vertragsarzt ist aber auch verpflichtet, gemäß § 106 SGB V der Kassenärztlichen Vereinigung, einzelne Befunde für Richtgrössenprüfungen und Plausibilitätsprüfungen gemäß § 106a SGB V vorzulegen. Gemäß § 100 SGB X ist jeder Arzt dazu verpflichtet, den Leistungsträgern in der gesetzlichen Sozialversicherung auf Verlangen Auskunft zu geben, sobald sie gesetzlich zugelassen ist oder die Einwilligung des Betroffenen vorliegt. Fehlen diese Voraussetzungen, muss der Arzt schweigen. Der Arzt darf auch schweigen, wenn er durch Übermittlung der Daten eine Straftat begeht (§ 100 Abs. 2 SGB X). Der Arzt ist auch verpflichtet, den gesetzlichen Krankenkassen nur dann Auskunft zu geben, wenn es gemäß dem Sozialgesetzbuch erforderlich und durch dieses zulässig ist. Nach § 294ff. SGB V sowie § 295 Abs. 2a SGB V sind Vertragsärzte verpflichtet, die notwendigen Informationen, die zur Erfüllung der Aufgaben der Krankenkassen erforderlich sind, diesen mitzuteilen.

CAVE: Es gibt keine allgemeine Aussage, die Vertragsärzte dazu verpflichtet, der Krankenkasse die Patientendaten mitzuteilen, es sei denn, sie erfüllen die oben beschriebenen gesetzlichen Bedingungen. An die Krankenkassen sind nur die erforderlichen Befundberichte zu überlassen, werden mehr Informationen als nötig verlangt, kann sich der zuständige Arzt diesbezüglich an die Ärztekammern wenden.

Es gilt die Schweigepflicht des Arztes auch gegenüber dem Medizinische Dienst der Krankenversicherung (MDK), es sei denn die oben beschrieben gesetzlichen Bedingungen sind gegeben. Bei einer Überprüfung durch den MDK auf Wunsch der gesetzlichen Krankenkasse kann im Einzelfall eine Datenübermittlung erfolgen. Doch auch hier sollten nur die erforderlichen Daten übermittelt werden. Bestehen Zweifel, kann der Arzt den MDK auffordern, die Notwendigkeit der Datenübermittlung zu begründen. Auch gegenüber Berufsgenossenschaften ist der Arzt gemäß § 201 und § 203 SGB VII gesetzlich verpflichtet Auskunft zu erteilen. Dem Patienten gegenüber besteht eine Informationspflicht.

Eine Übermittlung der Patientendaten an nicht-ärztliche Mitarbeiter der Berufsgenossenschaften ist nur mit Genehmigung des Patienten möglich. Gegenüber dem Rentenversicherungsträger besteht keine gesetzliche Pflicht des Arztes zur Auskunftserteilung, es sei denn, es liegt eine schriftliche Einwilligungserklärung vor. Bei ansteckenden Krankheiten ist der Arzt gemäß des Infektionsschutzgesetzes zur Auskunft gegenüber dem Gesundheitsamt verpflichtet. Hier unterscheidet man zwischen der namentlichen und der nicht-namentlichen Meldung. Bei Röntgenaufnahmen ist der Arzt der zuständigen ärztlichen Stelle, aufgrund der Strahlenbelastung, zugänglich zu machen (§ 16 Abs. 3,17 Abs. 4 Röntgenverordnung (RöV)). Der Arzt ist auch verpflichtet, einem anderen Arzt auf dessen Verlangen die Röntgenaufnahmen temporär zu überlassen (§ 28 Abs. 8 RöV).

Bei Drogensubstitution, wie etwa mit Methadon, muss dies dem Bundesinstitut für Arzneimittel und Medizinprodukte in Form eines acht-stelligen Patientencodes schriftlich gemeldet werden (§ 5a BtmVV). Die Menge an Betäubungsmitteln in Arztpraxen muss schriftlich festgehalten werden. Auf Verlangen von Landesbehörden muss in besonderen Fällen die vollständige Behandlungsdokumentation vorgelegt werden.

Bei Krebserkrankungen können Daten verschlüsselt an das Krebsregister übermittelt werden. Ist der Patient verstorben, darf der Arzt keine Daten, ohne das vorherige Einverständnis des Patienten, an das Krebsregister übermitteln, wenn der Patient vor seinem Tode die Einwilligung verweigert hätte oder hat.

Im Rahmen des Melderechtsrahmengesetzes sind die Krankenhausleitungen verpflichtet die Daten der aufgenommenen Patienten in ein Verzeichnis aufzunehmen. Zuständige Behörden können zur Abwehr einer erheblichen oder gegenwärtigen Gefahr oder bei Straftatverfolgung Auskunft einfordern. Es besteht keine Pflicht, aber auch kein Recht, Straftäter oder Ausländer mit illegalem Status, ohne Anfragen bestimmter Behörden oder der Polizei, anzuzeigen. Auch Personen, die ihre Identität verweigern, oder ohnmächtig sind, dürfen nicht der Polizei gemeldet werden.
Bei Geburten ist der anwesende Arzt zu einer mündlichen Anzeige bei den Standesbeamten verpflichtet (§ 16,17 Personenstandgesetz).

Mutmaßliche Einwilligung versus ausdrückliche Einwilligung des Patienten:
Die ausdrückliche Einwilligung des Patienten hinsichtlich der Auskunft über seine Daten stellen keine Probleme dar. Problematisch wird es nur dann, wenn der Patient schriftlich gegenüber allen anderen Ärzten und Behörden ein Auskunftsverbot erteilt. In diesem Falle kann diese Erklärung den entsprechenden Krankenkassen geschickt werden. Diese können sich eine Entbindung der Schweigepflicht vom Patienten einholen. Eine globale Entbindung der Schweigepflicht gegenüber dem Arbeitgeber ist wegen Sittenwidrigkeit unwirksam.

Die mutmaßliche Einwilligung wird dann schwierig, wenn der Patient bewusstlos ist. In diesem Falle ist der Arzt verpflichtet, die mutmaßlichen Interessen des Patienten zu wahren. Der Arzt muss sich in die Situation des Patienten versetzen. Der Arzt kann Angehörige informieren. Bei fehlenden Ausweispapieren sollte die Polizei verständig werden. Bei Bewusstlosen, die

Opfer von Straftaten sind, sollte man die Polizei verständigen, da der Arzt davon ausgehen muss, dass der Bewusstlose Interesse an einer strafrechtlichen Verfolgung der Täter hat. Besteht bei einem bewusstlosen Patienten der Verdacht, dass er an einer Straftat beteiligt war, dann liegt es eher im Interesse des Betroffenen, dass die Polizei nicht verständigt wird. Im Rahmen des § 34 StGB über den rechtfertigenden Notstand, kann der Arzt die Polizei informieren, wenn gilt, dass die Interessen der Allgemeinheit gefährdet sind (Schutz höherwertiger Rechtsgüter). Hierzu zählen drohende Gefahren für Leib, Leben und Gesundheit wie z.B. ein Alkoholiker, der als Kraftfahrer am Straßenverkehr teilnimmt oder bei Misshandlungen von Kindern. Besteht der Verdacht einer Misshandlung, ist der Arzt verpflichtet die Polizei und das Jugendamt zu unterrichten. Wenn der Patient gegenüber dem Arzt Straftaten gesteht, dann darf der Arzt diese nur melden, wenn die Gefahr besteht, dass der Patient weitere Straftaten in der Zukunft plant. Bei Missbrauch der ärztlichen Schweigepflicht zur Deckung einer Straftat, kann der Arzt, abhängig von der Schwere der Straftat, den Behörden Auskunft erteilen. HIV-Patienten ist der behandelnde Arzt, wenn die Patienten ihren Partner bei bestehendem Geschlechtsverkehr die Diagnose vorenthalten, nicht nur berechtigt, sondern auch verpflichtet, den Lebenspartnern die Diagnose mitzuteilen.

Diesen Gesetzten sind nicht nur die Ärzte sondern auch das medizinische Hilfspersonal unterstellt. Der Arzt ist verpflichtet, dass eigene medizinische Fachpersonal darüber zu unterrichten.
Vor Gericht haben Ärzte ein Verweigerungsrecht.

Abkürzungsverzeichnis

ADH	Antidiuretisches Hormon
ADHS	Aufmerksamkeits-Defizit-Hyperaktivitäts-Störung
ASS	Acetylsalicylsäure
BGB	Bürgerliches Gesetzbuch
BMI	Body Mass Index
BO	Berufsordnung
BTM	Betäubungsmittel
BtmVV	Betäubungsmittel-Verschreibungsverordnung
CK	Creatinkinase
CRH	Corticotropin-releasing Hormone
(c)CT	(kranielle) Computertomographie
DD	Differentialdiagnose
DSM	Diagnostic and Statistical Manual of Mental Disorders
EEG	Elektroenzephalographie
EKG	Elektrokardiographie
EKT	Elektrokonvulsionstherapie
EMG	Elektromyographie
EOG	Elektrookulographie
GABA	Gamma-Aminobuttersäure
GAD	Glutamat-Decarboxylase
GdB	Grad der Behinderung
h	Stunde
HWZ	Halbwertszeit

ICD	International Statistical Classification of Deseases and Related Health Problems
i.m.	intra musculär
i.v.	intra venös
MAO	Monoaminooxidase
MDK	Medizinische Dienst der Krankenversicherung
(c)MRT	(kranielle) Magnetresonanztomographie
N.	Nervus
NMDA	N-Methyl-D-aspartate
OPD	Operationalisierte Psychodynamische Diagnostik
pAVK	peripher arterielle Verschlußkrankheit
PET	Positronen Emissions Tomographie
p.o.	per os
PTBS	Posttraumatische Belastungsstörung
REM	Rapid Eye Movement
RöV	Röntgenverordnung
s.c.	subcutan
SGB	Sozialgesetzbuch
SIADH	Syndrom der inadäquaten ADH-Sekretion
SPECT	Single Photon Emission Computed Tomography
SSNRI	Serotonin-Noradrenalin-Wiederaufnahmehemmer
SSRI	Selektiver Serotonin-Wiederaufnahmehemmer
StGB	Strafgesetzbuch
StPO	Strafprozeßordnung
TCM	Traditionelle Chinesische Medizin
TIA	Transitorisch Ischämische Attacke
TTS	Transdermales Therapeutisches System
WHO	World Health Organization
Z.n.	Zustand nach
ZNS	zentrales Nervensystem

Notizen

Notizen

Notizen

Notizen

Für Anregungen und Verbesserungsvorschläge bin ich Ihnen sehr dankbar.

Besuchen Sie mich auf meiner Homepage:

www.mimoun-azizi.de

oder schreiben Sie mir:

info@mimoun-azizi.de

Außerdem von Mimoun Azizi erschienen:

Repetitorium Neurosenlehre und psychosomatische Medizin

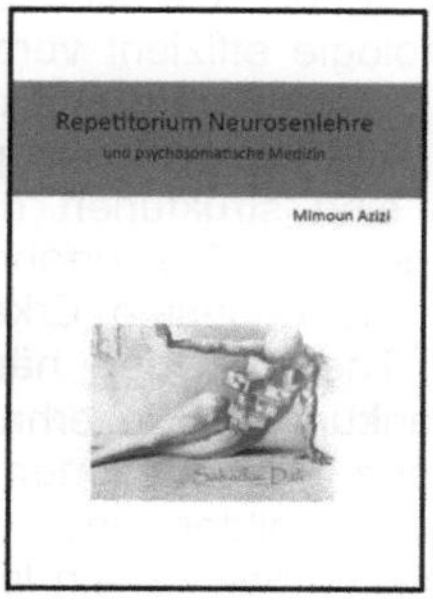

Dieses Buch stellt eine informative Einführung in die Neurosenlehre da. Es vermittelt das für den klinischen Alltag erforderliche Grundwissen und stellt sowohl für den angehenden Psychiater als auch für den bereits praktizierenden Psychiater aber auch für Interessenten aus nicht-psychiatrischen Fachrichtungen eine unverzichtbare Stütze da. Wichtig dabei ist, dass dieses Buch sowohl der ursprünglichen Lehre Sigmund Freuds als auch den neusten Entwicklungen nach ICD- 10 und DSM-IV Rechnung trägt.

Kurz und prägnant ermöglicht es einen Überblick über alle wesentlichen Kapitel der Neurosenlehre und der psychosomatischen Medizin. Die Entwicklung therapeutischer Konzepte und ihre praktische Umsetzung bilden einen Schwerpunkt. Übersichtliche Grafiken, kurze Komentare und klare Handlungsanweisungen erlauben die Verwendung dieses Buches als Nachschlagewerk in Klinik und Praxis.

Re Di Roma-Verlag
ISBN 978-3-86870-638-3
13,95 EURO (D)

Repetitorium Neurologie

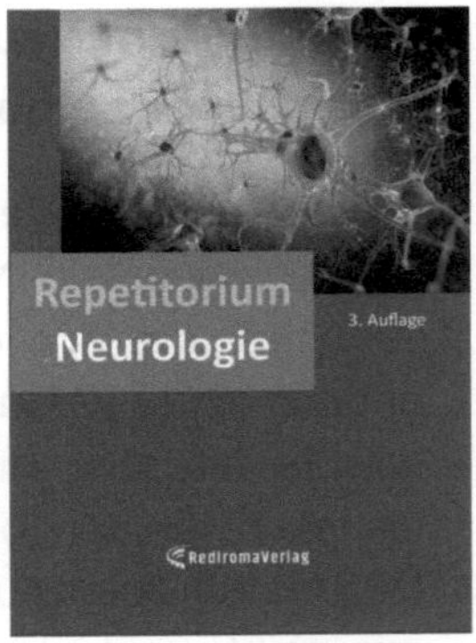

Das Buch erscheint jetzt bereits in der 3. Auflage und richtet sich an Fachärztinnen, aber auch insbesondere an Weiterbildungsassistentinnen, Studierende, die sich auf die Facharztprüfung Neurologie effizient vorbereiten wollen bzw. auf das Staatsexamen mit dem Wahlfach „Neurologie". Alle klinisch- und prüfungsrelevanten Themen sind strukturiert und verständlich zusammengefasst. Sie erfahren alles Wissenswerte über die neuesten Erkenntnisse zu Diagnostik und Therapie der häufigsten neurologischen Erkrankungen. Sie erhalten kompakte, evidenzbasierte Informationen über die jeweiligen Krankheitsbilder und daraus abgeleitet klare Empfehlungen für ein leitliniengerechtes Vorgehen. Es ist nicht nur für die Prüfungsvorbereitung geeignet, sondern insbesondere für den klinischen Alltag vorgesehen. Das Buch bietet eine übersichtliche und prägnante Darstellung des Stoffes. Durch eine didaktisch kluge Darstellung der Zusammenhänge ermöglicht es eine schnelle Einarbeitung und Vertiefung in die Materie. Dem Leser wird das ganze Stoffgebiet kompakt präsentiert einschließlich der Elektrophysiologie. Es füllt die Lücke zwischen kurz zusammengefassten Darstellungen und den großen Bänden zum Thema Neurologie. In der 3. Auflage sind alle Inhalte auf den aktuellen Stand. Der Leser wird umfassend informiert, ohne das Gefühl zu haben, dass er sich im Stoff verliert.

Die Pluspunkte im Einzelnen:

- Vermittelt den derzeitigen Wissenstand der gesamten Neurologie
- Überschaubare Darstellung
- Klare Definitionen
- Schematische Darstellungen
- Anschauliche Abbildungen
- Übersichtliche Tabellen
- Klare Darstellung der Neuropharmakologie
- Klare Darstellung der einzelnen neurologischen Krankheitsbilder
- einschließlich der Diagnostik, der Differentialdiagnostik und der
- Therapie
  Klare und anschauliche Darstellung der Elektrophysiologie

Rediroma-Verlag
ISBN 978-3-86870-687-1
Erscheint im Frühjahr 2015